总主编 陈达灿

副总主编 黄 燕 吴 薇 蒋四川

岭南特色中医临证教程

骨 科

主 编 林定坤 陈树东

副主编 赵兵德 李永津

编 委（按姓氏笔画排序）

王海洲 许树柴 苏海涛 李 想

李永津 杨伟毅 陈文治 陈树东

陈海云 陈博来 林方政 林定坤

林锦浩 赵兵德 侯 宇 栾继耀

郭 达 黄顺颖 曹学伟 谢杰伟

詹吉恒

科学出版社

北 京

内 容 简 介

　　本教材是"岭南特色中医临证教程"系列丛书之一，分为岭南骨伤科流派简介、慢性筋骨病、骨折、脱位四个章节。岭南骨伤科流派简介部分，包括岭南骨伤科流派源流与发展、岭南骨伤科医家两部分内容。慢性筋骨病、骨折、脱位三个章节，选择骨科常见疾病，分别从概述、病因病机、临床表现、诊断、治疗、名家经验、评述展望等方面体现岭南中医骨科辨治疾病的思路及特点。全书基于岭南伤科的学术思想，充分结合现代医学理论，提供"宜中则中、宜西则西"的中西医结合诊疗方案；同时，彰显现代骨伤科技术的特色优势，推广中医适宜技术。

　　本教材可供高等中医药院校中医药类本科专业教学使用。

图书在版编目（CIP）数据

骨科 / 林定坤，陈树东主编. —北京：科学出版社，2024.4
（岭南特色中医临证教程 / 陈达灿总主编）
ISBN 978-7-03-078010-2

Ⅰ. ①骨⋯　Ⅱ. ①林⋯　②陈⋯　Ⅲ. ①中医伤科学－中医临床－经验－中国－现代　Ⅳ. ①R274

中国国家版本馆 CIP 数据核字（2024）第 018074 号

责任编辑：李　杰　郭海燕 / 责任校对：周思梦
责任印制：赵　博 / 封面设计：北京图阅盛世文化传媒有限公司

科 学 出 版 社 出版
北京东黄城根北街 16 号
邮政编码：100717
http://www.sciencep.com

北京华宇信诺印刷有限公司印刷
科学出版社发行　各地新华书店经销
*
2024 年 4 月第　一　版　　开本：787×1092　1/16
2025 年 1 月第二次印刷　　印张：18 1/4
字数：480 000
定价：98.00 元
（如有印装质量问题，我社负责调换）

总　序

　　岭南医学流派发端于岭南地区，奠基于晋代，发展于隋唐、宋、元时期，成熟于明、清，并派生出诸多专科。它在收集单方、验方和地方草药的基础上，还担负阐明地方人群体质特点，预防南方湿热气候致病，防治地方常见病、多发病等任务，是一个有代表性的南方中医药学术流派。它既有传统医药学的共性，又有其地方医疗保健药物方式的特性，具有学术的传承性、区域性、务实性、兼容性、创新性五大特点。开展与加强对岭南中医学术流派的研究，培养岭南学术思想与临床技能并重的中医药人才，继承与发展岭南医学，是位于岭南大地的中医院校的使命与任务。

　　在国家大力推进医药卫生体制改革，发展中医药事业和高等中医药教育教学改革的新形势下，在我国高等教育更加注重内涵建设、提高人才培养质量的背景下，为了更好地贯彻落实《中医药发展战略规划纲要（2016—2030 年）》和《医药卫生中长期人才发展规划（2011—2020 年）》，促进广东省中医药事业健康发展，全面推进卫生强省和中医药强省建设，广州中医药大学第二临床医学院为适应中医学本科人才培养，以面向行业、面向基层、服务地方社会经济发展为宗旨，着力于具有地方特色的高素质应用型中医药人才培养模式的研究、改革与实践，从 2017 年开始设立岭南班，立足中医地方特色人才培养，按照"院校-师承-地域医学"教育相结合的人才培养模式，打造具有岭南特色的中医应用型人才。为进一步配合实施"岭南班"教学改革工程，支撑专业特色教育，广州中医药大学第二临床医学院与科学出版社合作，组织编写"岭南特色中医临证教程"系列丛书。该丛书共 7 个分册，包括《岭南地产药材鉴别与应用》《中医经典岭南临证解析》《内科与杂病》《妇科》《儿科》《皮肤病学》《骨科》。该丛书除可供培养高层次人才教学之用外，还可作为广大中医学者从事临床与科研的参考。

　　该丛书的编写遵循高等中医药院校教材建设的原则，注意教学内容的思想性、科学性、先进性、启发性和适应性。同时，根据教学大纲的要求，在学生已掌握"三基"（基本知识、基本理论、基本技能）的基础上，系统梳理岭南医学各个专科的学术思想和临床诊疗经验，遵循贴近实际、贴近临床、贴近疗效的"三贴近"原则，注重现代临床实用性，将理论与临床密切结合，结合具体临证病例加以分析，并进行总结性述评，提出对各流派的评价、发展前景、需要深入探讨的重大课题与未来研究方向等；同时，结合岭南班专业教学实际，整体优化、处理好与中医各专科现行教材的交叉重复，做好衔接，突出精品意识，打造精品教材；注重立足专业教学要求和临床工作的实际需要，强调学生临床思维、实践能力与创新精神的培养。

　　教材建设是一项长期而艰巨的系统工程，该丛书还需要接受教学实践的检验，恳请有关专家与同行给予指正。该丛书亦将会定期修订，以不断适应岭南医学的发展和岭南特色中医应用型人才培养的需求。

禤国维

2019 年 3 月

目　　录

第一章 岭南骨伤科流派简介

第一节 岭南骨伤科流派源流与发展

一、岭南骨伤科流派起源

一方水土养一方人，岭南地区由于自然和人文条件的差异，孕育了广府特有的地域医药文化，岭南伤科流派便是岭南医药杏林中的 朵奇葩。

岭南地处祖国南疆，受海洋环境和五岭隔绝的影响，常年处于湿热的气候环境中，为抵抗外邪，岭南人自幼习武强身以御病，然习武之人少不了皮肉之伤甚至骨折，故常自学骨伤，一以习武一以自救，久而久之，逐渐形成了颇具岭南武学特色的正骨手法。

明洪武十三年，广州扩建城墙，城西门外俗称西关，为城乡交接之壤，水网纵横与珠江相连，农工商医，七十二行，识时择地，凡跌扑扭挫就地医治，广府西关伤科肇兴之属。

20 世纪 30 年代，西关医馆林立，名医荟萃，仅在当时注册的中医就有 450 多人。当时西关地的长寿路、龙津路、和平路更是形成了中医药一条街，其景况被形容为"三步一馆"。而驰名广东、香港的，以我国近代十大骨伤科流派医家何竹林以及蔡荣、李家裕、霍耀池等为代表的西关正骨名医，更是该地区富有特色的璀璨明珠。

二、流派传承

党的二十大报告指出，要推进健康中国建设，促进中医药传承创新发展。中医学术流派具有浓烈的区域色彩和深厚的文化沉淀，深入挖掘、阐释、传承其学术思想及经验，是中医药传承精华、守正创新的重要内容，也是中医药传承创新的动力源泉。一家行医、一族行医是旧时岭南伤科很鲜明的一个传承特点，他们白昼行医、夜间习武、父传子受，师授徒承，传承有序，逐渐形成了具有地方特色的岭南西关正骨学术流派（图1-1）。

三、流派特点

岭南骨伤科流派在长期的临床实践中形成了独特的学科特色，整复理伤、杉皮夹板、百年名药，被称为"岭南三绝"。

1. 整复理伤

临证相度；手摸心会，法从手出，劲法合一；拔伸端挤，推点揉按；因人施法，稳准巧妙（图1-2～图1-4）。

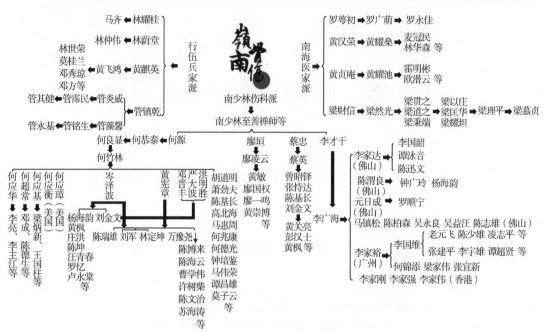

图 1-1　岭南骨伤科流派传承

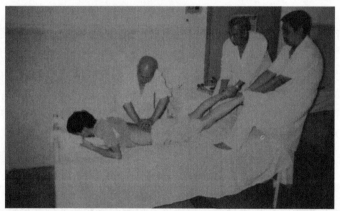

图 1-2　法从手出，劲法合一

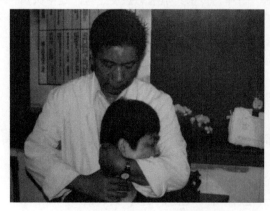

图 1-3　因人施法，稳准巧妙

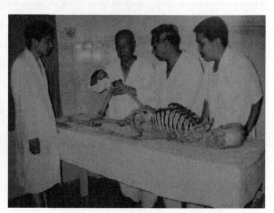

图 1-4　重视解剖，识其体相

2. 杉皮夹板

杉皮夹板以质轻透气、韧而不脆、软硬适中为骨折固定理想材料（图1-5）；有量体裁剪、调试方便、换药及时、适合南方潮热环境使用的优点（图1-6）；其三度缚绑、加垫纠偏技术充满动态纠正、弹性固定的生物力学原理；夹缚骨干、活动关节的动静结合做法和功能恢复理念，至今依然是防止应力遮挡、关节僵硬发生的典范，亦是骨伤科推崇的治疗理念。

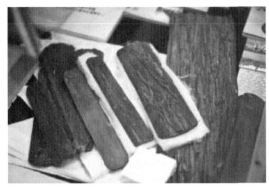
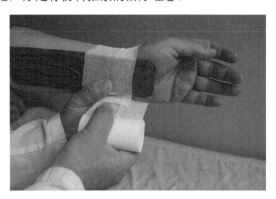

图1-5 杉皮夹板——质轻透气、韧而不脆、软硬适中　　图1-6 杉皮夹板——量体裁剪、调试方便

3. 百年名药

百年名药是传自黄飞鸿、何竹林、李广海等西关正骨名家之手的跌打系列秘方。处方君臣佐使配合巧妙，有舒筋活络、活血散瘀、消肿止痛的作用。跌打损伤一般惯用辛温热毒药材组方，制剂以温热驱寒止痛感受为多，如狗皮膏、辣椒膏等。而西关正骨名家深谙中医变易思想，更多取辛凉平和的岭南天然药物组方；制剂讲究清凉透骨感觉，以适合岭南湿热的自然环境。

第二节　岭南骨伤科医家

一、蔡忠（1844～1943）

广东雷州人。又名蔡世昌。

1844年生于广东省雷州府海康县（今广东省雷州市海康县）客路镇禄盘中村，是我国清末五大伤科名家之一。

蔡忠是我国近代爱国名医，医德高尚、医术高明、声誉甚佳。

他出身贫寒，8岁成为孤儿，11岁便进入戏班学艺。由于爱好武术，为班主所器重，14岁被送到福建省的少林寺专攻武术，两年学成，重返戏班工作。22岁又离开戏班，前往新加坡谋生。蔡忠曾拜少林名徒洪熙官的第四代弟子新锦为师，尽得武技医术的奥秘，在新加坡以医济世。他所创制的跌打妙药"万花油"，畅销东南亚，赢得医药界的好评。

光绪二十四年（1898年），蔡忠回到祖国，定居广州，仍以行医为业。在越秀南路开设跌打骨科医院，由于医术高明，评价甚佳，便设厂制造跌打名药"万花油"，其对治疗骨折、脱位、刀伤、火伤等有独特功效，在中外市场畅销，声名远扬。日寇侵占广州后，1943年春他南返故乡。同年秋，病逝于故乡，享年99岁。

二、黄飞鸿（1856～1925）

广东南海简村堡禄舟村人；西关跌打伤科名医，广东著名武术家。

医馆旧址：广州西关十三行仁安街。

黄飞鸿出身武术世家，其父黄麒英是晚清武术界"广东十虎"之一。黄飞鸿5岁习武，12岁随父在西关及佛山等地街头演技售药。后来黄飞鸿通过设馆授徒，培育了许多武技、医技人才，对南派武术的发展起到了承上启下的作用。他与当时的周雄光、李锦全、苏乞儿合称广东武林四大门槛。

光绪年间，黄麒英病重，临终嘱咐黄飞鸿："用拳头谋生，与人结怨甚多；以医为业，则能广结人缘。望汝结束武馆，设立医馆，为人治伤。"黄麒英辞世后，黄飞鸿遵父所嘱终止了近20年的武馆，在广州西关仁安街设立"宝芝林跌打医馆"。从医后，黄飞鸿有较多时间钻研医药，医术更加精湛，自制膏丹丸散，尤以通脉丹最为有名。

黄飞鸿曾随刘永福参加中日甲午战争，驻守台南，抗击倭寇。光绪十四年，抗法名将刘永福率黑旗军驻防广东，不慎从马背跌下，致髋关节脱位，黄飞鸿施以手法治愈，刘永福礼聘请黄飞鸿为军中技击教练，并赠写"医艺精通"的牌匾，悬挂在西关仁安街宝芝林医馆，四方就诊患者络绎不绝。

传世验方有通脉丹、宝芝林伤科跌打酒、大力丸等。

代表性传人：凌云阶、梁宽、林世荣、莫桂兰、邓秀琼、邓方、李灿窝、黄汉熙、黄源德等。

三、何竹林（1882～1972）

广东南海九江镇河清乡人；新中国成立后为广东省中医院首任骨科主任，全国骨伤流派十大名家之一。

医馆旧址：荔湾区光复中路。

何竹林为伤科医家何良显之子，行医70个春秋，享年90岁。他生前在广州西关（现荔湾区）行医逾半个世纪，以善治伤科重症、大症而名闻广东、香港，为岭南伤科的一代宗师。他为人豪爽慷慨，医术精湛，医德高尚，在广东中医界和群众中享有很高的声望。由于其治疗骨伤的手法、医方独具特色，故全国高等中医药院校教材设专章介绍。

新中国成立后，何竹林参与筹建广州中医学院，连续被聘为广州市第一、二、三届政协委员，并担任广州中医学院外科教研室主任、广东省中医院外科主任、广州中医学会正骨委员会主任。他为现代中医骨伤科的创建做出了贡献，为中医高等院校培养了众多的骨伤科骨干。

学术上重视与现代科学相结合，提倡理论与实践相结合。治疗手法上，善于恰当运用自身的腰力、腿力、手力替伤者接骨。此外，他还非常注重对岭南草药的研究，其运用岭南草药制成的多种膏、丹、散及外洗舒筋汤，疗效颇验。

代表性传人：胡道明、高北海、马患周、何兆康、何德光、钟培鉴、苏锦星、何应华、何超常、何应基、何应权、何应衡、何应璋、何艳芬、黄宪章、魏征、张贻锟、岑泽波、陈基长等。

四、管霈民（1889～1980）

江苏武进人；广东省名中医，中医教育家。

医馆旧址：广州西关宝华正中约闸口。

管氏家族为清末广东五大伤科世家之一。

管霈民之父管季耀深得家传，20 世纪 20 年代有"术绍俞跗"之称，任广东中医药专门学校外伤科主任，全国中医教材编委会委员，著有《伤科学讲义》一套六册。分伤科为跌伤、打伤、炮伤、火伤、刀伤五类。注重骨伤科之生理解剖及伤科秘方研制。

管霈民继承祖业，自幼居羊城西关，得中外文化之熏陶，在父亲的言传身教下，博极医源，融汇中西，及长与父同在广州西关临床应诊，同任广东中医药专门学校教席。其间著述《外科学讲义》《救护学讲义》《救护队讲义》等，资料丰富，词义畅达，真可法传。医史学家邓铁涛称"管季耀、管霈民父子讲外伤科均能口传手授，使晚辈得以成才"。父子皆为民国时期的广东伤科名家。

管霈民在 1962 年、1978 年两度被广东省人民政府授名为"名老中医"。

传世伤科验方有通关散、止痛还魂丹、止血散、万应消毒水等。

代表性传人：管铭生、管其健、管永基、管志远、邱健行、邱剑鸣、管佩嫦等。

五、李佩弦（1892～1985）

广东新会人；著名广东武术家，西关正骨医家。

医馆旧址：西关龙津西路逢源西三巷。

李佩弦 20 世纪 20 年代开始在佛山、广西、广州等地筹创精武会分会，任精武会拳、刀枪、剑、棍教练，历任中央精武会教务部主任，广州精武会会长，新中国成立后任广州市武术协会副会长、广州中医学院体育教研组主任、广东省武术协会副主席。李佩弦毕生致力于尚武健身，振兴中华。1957 年，率广东武术队参加在北京举行的全国武术评奖观摩会，推广各门类的武术、体操、气功等活动以增气力、强筋骨、御疾病。擅用点穴理伤法治疗各类软组织损伤，其手法开合有度，刚柔相济，强调骨折患者早期合理的功能锻炼重要性，专门为骨折患者自创肢体功能锻炼操。治疗劳损诸症，用药主张益气健脾，养血荣筋。李佩弦晚年随其学习理伤手法的学生众多，同道中人誉他为"武林全才，杏林长老"。

已出版著作：1960 年编成《八式保健操》，1977 年编成《易筋经》《八段锦》《鹰爪十路行拳》。

代表性传人：李家驹、冯达英、黄锦清、关荣健、林应强、罗国华、黄泽霖、李传锦、刘金钊等。

六、李广海（1894～1972）

广东佛山栅下茶基人；骨伤名医李才干之子；广东省著名骨伤科专家，骨伤科圣手。

医馆旧址：佛山平正桥、广州西关十八甫。

李广海幼承父教，研读《黄帝内经》《伤寒论》《金匮要略》《神农本草经》等中医经典著作；

14 岁随父临证，钻研《正体类要》《伤科补要》《医宗金鉴》《血证论》等伤科专著，边读书，边实践。20 岁时，父亲病故。李广海继续在平正桥沙涌坊医馆行医。他在学术上不为陈规所束缚，博采众长，形成了自己的特点。他擅长治疗骨折、脱位、跌打内伤外伤、刀伤、烫火伤等，尤以细腻手法闻名于世。

抗战期间，许多被日军枪伤、炸伤的患者前来求医，他总是精心治疗，赠医施药；并为抗日游击队珠江纵队伤员疗伤治病。他创制的"李广海跌打酒""李广海滋补酒"远近驰名，专著《中医正骨学》于 1959 年印行。

新中国成立后历任佛山市中医院院长、佛山市政协副主席、省政协委员等职。1959 年，为波兰专家肩关节脱位复位，被国际友人誉为"神医"。1960 年赴北京出席全国群英会，受到党和国家领导人亲切接见。1962 年 9 月，以名中医身份出席省卫生厅召开的"继承名中医学术经验座谈会"（拜师带徒大会）。

代表性传人：李家裕、李家达、李家强、李家丰、陈渭良、马镇松、陈柏森、吴永良、莫益汪、钟广玲、元日成、陈志维、陈逊文、李国准等。

七、蔡荣（1921～1980）

广东海康人；骨伤科教授，广东省名中医。

医馆旧址：西关钟秀南 6 号。

蔡氏为广东五大伤科世家之一，祖父蔡忠年少时师事戏班武师新锦，尽得其师武技及医术奥秘。1947 年，蔡荣大学毕业后，秉承家学，操持日常医馆业务，对《医宗金鉴·正骨心法要旨》背诵如流，对《正体类要》《伤科汇纂》有较深的研究，并善于运用现代骨科知识辨证施治，其疗效显著，远近闻名。

蔡荣在广州西关设跌打骨伤医馆，名"普生园"。其祖父蔡忠所创"万花油"治疗骨折、刀伤、烫火伤等均有卓效，风行中外。经蔡荣所治的骨关节损伤，具有复位满意，功能恢复好，后遗症少的效果，他尤擅长用非手术疗法治疗迟缓愈合骨折，重视补益脾肾，结合手法、熏洗等，卓有成效。

新中国成立后，为发展中医骨伤科事业，蔡荣慷慨资助西关岭南南华诊所，并任骨科医师。1958 年，蔡荣受聘于广州中医学院，历任骨伤科讲师、副教授、教授和教研室主任、教务处处长。

主编医著：《中医骨伤科学》《中国医学百科全书骨伤科分册》。

代表性传人：陈基长、曾昭泽、张恃达、何振辉、黄关亮、何晃中、彭汉士、刘金文、黄枫等。

八、李家裕（1926～2012）

广东佛山人；广州市名老中医，骨科副主任中医师。

医馆旧址：广州市十八甫北。

李家裕 17 岁开始随父李广海学习正骨医术，他不但继承了家传，而且十分重视西学，对人体解剖学、生理学、生物力学均潜心学习。李家裕在 60 余年从事骨伤科的漫长生涯中，积累了丰富经验，他经常向后学者指出："医之道在于识证、立法、用药，此为大关键，一旦草率，不堪司命，然三者中识证尤为重要。故曰治病之难，在于识证。"李氏治疗骨伤有四大特色：

一是药物治疗，二是重视手法，三是巧用杉树皮固定骨折及巧妙地进行功能锻炼，四是非手术治疗腰椎间盘脱出症自成一格。他在继承祖传手法精华的基础上，创出了旋、拨、抖、点按、弹等手法，在治疗过程中，根据现代影像学诊断，运用上述手法，帮助无数患者解除了痛苦。李家裕曾任广州市荔湾区清平卫生院院长和广州市荔湾区第一人民医院中医科主任。

1954 年参与编写《正骨学讲义》，1982 年撰写了"肱骨髁上骨折治疗"的学术论文。2008年其子李国准及同门弟子总结其经验，编成《西关正骨——李氏临症经验》。

代表性传人：李国准、张宜新、陈少雄、凌志平、梁家伟、老元飞、何锦添、张建平、李宇雄、谭超贤等。

九、袁浩（1926～2011）

浙江富阳人，中国著名中西医结合骨伤科、股骨头坏死专家，曾任广州中医药大学首席教授、博士研究生导师。

大学毕业后，袁浩主动响应党的号召，到祖国最需要、最艰苦的地方去，奔赴缺医少药的海南岛，一干就是近 30 年。虽然接受的是西医医学教育，但对于中医甚至是民间医生的经验，也从不排斥，自 20 世纪 60 年代开始，就积极应用中医与民间医生的治疗方法，为广大患者服务，深受群众喜爱。1963 年 3 月被评为广东省知青上山下乡先进标兵，并被广东省卫生厅评为一专多能的好医生。1985 年调入广州中医药大学第一附属医院后，他把全部精力投入到对股骨头坏死的研究中，并借助他在骨伤科、显微外科、中医药方面多年的积累，不断探索，逐步形成具有中西医结合特色的诊断、治疗、康复方法与学术思想；创立股骨头坏死中西医结合诊断、分型方法及股骨头坏死中西医结合保髋治疗体系；创立股骨颈重建术，解决了中青年股骨颈骨折不连、股骨颈吸收，伴股骨头坏死的治疗难题，1994 年袁浩教授主动提出救治患双侧股骨头坏死的好军嫂韩素云，在海内外引起很大影响，受到党和国家领导人的表彰，为中医赢得了荣誉。1999 年"中西医结合治疗股骨头坏死及其相关疾病的临床研究"获国家中医药管理局科技进步奖二等奖；2000 年"中西医结合治疗股骨头坏死临床研究"获国家科技进步奖二等奖；2004 年"通络生骨胶囊的研究与开发"获中华中医药学会科学技术奖二等奖。已培养硕士 22名、博士 10 名、博士后 2 名；发表论文 40 余篇，主编《骨伤科手术学》《中医骨病学》等专著。

十、黄宪章（1933 年生）

广东省名中医，广东省中医院骨三科学术带头人。

20 世纪 60 年代起，黄宪章即任广东省中医院骨科主任，黄宪章继承我国南北两派正骨经验，中西医结合治疗骨伤，以擅长正骨手法、精理骨伤疾患而著称。被广东省政府授予"广东省名中医"称号，广东省委保健医生，从医 60 年，一直坚持在医疗、教学、科研第一线工作。

2007 年，黄宪章被评为全国老中医药专家学术经验传承工作优秀指导老师，被聘为全国中医骨伤中心学术顾问。

十一、严大波（1936 年生）

广东省中医院原骨科主任。

严大波教授 1963 年起从事中医、中西医结合骨科医疗、教学、科研工作，达 40 余年。1988 年任广东省中医院骨科主任；先后任广州中医药大学教授，硕士研究生导师，广东省中医院骨科创伤专科、骨关节损伤专科学科带头人，主任医师等。

严大波教授知识渊博，学术造诣深厚，并善于吸取现代医学知识来丰富本学科的知识，对疑难杂症的治疗有独到之处，在医务界享有极高威望。在脊柱疾病的治疗、髋膝关节置换、四肢骨折的内固定及手法复位以及四肢关节矫形方面独树一帜。他主张"整体辨证，注重动态，内外兼治，动静互补""筋骨久痹，勿忘虚实""治疗之法，补虚泻实"等，根据这些理论，他研制出"龙鳖胶囊"，治疗退行性骨关节病临床疗效卓著，社会影响力大。

十二、岑泽波（1937～2009）

广东南海九江人；广东省名中医，骨伤科教授，享受国务院政府特殊津贴专家。

医馆旧址：荔湾区多宝路 6 号。

岑泽波出身于南海六代中医世家，其医馆在西关。1962 年，广州中医学院医疗系本科毕业并留校任教，由广东省卫生厅分配拜何竹林为师。历任讲师、骨伤科学教研室主任、教授；先后出任广州中医学院附属广东省中医院院长、广州中医学院教务处处长。他还担任广东省政协五、六、七届常委，中华全国中医学会骨伤科学会副主任委员，广东省中医学会理事长，全国高等中医院校五版教材《中医伤科学》主编，《中国医学百科全书·中医骨伤科学》副主编，全国高等中医院校骨伤专业系列教材编辑委员会副主任委员。对中医骨伤科的理论及临床融汇古今，其骨折手法整复继承了何竹林的真传，率先在中医院校开展中西医结合治疗骨关节损伤，开创了中医伤科手术治疗骨折的先河。擅长小儿麻痹后遗症矫形术，主编的全国高等中医院校五版教材《中医伤科学》重印 24 次，在海内外影响极大。

1982 年获广东省高教局教学优秀奖，2000 年受聘为香港中文大学中医学院教授，对荔湾区骨伤科医院的发展贡献尤多，热心于将西关正骨推向世界。

代表性传人：刘金文、庄洪、陈炳坤、汪青春、蔡桦、巫式槟、叶淦湖、罗忆、卢水棠、蒋顺瑰、谭晓卫、杨海韵、陈得生、卢永兵、两惠宁（日本）、程铭钊（英国）、林定坤、岑瀑啸、岑瀑涛、林冠杰、李主江等。

十三、邓晋丰（1938 年生）

广东省名中医。

邓晋丰教授 1963 年毕业于广州中医学院，50 多年来一直从事医疗、教学、科研工作，治学严谨，继承先贤理法，吸取现代新知，尊古而不泥古。他曾担任广东省中医院大骨科主任，现为广东省中医院骨科主任导师、全国第二批带徒名中医、广州市中医科技专家委员会成员等。长期致力于骨伤科的临床实践，疗效卓著，广受赞誉。

他擅长运用中西医结合疗法治疗创伤（骨关节损伤）、腰腿痛、颈椎病等。他认为"肾主骨"，肾精的盛衰与骨骼及其周围组织的生长代谢有密切关系，对骨关节退行性疾病提出了"补肾活血"的治则，使得中医药治疗骨关节退行性疾病的疗效不断提高，其研究水平已达国内领先水平。

十四、陈基长（1938 年生）

广东省名老中医。

陈基长教授于 1964 年从广州中医学院本科毕业后留校任教，长期在广州中医药大学及广州中医药大学第一附属医院从事教学、医疗、科研工作。陈教授学贯中西，擅长使用西医诊断手段来协助中医辨证医治骨伤科疾病，擅长以中医正骨手法治疗骨关节损伤、小儿骨伤、老年骨伤，尤其在治疗关节内骨折、陈旧性骨折、骨关节炎、股骨头缺血性坏死等方面经验丰富，曾被广东省中医药管理局评为中西医结合优秀工作者。

陈基长教授教书育人，教学得法，授课讲求深入浅出，生动形象。陈教授为人师表，治学严谨，经常教导学生：科学的东西来不得半点虚假和浮夸，不能说"可能是"。其教学深受学生喜爱，曾多次被评为优秀研究生导师、优秀教师。主编《简明中医临床诊疗常规骨伤科教学》《教授谈专业骨伤科专业》，作为副主编编写了全国高等中医药教材《中医伤科学》等。

十五、萧劲夫（1939 年生）

深圳岭南医院院长。

萧劲夫幼时随父母旅居香港，20 世纪 50 年代回广州求学，1963 年毕业于广州中医学院医疗系。萧劲夫在广州中医学院就读期间受到何竹林、蔡荣等老师的教导，从医后不断学习，吸取了广东地区各医家的特长及岭南骨伤科特色，奠定了他的学术思想和技法风格的基础。同时，他于 20 世纪 70 年代参加全国骨科医师进修班，得到天津医院专家有关中西医结合骨折疗法的指导。此后在国内外的观摩、学习和交流活动中，也受益匪浅。这些经历为他在岭南骨伤科流派的基础上，中西医结合、南北融汇提供了条件。

他先后主持国家级、省级科研课题 15 项，独立撰写专著 10 部，主编《深圳市中医诊疗规范》。获国家级及省级以上科技进步奖及著作奖共 12 项，专利 3 项。1992 年享受国务院政府特殊津贴；1993 年被广东省政府授予"广东省名中医"称号；1994 年被推举为广东省自然科学学科带头人；1995 年被评为广东省白求恩式先进工作者，被当时的卫生部、人事部授予"全国卫生系统先进工作者"称号等；1999 年被推选为首届深圳名医；2007 年获全国首届"中医骨伤名师"称号。

十六、刘金文（1942 年生）

广东省名中医。

刘金文教授师从全国著名骨伤科专家蔡荣教授及黄宪章、岑泽波教授。于 1992 年建立中医骨病骨肿瘤科。

从事骨伤科医疗、教学、科研工作 40 余年，善于应用中西医结合的方法诊疗骨科疑难杂症，先后主持过国家级课题 8 项，省部级课题 6 项，在公开刊物上发表论文 30 余篇，主编或参与编写骨科专著 7 部，科研成果获得省部级奖项 3 项。

刘金文教授多次被评为先进工作者及优秀教师，在省内外有较高的声誉，具有丰富的临床和教学经验。临床中医辨证除师承蔡荣教授的治骨从肾论治外，经 40 余年的实践，他认为从脾肾论治更为有效，后天之脾无所运化，难以补肾。故临床中六味地黄汤、参苓白术散、三仁汤等方运用甚多。对骨肿瘤之治疗，中医以抗毒化，增体质，提高免疫功能，延长生命，提高生存质量为基本方法，配合抗肿瘤中药的临床运用，疗效确切。

十七、林应强（1943～2017）

第三批全国老中医药专家学术思想继承工作指导老师、广东省名中医。

林应强为岭南林氏正骨推拿流派创始人，以擅长医治颈椎病、腰椎间盘突出症、肩周炎、踝关节扭伤等急慢性筋骨病损而闻名广东、香港、澳门，为岭南伤科一代宗师。

林应强 1943 年出生于潮汕地区的揭西县，作为山区的孩子，从小习武健身，练就一个铁板身子。20 世纪 60 年代中期，林应强以优异的成绩考入广州中医学院医疗系，攻读《黄帝内经》《伤寒杂病论》等中医经典著作，又博览《医宗金鉴》等伤科专著，同时师从精武门的第二代传人李佩弦老师，刻苦学习武学中的点穴、闭气、分筋、挫骨等手法，并结合现代医学的解剖、生理、病理学知识，不断整理总结，逐渐形成了以爆发力为特点的徒手正骨推拿技术。其独创的"提拉旋转斜扳法治疗腰椎间盘突出症"获得广州中医药大学科技进步二等奖，作为国家中医药管理局农村适宜技术和国家新源计划向全国进行推广。

学术上提倡以中医整体观为主导，将中医整体观融合于脊柱四肢整体观、融合于筋骨肉并重整体观，在诊治骨错缝、筋出槽方面疗效显著。临证注重气血兼顾、以气为主，而且充分考虑岭南气候湿的特点，做到治病求其本，运用手法兼中药治疗筋伤病往往效如桴鼓，因临床疗效卓著而享誉国内外。其学术思想及临证经验《林应强筋伤学术经验撷英》由其弟子吴山总结，2015 年由人民卫生出版社出版。

第二章　慢性筋骨病

第一节　颈型颈椎病

颈型颈椎病是在颈椎退变的基础上，由睡眠姿势不当、枕头高度不合适、受凉、疲劳等引起颈椎过伸或过屈，使颈项部的肌肉牵张、韧带疲劳或椎间盘退变加剧，导致患者出现以颈部疼痛为主要临床表现的颈椎病。此型多在晨起或夜间发病，常可自然缓解，但易反复发作。因临床表现较轻，易被忽视，若在此阶段进行得当的治疗可迅速缓解病情，改善预后，因此对颈型颈椎病的合理治疗意义重大。

该型颈椎病多有脊神经脊膜支（窦椎神经）参与，其纤维环表面和关节突关节周围的神经对发病亦有重要作用，其中关节突关节引起的疼痛通常以单侧为主。由于颈 2～4（$C_{2～4}$）的神经根前支主要支配颈长肌、斜角肌和胸锁乳突肌以及颈前部的皮肤，后支则支配枕颈部的韧带、肌肉以及皮肤，当颈椎间盘出现退变而刺激 $C_{2～4}$ 神经根时，可以引起这些部位的肌肉痉挛以及颈部疼痛，甚至放射至枕后部。此外，颈椎前凸的消失可造成颈椎矢状面失衡，引起枕颈部肌肉韧带的过度劳损，从而引发疼痛。

一、临床表现

1. 症状

主要表现为枕部、颈部、肩部的酸胀、僵硬、疼痛等不适感，以青壮年为多见，常因长时间低头伏案工作或感受外邪而加重，经休息后可缓解或自愈，亦可反复发作。

2. 体征

颈部肌肉紧张，在肌肉，或关节突，或韧带附着处多有压痛点，颈部伴或不伴活动障碍，少数患者可出现短暂颈部感觉异常。

二、诊断要点

1. 影像学表现

颈型颈椎病的实验室检查多以影像学检查为主，检查结果多提示颈椎退行性改变。值得一提的是，影像学诊断不应直接采用临床分型命名，应在结合临床症状及体征的基础上，进行精准诊断。

（1）X 线片：可拍摄正侧位、张口位、过伸过屈位，观察是否存在颈椎曲度变直、颈椎失稳滑移、椎间隙高度降低、关节脱位、退变等，并排除发育异常。X 线片是诊断颈椎病过程中最基本的检查，能直接地反映骨质增生和移位等病理改变，且又能间接地反映椎间盘退变的程度，即使是有磁共振成像（MRI）和计算机断层扫描（CT）检查的今天，仍然是不可代替和缺少的。

（2）MRI：能在任何平面成像，且成像范围大，软组织的对比度好，是在进行 X 线检查后，进一步检查的首选。可观察椎间盘高度和信号的改变，T_2 信号降低提示颈椎间盘退变，并能早期发现椎体肿瘤及椎管内肿瘤。

（3）CT：为断层影像，可直接观察颈椎的骨骼和软组织结构，其软组织对比度远高于 X 线片，临床上应用范围广泛。是观察骨性结构的首选检查，可以清晰地显示关节突，明确是否发生关节突增生、项韧带钙化等，能够显示 X 线片中不易看到的关节突骨折及椎管与骨片的关系。

（4）其他：可行椎间盘造影检查，但其假阳性率和假阴性率均较高，有部分患者为非椎间盘源性疼痛。同时，部分患者可因单纯的软组织损伤、肌肉痉挛而无明显的影像学改变。

图 2-1～图 2-3 为青年人群较为正常的颈椎 X 线片和 MRI、CT 图像。

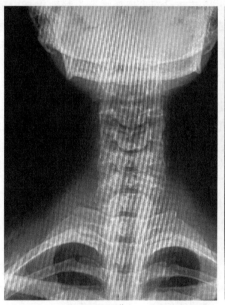

A. 正位　　　　　　　　　　　　　　B. 侧位

图 2-1　正常颈椎 X 线片

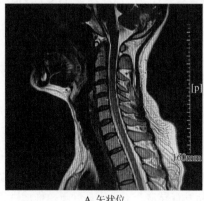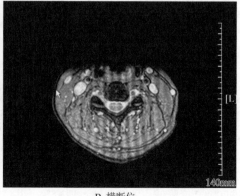

A. 矢状位　　　　　　　　　　　　　B. 横断位

图 2-2　正常颈椎 MRI 图像

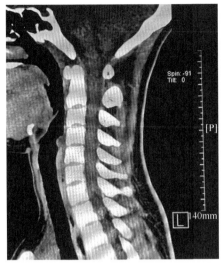

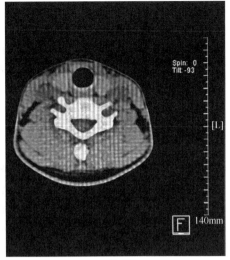

A. 矢状位   B. 横断位

图 2-3 正常颈椎 CT 图像

2. 诊断思路

（1）要点

1）主诉为枕部、颈部、肩部疼痛等异常感觉，可伴有相应的压痛点。

2）影像学检查结果 X 线片显示有颈椎曲度改变及椎间关节不稳等颈椎退行性改变。

3）应排除颈部其他疾患（落枕、肩周炎、风湿性肌纤维组织炎、神经衰弱、抑郁症及其他非椎间盘退行性变所致的肩背部疼痛）。

（2）问诊及查体

1）问诊：年龄小于 18 岁或者大于 55 岁要排除非退变性因素；详细询问外伤史、肿瘤史、药物史等；低能量损伤引起的颈肩痛要排除病理性因素；夜间痛为主要排除肿瘤因素；老年患者要评估骨质疏松情况；不明原因的消瘦要排除全身性疾病；非机械性疼痛，如在颈椎制动后仍不能缓解一般不是此型。

2）查体：在诊断时应进行仔细查体，如颈后部有明确压痛点或低头时疼痛加重，常提示为肌肉筋膜源性疼痛；在仰头或转头颈肩痛加重，常提示为椎间盘源性疼痛。若在枕颈部、耳后疼痛，则提示上颈椎疾病。

3）评分量表：颈型颈椎病的诊断可参考两个评分：视觉模拟评分（visual analogue scale，VAS），以及颈椎功能障碍指数（neck disability index，NDI）。

（3）鉴别诊断

1）颈部扭伤：俗称落枕，系颈部肌肉扭伤所致，因其发病与颈型颈椎病相似，多于晨起时加剧，因此两者易被混淆。其病因多为睡眠中体位不良以致局部肌肉被扭伤所致，因此，有个别医师不恰当地将两者视为一种疾患。两者有几方面的不同：①病因不同。颈型颈椎病是椎间盘退变引起的。②颈椎病为一慢性过程，常反复发作，扭伤则为急性过程，不易反复。③颈椎病在 X 线片上常有明显的退变改变，如骨质增生、椎间隙的异常等，单纯的扭伤则较少有骨质增生等退变。④临床表现上，颈型颈椎病者压痛点多见于棘突部，程度多较轻，用手压之患者可忍受，而落枕者的压痛点则见于肌肉损伤局部，以颈旁肌肉处为多见，急性期疼痛剧烈，压之难以忍受。颈型颈椎病者一般不伴有颈部肌肉痉挛，而扭伤者可触及肌肉痉挛（有明显压痛之条索状肌束）。

2）其他诱发颈部急性疼痛的疾病：肿瘤，可发生在椎体、软组织以及神经等处；感染性疾病，如发生在椎间隙、硬膜外的感染，骨髓炎以及脑膜炎等；骨折，外伤性或者病理性骨折。

3）其他引起颈部慢性疼痛的疾病：慢性病理性骨折，佩吉特病，纤维瘤，风湿性疾病，如风湿性关节炎、强直性脊柱炎等，以及心理疾病等。

三、治　疗

1. 手法治疗（图 2-4）

（1）患者端坐位，医者先以拿法捏拿颈肩背部肌肉数次，接着于颈肩背部行摩法、揉法，治疗时注意寻找压痛点，手法应轻快柔和，以放松颈背肌肉群为主。

（2）采用拨法、指揉法，重点作用于颈肩部深层肌肉，边理筋边寻找痛点结节。

（3）采用按法与点穴法，点压痛点结节与风府、哑门、风池等穴。

（4）然后医者一手放于患者后颈部，另一手放于下颌部，用力拔伸牵引；一手放于患者头部，一手放于肩部，做左右方向的拔伸牵拉。

（5）最后于项背部行摩法、擦法以解痉止痛，结束治疗。

（6）若无颈椎错位，可单纯做非定点旋提手法，整体向上旋提颈椎，以释放颈椎张力。

（7）若有颈椎错位，可行定点旋提手法进行调节治疗。

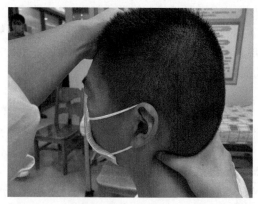

图 2-4　手法治疗

2. 牵引治疗（图 2-5）

采取仰卧位，颈部前屈 15°～25°，重量 4～7kg，持续牵引 20～30 分钟，每日 1～2 次，

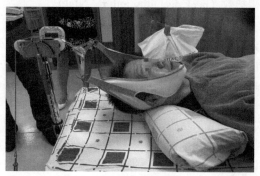

图 2-5　牵引治疗

1 周为 1 个疗程，治疗 2 个疗程。颈型颈椎病多以颈项部痉挛性疼痛为主要症状，持续牵引可使肌肉处于一种相对松弛的状态，具有解痉作用，同时肌肉韧带、肌腱等组织获得适度牵张，产生生理上的放松和制动效应。

3. 针刺及小针刀

（1）针刺：风池、天柱、颈百劳、大杼、肩井为主穴，有局部压痛点可加局部阿是穴、对应节段及上下二节的夹脊穴。一般留针 10～20 分钟，3 日 1 次，3 次为 1 个疗程。

（2）小针刀：患者取坐位，头颈前屈 45°，术区按要求常规消毒、铺巾，医者戴一次性帽子、口罩和无菌手套。选用 4 号小针刀，垂直于施术局部皮肤，刀口线与脊柱平行，快速刺入皮肤并达皮下组织层，再由浅入深逐层松解，边切摆边深入，寻找病灶，到病灶时患者有酸胀感即可，在病灶处行十字切摆，出针按压 3 分钟以防出血，创可贴外敷治疗点。每 5 日治疗 1 次，2 次为 1 个疗程，每疗程间休息 2 日。

4. 中药内服

（1）风寒痹阻证：葛根汤。

（2）痰瘀化火证：会厌逐瘀汤加减。

（3）气滞血瘀证：身痛逐瘀汤。

（4）痰湿阻络证：牛蒡子汤。

5. 中药外用

（1）活血止痛膏：适用于痰瘀交阻型及寒凝痹阻型颈椎病。每日 1 贴，贴患处 6～8 小时，7 日为 1 个疗程。

（2）消肿止痛膏：适用于湿火流筋型及痰火上扰型颈椎病。每日 1 贴，贴患处 6～8 小时，7 日为 1 个疗程。

（3）祛风外洗方：适用于风寒湿痹阻型及阳虚痰阻型颈椎病。每日 1 剂，水煎后外洗颈肩部，7 日为 1 个疗程。

（4）熏洗方：对于外感风寒湿邪、内伤劳损，或颈项部扭挫之瘀血阻滞不通引起的颈项疼痛等症状均有疗效。每日 1～2 次，洗过可次日再用。

（5）活血外敷方：适用于痰瘀交阻型颈椎病。每日 1 剂，炒热后装入布袋中热敷颈部，7 日为 1 个疗程。

6. 封闭治疗

行痛点注射或按经络穴位注射，常用穴位有风池、曲池、合谷、肩井等，用醋酸泼尼松龙 25～50mg 加利多卡因 5～10ml 混合后局部注射。穴位注射可用丹参注射液、当归注射液、夏天无注射液等。痛点封闭 7 日 1 次，3 次为 1 个疗程；穴位注射可每日 1 次，10 次为 1 个疗程。

7. 西药治疗

（1）非甾体抗炎药：①双氯芬酸钠肠溶片，25～50mg，口服，一日 2～3 次。②塞来昔布胶囊，200mg，口服，一日 1～2 次。

（2）肌松药：盐酸乙哌立松片 50mg，口服，一日 3 次。

8. 物理康复治疗

物理康复疗法有去除病变部位水肿、缓解肌肉痉挛、改善局部血液循环的作用，适合于各型颈椎病。常用方法有红外线、超短波、电疗、蜡疗、醋疗、药物离子导入磁疗等。

四、预防与调理

颈椎病的三因辨证认为筋骨失衡、气血不和、邪气积聚是颈椎病的三个基本病理表现，针对此病因病机，我们确立了平衡筋骨、调和气血、并除兼邪的三方治则。三方治则作为颈椎病治疗体系总纲，同样需要贯彻到颈椎病的护理与防护中去。根据"平衡筋骨、调和气血、并除兼邪"的纲领，结合生活中的方方面面，我们提出了颈椎护养的四要诀：挺腰端坐、防寒保暖、量身配枕、导引练功。

五、挺 腰 端 坐

挺腰端坐是脊柱专科医师所提倡的标准姿势，尤其是针对现代社会人们长时间呈坐位的姿势。端坐时，要求耳、肩、臀位于同一条垂直线上，头部要保持正确的姿势不向某一侧偏斜，坚持端正；膝盖处形成第一个直角（避免跷二郎腿）；大腿和后背交接处形成第二个直角（挺腰端坐）。初始时腰部肌肉易疲劳，可借助椅背，让腰部有所依靠；习惯后，远离椅背亦可自行挺腰端坐（图2-6）。

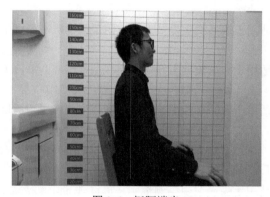

图 2-6　挺腰端坐

六、防 寒 保 暖

中医认为，外感风寒湿邪，侵袭上肢肌肉、经脉，导致经络闭阻。《素问·痹论》："风寒湿三气杂至，合而为痹也……"引起颈项强痛的病因主要为外感邪气，痰湿瘀血停滞。如《医碥》所云："项强痛，多由风寒邪客三阳，亦有痰滞湿停，血虚闪挫，久坐失枕所致。"故从广义上来说，凡是一切痹阻不通的疾病，都可称痹。一般伤科文献指人身筋骨皮肉挛痛、重着、酸麻等病症为"痹"。另外"肢体麻痹"也可以由外邪导致经络闭阻，气血运行不畅，肌肤失荣引起。《顾松园医镜》云："有因风伤卫气，气凝不行而致者，有因寒伤荣血，皮肤不荣而致者，有因湿伤肌肉，脉理不通而致者。"

颈部感受风寒湿邪，使局部气血循行受阻，不能荣养颈椎，可导致椎间盘变性，颈椎失稳，关节错缝，刺激神经根而引起颈椎病，从而出现眩晕、项强、痹痛的症状。

风散阳气，寒伤阳气，湿耗阳气。而对抗外邪的侵袭，阳气又是排在第一位的"卫兵"。

因此对抗"风寒湿邪"的核心原则为顾护阳气。生活中应做到以下几点。

（1）出门随身携带丝巾或围巾一条，用于防风、防寒。

（2）关注天气预报，大风天务必穿着风衣或厚外套，能有效防风，避免风气夹裹湿气而直接吹拂人体。若能着高领或连帽衣，则效果更佳。

（3）有早晨运动或晚间散步习惯的人群，尤其需要注意，早晚风一般较大，建议调整运动、出行时间，尤其是既往有颈椎问题的人群，尽量沐浴阳光而走，最为有益。

（4）鼓励适度运动，以身体微热、微汗出为宜，这一状态为体表气血、阳气最为旺盛的状态，有益于抵抗外邪，并将体表邪气通过汗液排出。

（5）运动过后，要及时穿衣防风保暖，避免"汗出当风"。尤其是剧烈运动后，本身运动时出汗较多，体表阳气会随汗液而流失，此时若再"汗出当风"，阳气虚衰再加寒热交替，极易诱发颈椎病或导致原有症状加重。

（6）夜间睡眠时，尽量穿着有领衣物，做好颈部保暖。注意增加衣物提高自身保暖程度，减少被褥厚度，避免起夜时受风。在床边放一件外衣，起夜时披上。

（7）在回南天时，尽量关上门窗，减少湿气进入室内。尤其住在低层的人群，建议使用抽湿机进行室内除湿，降低室内湿度，保持十爽。

（8）平素湿气较重的人群尤需注意保持室内干爽，同时可以使用少量白术、薏米、北芪、羌活、防风等，等量混匀后打粉，冲水喝，起祛湿固表之效。

（9）使用中药封包进行颈部外敷，或者局部进行艾灸，可起到祛风祛湿，温阳通络的效果。

七、量 身 配 枕

人的一生有近 1/3 的时间是在睡眠当中度过的，枕头在颈椎的日常养护和颈椎病的康复中扮演了十分重要的角色：承托头颈部，维持颈椎曲度，保持颈椎的稳定性，同时让颈部的肌肉、韧带、椎间盘还有小关节等均能及时得到休息。

对于年轻人群而言，平素伏案工作时间长，椎间盘压力大，后方肌肉长期超负荷，出现反复的酸胀感。这类人群在选枕时我们建议多采用"前高后低"的波浪形枕头，维持颈部的轻度后仰，释放椎间盘的压力，使椎间盘得到休息，后方肌群得到放松。

而对于老年人群，虽然也会存在不同程度的椎间盘突出，但是由于年龄增长颈椎逐渐僵硬，其椎间盘突出相对稳定。这类人群的主要致病因素多为后方结构的增生，导致局部的椎管狭窄或神经根管狭窄。这类人群平素用枕主要根据背部高度进行判断，选择合适高度的枕头，保持头颈部的足够承托力，维持颈椎中立或微向前倾的体位。若颈椎病发作时，则同样采用高枕、大角度的方式来改善椎管的容积，并在症状缓解后逐渐恢复到中立位。

颈椎失稳所导致的交感神经刺激的颈椎病，大多是由椎间盘突出或颈椎失稳所导致。这类颈椎病人群用枕建议采用蝶形枕，一方面调整高度、曲度，使得椎间盘压力得到释放，另一方面通过"中间低、两侧高"的枕型，对颈椎起到一定的"制动"作用，减少睡眠中颈椎不必要的活动。

其实，无论是为了使椎间盘得到充分休息，还是维护颈椎的稳定，我们都应该遵循量身配枕的原则（图2-7）：首先，颈部不能悬空，枕头高度要达到背部厚度，即头部与背部靠墙，颈椎到墙的距离；其次，侧睡时枕头高度要等于肩宽（耳朵到肩膀外缘的距离），应使头、颈、身体基本保持在同一水平线上。

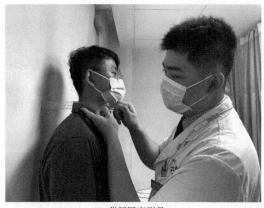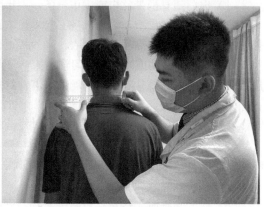

A. 背部厚度测量　　　　　　　　　　　　　　B. 肩宽测量

图 2-7　量身配枕

八、导引练功

1. 传统中医练功养生概念

人体的任何器官，都有生、长、壮、老、已的自然过程。老就是退化，从形态退变到功能的退化；人体各部分的退化是不可避免的。但是退化的快慢和程度，与个人的"修行"有关。通过后天的"努力"进行干预，可能减缓退变的步伐。

中医认为，人是一个整体，在生命活动中，各器官是相互影响的。人体气血旺盛，阴阳平衡，则"正气存内，邪不可干"，反之则会埋下疾病的种子，从处于亚健康状态，发展为疾病状态。维护人体健康，需要考虑多方面的因素，如生活环境、饮食营养、心态平衡、肢体活动等；任何一个因素出现问题和缺陷，都会对健康不利。中华民族的先民，早就理解"流水不腐"的道理，并主张适当运动，吸入自然界之清气，使气血运行通畅，以裨益身体。但同时也指出，运动要有所节制，过量则有损健康；提醒大家运动要"不使其过也"。过了，外损筋骨，也会内伤气血，使机体陷入危机，健康恶化。

2. 现代医学健康运动概念

党的二十大报告指出，推进健康中国建设，把保障人民健康放在优先发展的战略地位。人民健康需要健康的生活与运动方式。现代科学推崇有氧运动，讲求有节律的、不剧烈的运动。认为运动有助于增强心肺功能，加强神经与肌肉的协调性、增强肌肉的体积和力量，消除肌肉痉挛等。运动中吸入大量的氧气有助于身体各器官的功能恢复；运动后出汗，有助于体内有害物质的排泄。

对于颈肩部的肌肉来说，适当的锻炼显得尤为重要。而不恰当的锻炼方式，会增加颈椎损伤乃至脊髓损伤的风险。现将生活中常见的几项不当运动列举如下。

（1）游泳是一项有利于颈椎康复的运动，尤其是蛙泳。蛙泳时双臂反复向头顶伸出，能有效锻炼颈肩部的肌肉。但水平不佳的泳者，则往往需大力仰颈抬头才能完成换气动作。即便如此，仰颈抬头时需要项后肌群收缩，所以对项后的肌群有锻炼作用，对椎间关节也有一定的放松作用，对于颈腰椎不适人群来说，依旧是有很好的康复作用的。但是，对于有颈椎椎管狭窄，脊髓已经受压者来说，仰颈抬头无疑是危险的，这会加重颈脊髓的受压。

（2）颈部肌肉紧张不适的情况下，过分强调颈部的全方位活动，如米字操对颈椎小关节压力颇大，易加重磨损。尤其是过度的后仰，对于颈椎存在退变的中老年人，甚至是脊髓存在压迫的人群来说，极易诱发颈椎病。

（3）打羽毛球、放风筝过程中长期抬头，对颈部亦会造成一定压力。但与游泳相似，对正常人有促进作用，但对于存在病理改变的人群，若出现症状，应及时停止并就医。

对于颈肩部的锻炼，尤其是老年人，我们推荐颈部肌肉采取等长收缩代替等张收缩的锻炼方式，即肌肉收缩时保持头部位置不变，最大限度避免颈部活动对颈椎、脊髓、神经根的损害，比如可锻炼林定坤健体八段功第一式以及开肩自我按摩法（图2-8、图2-9）。

开肩自我按摩法：单手抬起，手掌摸到颈部后方，拇指与另外四个手指分别搭在颈部的两侧，肘关节打开尽量向后背方向舒展，使用指腹轻柔按摩颈部。

根据自身情况，选择一种合适的锻炼方法，并持之以恒，是非常重要的。健康的运动可使人愉悦，且可以提高体质；但如果运动不当造成损伤，心情受挫、健康受损，对于损伤的人来说，这已不是健康运动。现在大多数人俨然没有健康运动的理念。社会所提倡的健康运动，首先是为健康而运动，而不是为了一时快乐而运动。比如练功等这些过程较为"沉闷"的运动，虽不如打球时激动、开心，但持之以恒，却可得到健康，最终可收获终身的快乐。

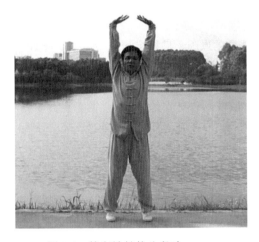

图2-8　林定坤健体八段功

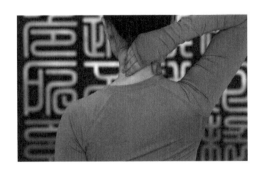

图2-9　开肩自我按摩法

第二节　神经根型颈椎病

神经根型颈椎病是由于颈椎间盘的退变、突出、节段性不稳、骨质增生或骨赘形成等，颈脊神经根在椎管内或椎间孔处受刺激和压迫，导致一侧或双侧上肢出现放射性疼痛的疾病。该型颈椎病可造成一系列的不同程度的感觉、运动和反射功能变化（图2-10、图2-11）。

流行病学：神经根型颈椎病在各型中发病率最高，约占60%～70%，是临床上最常见的类型，多为单侧、单根发病，也可见双侧发病。发病人群男性多于女性，发病高峰为50～54岁，C_6/C_7压迫所占比例较高，68.4%考虑为骨赘形成压迫，14.8%考虑为颈椎间盘突出引起的压迫。

自然史：对于大多数患者而言，神经根型颈椎病有自愈倾向，其症状和体征都有自限性，在未经过特殊治疗的情况下经过一段时间可自行消失。据统计，保守治疗5年复发率为32%。最常见发生在C_5、C_6或C_7神经根。C_4根性疼痛向肩部放射，常易与肩袖疾病或肩部

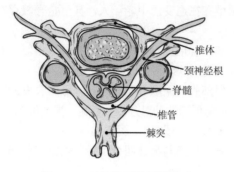

图 2-10 正常的颈椎解剖关系

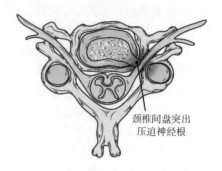

图 2-11 颈椎间盘突出压迫神经根

其他疾病混淆；C_5神经根受累可导致肩部、上臂外侧面感觉异常，三角肌、肩外旋肌肌力减退；C_6神经根受累可致上臂外侧至拇指、示指放射性疼痛，肱二头肌及伸腕肌力减退；C_7神经根受累可出现前臂后及后外侧至示指、中指放射性疼痛，肱三头肌、前臂旋前肌肌力减退；C_8神经根受累出现前臂尺侧向环指、小指放射性疼痛，屈腕肌及手部握力减退。

疼痛沿一定区域分布的典型描述可作为评价和鉴别受压性神经根病变的指南，但临床上患者的神经根性疼痛并不一定典型，有解剖学研究表明，C_5、C_6和C_7背根神经节常相互关联，可能是神经根型颈椎病临床症状多样和感觉症状重叠的原因。根据疼痛分布及感觉查体定位责任节段存在困难。

臂痛是神经根型颈椎病最常见的症状（99.4%），臂痛部位的分布与神经皮节支配区并不一致。皮节支配区疼痛的患者占53.9%，疼痛呈弥散性或非皮节支配区疼痛的患者占45.5%。

上肢疼痛，感觉异常，颈痛，上肢反射减退，肌力减退，肩胛区疼痛，胸痛（18%），头痛（10%），这些非典型症状和体征并不少见。

在此型中，同节段椎间盘出现问题，常引起下位神经根的受压。如 C_4/C_5 椎间盘水平病变常引起 C_5 神经根型颈椎病；C_5/C_6椎间盘水平病变常引起 C_6 神经根型颈椎病。

此型颈椎病可单侧发病，也可双侧发病；可双侧对称，也可不对称。55 岁以下的患者，以椎间盘突出为主要病因。55 岁以上的患者，以骨赘压迫为主要病因。肌力下降或肌肉萎缩与软性压迫相关，感觉异常与骨性压迫相关。

临床上对神经根型颈椎病患者多采取保守治疗，但同时要根据临床表现以及患者对疼痛的耐受程度，因人制宜地选择恰当的治疗方式。

一、临 床 表 现

1. 症状

颈痛和颈部发僵，常常是最早出现的症状。上肢放射性疼痛或麻木，沿着受累神经根的走行和支配区放射，可呈发作性或持续性。患侧上肢感觉沉重、握力减退，出现持物坠落等，可有血管异常的症状，如手部肿胀等，晚期可出现肌肉萎缩。伴有颈痛、臂痛、肩胛痛或肩胛周围痛，以及臂部感觉异常、肌无力，或臂部深反射异常的患者，应考虑神经根型颈椎病的诊断。

2. 体征

患侧颈部肌肉紧张，有压痛。椎间孔部位出现压痛并伴上肢放射性疼痛或麻木，或者使原有症状加重具有定位意义。椎间孔挤压试验和臂丛神经牵拉试验阳性。

二、诊 断 要 点

1. 影像学表现

（1）X 线片：通常是首项检查，但特异性差。可判断有无颈椎畸形及椎体发育异常。

（2）MRI：为首选检查，特异性高。经保守治疗无效，考虑进一步治疗时，推荐采用 MRI 检查确认神经压迫性损害的情况，包括椎间盘突出及骨赘。MRI（性质和位置）准确率为 87%，在神经根型颈椎病的定位诊断中是一种可靠方法（图 2-12）。

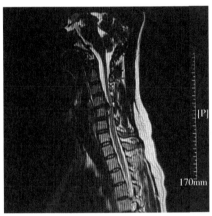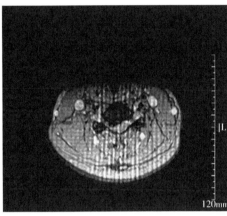

A. 矢状位　　　　　　　　　　　　　　　　B. 横断位

图 2-12　神经根型颈椎病的 MRI 影像

（3）CT：观察骨性结构的首选检查方法，可清楚显示椎体后缘骨赘。或者患者无法行 MRI 检查时，可采用 CT 检查进行初步评估（图 2-13）。

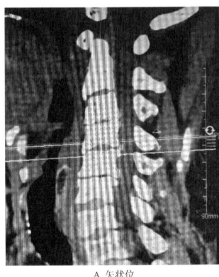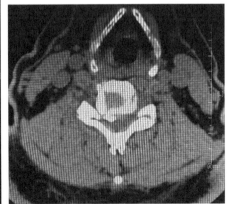

A. 矢状位　　　　　　　　　　　　　　　　B. 横断位

图 2-13　神经根型颈椎病的 CT 影像

（4）脊髓造影后 CT 扫描（CTM）：为有创操作，对髓外病变有一定的优势。当患者的临床症状或体征与 MRI 检查结果不一致时，或者患者无法行 MRI 检查时，也可行 CTM，准确率为 90%。

（5）选择性神经根阻滞（SNRB）：若患者的临床症状与 MRI、CTM 结果不一致时，可在特定剂量和穿刺方法下，采用 SNRB 以确认病变节段。若 MRI 或 CTM 显示患者存在多节段压迫时，可采用 SNRB 以确定出症状对应的责任节段。有研究表明，单纯临床症状体征或结合 MRI 判断责任节段神经根并非总是可靠。SNRB 有助于两节段退变伴同侧症状患者治疗计划的制订。0.6ml（碘海醇造影剂 0.1ml+1%利多卡因 0.5ml）的注射剂量符合 SNRB 的操作标准。

2. 诊断思路

（1）要点

1）具有较典型的神经根症状（手臂麻木、疼痛），其范围与颈脊神经所支配的区域一致，体检示压颈试验或臂丛神经牵拉试验阳性。

2）影像学检查所见与临床表现相符。

3）排除颈椎以外病变（胸廓出口综合征、肱骨外上髁炎、腕管综合征、肩周炎、肱二头肌腱鞘炎及肺尖部肿瘤等）所致以上肢疼痛为主的疾患。

（2）问诊及查体

1）问诊：询问颈肩痛与肩关节活动的关系；有无气胸和胸痛；有无夜间双手痛和双手感觉异常；有无外伤及肿瘤史。

2）查体：包括感觉、运动及反射检查（图 2-14）。

神经根激惹试验：①肩关节外展试验，肩关节外展试验使得上臂疼痛缓解是诊断神经根型颈椎病的可靠临床体征。②椎间孔挤压试验，患者头偏向患侧并稍屈曲，检查者在患者头顶施加压力，患肢出现放射性疼痛或麻木为阳性（图 2-15）。此试验对诊断软性突出的特异性较好，对骨性突出的特异性较差。此试验有助于 MRI 检查阳性的神经根型颈椎病的确定性诊断。③臂丛神经牵拉试验，检查者一手扶患者患侧颈部，一手握患腕，向相反方向牵拉，上肢出现疼痛及麻木为阳性（图 2-16）。

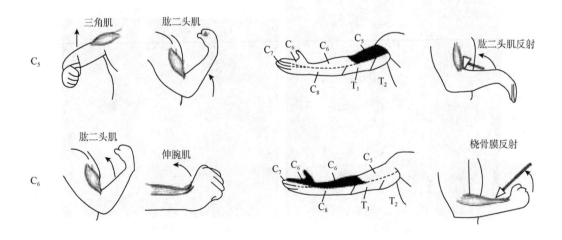

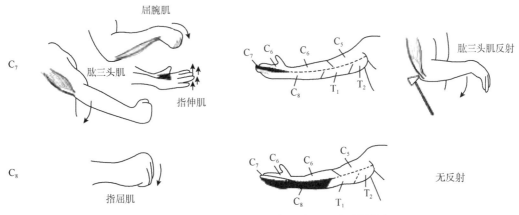

图2-14 神经根型颈椎病肌力、感觉、腱反射检查

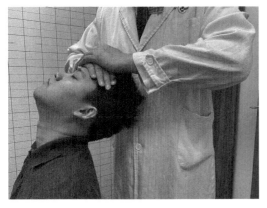

图2-15 椎间孔挤压试验

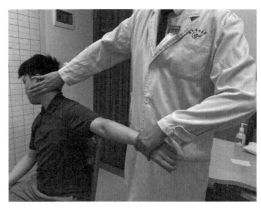

图2-16 臂丛神经牵拉试验

三角肌无力：伴三角肌无力的神经根型颈椎病可能是由 C_4/C_5、C_5/C_6 或 C_3/C_4 压迫所引起。

翼状肩：可能是 C_7 神经根型颈椎病特有的体征。

手内肌无力：C_8 神经根通常以手内肌无力以及放射至肩部、肩胛区以及第 4、5 指的疼痛为表现。

头痛：神经根型颈椎病的非典型症状，起于颈后扩散至前额部，持续性或反复性疼痛，大部分疼痛部位与受累神经根同侧。头痛可能是 C_4～C_8 神经根受压迫的一个症状，选择性神经根阻滞可缓解相当比例的头痛。

胸痛或乳房深部疼痛：神经根型颈椎病的非典型症状，常伴有臂痛，若症状部位在左侧，多怀疑为颈性心绞痛，有相当比例存在 C_7 神经根受压。

肩胛周围疼痛：为神经根型颈椎病常见的症状，部位不一，可先于臂痛发作。C_5～C_8 神经根型颈椎病经常可造成肩胛上部、肩胛间区或肩胛区疼痛，疼痛部位有助于受累神经根的确定。肩胛上部的疼痛多见于 C_5、C_6 神经根型颈椎病；肩胛间区疼痛多见于 C_7、C_8 神经根型颈椎病，肩胛区疼痛多见于 C_8 神经根型颈椎病。

3）评分量表：NDI、VAS、健康调查量表 36（SF-36）、健康调查量表 12（SF-12）、改良 Prolo 量表、改良 Million 量表（modified Million Index，MMI）、麦吉尔疼痛问卷（McGill pain questionnaire）、Oswestry 功能障碍指数（Oswestry disability Index）、患者自评功能量表（patient specific functional scale，PSFS)、健康状况问卷（health status questionnaire)、疾病影响状况调查（sickness impact profile）等也可用于神经根型颈椎病的疗效评估。

（3）鉴别诊断

1）C_4 神经根型颈椎病与单纯的颈痛相鉴别。前者疼痛位置为颈后和单侧的 C_4 皮节支配区，且颈痛症状会因颈部的屈伸多动而加重。鉴别要点：①激发试验阳性；②可对 C_3 或 C_4 的神经根选择性阻滞，阻滞后疼痛消失或明显。

2）C_5 神经根型颈椎病变重点应与肩部疾病相鉴别。比如与肩袖损伤相鉴别：从临床表现来看，肩袖损伤的患者多有外伤史，年龄大，劳损造成肌腱退变，疼痛较剧烈甚至夜间痛，大结节区疼痛明显，力量弱，肩袖肩关节的全关节活动无痛、肩袖肌群肌力正常是 C_5 神经根型颈椎病与肩部疾病鉴别的重要体征。从影像学表现来看，MRI 可进行鉴别。

3）C_7 神经根是神经根型颈椎病最容易受累的神经根，应与腕管综合征相鉴别，前臂旋后会诱发疼痛向手或中指放射是 C_7 神经根型颈椎病的重要体征。也有报道称，C_7 神经根型颈椎病可导致慢性乳房疼痛。

4）C_8 神经根型颈椎病重点与尺神经卡压综合征相鉴别。尺神经卡压主要累及拇收肌，而 C_8 神经根型颈椎病则累及掌部除拇收肌外的其他肌群。

5）其他：与胸廓出口综合征、臂丛神经炎、带状疱疹、交感神经疼痛综合征、硬膜外血肿、椎管内外肿瘤、心肌缺血等相鉴别。

三、治　疗

1. 手法治疗

手法治疗神经根型颈椎病患者，应结合临床表现的症状、体征、病因病机变化，进行辨证论治，正确应用手法治疗。但对老年患者，手法要轻柔和缓，不可急速旋颈复位和做各种超越生理范围的过度被动活动。临床由于手法粗暴而引起的颈脊髓损伤致瘫者并非少见，应予注意。手法复位治疗后可结合颈椎牵引，可使椎间隙及椎间孔变大，使紊乱的关节及移位的椎体复位，使神经根及软组织粘连得到松解，解除肌肉痉挛，增强肌力，防止已瘫的肌肉挛缩，运动僵硬关节，恢复颈部正常功能。具体操作如下。

（1）患者端坐，医者先用拿法捏拿颈肩背部肌肉数次，接着于颈肩背部行摩法、揉法，治疗时注意寻找压痛点，手法应轻快柔和，以放松颈背部肌肉群为主。

（2）采用拨法、指揉法，重点作用于颈肩部深层肌肉，边理筋边寻找痛点结节。

（3）采用按法与点穴法，点压痛点结节与风府、哑门、风池等穴。

（4）然后医者一手放于患者后颈部，另一手放于下颌部，用力拔伸牵引；一手放于患者头部，一手放于肩部，做左右方向的拔伸牵拉。

（5）最后于项背部行摩法、擦法以解痉止痛，结束治疗。

（6）若无颈椎错位，可单纯做非定点旋提手法，整体向上旋提颈椎，以释放颈椎张力。若有颈椎错位，可行定点旋提手法进行调节治疗。

2. 牵引治疗

神经根型颈椎病患者若有明显根管狭窄，应采用大角度前屈的仰卧前屈拔伸牵引法（图 2-17），可以显著扩大椎间孔，减少神经根刺激，迅速缓解疼痛。具体操作如下。

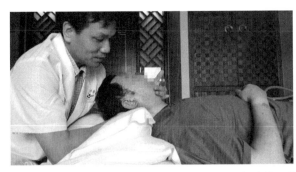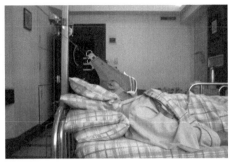

图 2-17　仰卧前屈拔伸牵引法

（1）手法牵引并确定操作角度：患者取仰卧位，操作者立于患者头侧，一手用虎口及手掌固定患者枕后，另一手小鱼际固定患者下巴，通过两手的配合发力，对颈椎进行手法牵引。先取中立位牵引，然后逐渐提拉以增加前屈角度，边牵引边询问患者疼痛等症状的变化，症状减轻甚至消失时的角度即为有效牵引角度，角度范围一般为前屈 20°～45°，测量并记录牵引角度。

（2）简易床边装置持续牵引：按照上述确定有效牵引角度后，应用颈椎牵引装置行持续牵引，每次 30 分钟，每日 2 次。牵引重量为 5～8kg，以患者舒适为度，通过牵引装置自带的测力计测量牵引质量，并记录，以后治疗均按照此牵引标准进行治疗。

神经根型颈椎病若是以前方颈椎间盘突出为主，应选择顺势拔伸牵引法，不宜将角度前屈过大，顺应患者颈椎原有的力线，垂直牵引。

3. 针刺疗法

以痛为主症者，针风池、合谷、足三里、悬钟、后溪；肩痛者配肩髃、肩髎、臑俞；肘臂痛者配曲池、天井、外关、尺泽；腕部痛者配阳池、阳溪、腕骨、大陵；以麻木为主症者，可选合谷、外关、足三里、三阴交、肾俞、悬钟；以肌萎缩为主症者，可针曲池、手三里、脾俞、八邪、八风。可根据临床症状适当选用。一般留针 10～20 分钟，3 日 1 次，3 次为 1 个疗程。

4. 小针刀疗法

患者取俯卧低头位，颈下垫一高约 15cm 的枕头，下巴抵住床头，以保持头颈部稳定，然后将颈部上至枕外隆突、外至耳后乳突的范围常规备皮。根据神经定位诊断确定病变颈椎节段，选取该节段的棘间及其双侧关节突关节以及颈肩部阳性反应点 1～3 点作为针刀进针点，用龙胆紫标记，术野常规消毒，铺巾，医者戴一次性帽子、口罩和无菌手套。上述治疗点，按针刀松解的四步进针规程、颈椎的针刀手术入路和手术方法进行治疗。

5. 中药内服

（1）寒邪痹阻证

1）主症：颈项肩臂疼痛剧烈伴麻木。苔薄腻，脉弦滑或弦。

2）治则：祛瘀通络，蠲痹止痛。

3）方药：身痛逐瘀汤加减（清·王清任《医林改错》），当归、川芎、桃仁、羌活、炙乳香、五灵脂、秦艽、香附、川牛膝、广地龙、炙甘草。

（2）湿热相搏证

1）主症：颈项肩臂疼痛，身痛，口苦胁痛，便燥溲赤，苔黄腻等。

2）治则：清热利湿，疏风止痛。

3）方药：当归拈痛汤加减（金·李杲《兰室秘藏》），白术、人参、苦参、升麻、葛根、苍术、防风、知母、泽泻、黄芩、猪苓、当归、甘草、茵陈、羌活。

（3）气虚血瘀证

1）主症：上肢及手麻木，颈肩酸痛。苔薄质紫，脉弦细或弦滑。

2）治则：益气活血，通逐络脉。

3）方药：①补阳还五汤（清·王清任《医林改错》），生黄芪、全当归、赤白芍、广地龙、川芎、红花、桃仁。②止痉散（当代《流行性乙型脑炎中医治疗法》），全蝎、蜈蚣。

6. 封闭治疗

椎间孔旁封闭：患者侧俯卧于手术床，疼痛侧向上，常规消毒、铺单，穿刺部位皮肤局部浸润麻醉。C 型臂 X 线机透视下定位目标椎间孔，旋转 C 型臂球管，使椎间孔投影面积最大。以椎间孔的中后 1/3 交界处为进针靶点，使用 2.5 号穿刺针，通过管状视野技术进针至上关节突，当进针至椎间孔后，沿前后方向推针尾至两侧块之间的中点。穿刺针不应超过这一点，以免意外损伤椎动脉及神经根。在操作过程中，不时检查进针深度对于避免并发症非常重要。在实时透视监视下注射不超过 0.5ml 的造影剂，以确定针的位置及造影剂未进入血管。造影剂会呈线状围绕神经根，形成一个管状充盈缺损。可局部静脉注射不超过 2ml 的 2%利多卡因注射液与曲安奈德注射液（1∶1）混合液。术毕，进针点再次消毒，无菌敷料覆盖。嘱患者下床自由行走，观察 1 小时后方可离院。

7. 西药治疗

（1）非甾体抗炎药：①双氯芬酸钠肠溶片，25～50mg，口服，一日 2～3 次。②塞来昔布胶囊，200mg，口服，一日 1～2 次。

（2）神经营养药物：甲钴胺 0.5mg，口服，每日 3 次；或甲钴胺针 0.5～1mg，肌内注射或静脉注射，每日 1 次。

（3）肌松药：多用于伴肌肉紧张、肌张力高的神经根型颈椎病患者；盐酸乙哌立松片 50mg，口服，一日 3 次。

（4）糖皮质激素：用于神经受损及炎症明显、疼痛严重者。常用药物包括甲泼尼松，80～160mg，静脉注射，一日 1～2 次；地塞米松，10～20mg，静脉注射，一日 1 次。

（5）脱水剂：25%甘露醇 250ml 静脉滴注，常与激素合用，起到利水消炎的作用，能较快地缓解症状，用于症状较重的神经根型颈椎病，尤其在颈椎病术后常短期使用。

8. 物理康复治疗

物理康复疗法有去除病变部位水肿、缓解肌肉痉挛、改善局部血液循环的作用，适合于各型颈椎病。常用方法有红外线、超短波、电疗、蜡疗、醋疗、药物离子导入磁疗等。

9. 手术治疗

一般的神经根型颈椎病多采用非手术治疗，而经正规、系统的非手术治疗 3～6 个月以上无效或非手术治疗虽然有效但反复发作且症状较严重，肌肉进行性萎缩，有明显的神经根刺激症状，影响正常生活或工作者，可选择手术治疗。主要的术式有椎间盘切除减压、椎间植骨融合固定术或减压后行人工椎间盘置换术。随着微创技术的发展，颈椎孔镜技术逐渐成为主流。行手术治疗时，应严格掌握手术禁忌证、手术方式和手术入路。

四、预防与调理

见本章第一节。

五、名医、专家医案

1. 王文斌医案——辨证用药治疗神经根型颈椎病

顾某，男，40岁，工程设计师，主诉右上肢及手指麻木3个月，每低头时手指即麻木。经查体牵拉试验阳性，右侧 C_5、C_6 根部挤压时放射至右臂手指，低头时右手指麻木明显，无肌萎缩，X线片显示 $C_5\sim C_7$ 钩状突增生，椎间孔略小。诊断：颈椎病（神经根型）。服药（川芎15g，黄芪30g，桂枝10g，羌活15g，当归20g，白芍15g，姜黄15g，桑枝10g，丹参15g，细辛5g，鸡血藤15g，红花15g，茯苓15g，甘草10g）3剂后，复诊，右上肢仍麻木。查体牵拉试验、挤压根部均阳性，仍按上方服。三诊，主诉右上肢及手指麻木减轻，颈项时有酸痛不适感，按前方加葛根、知母。四诊，右上肢及手指麻木大为减轻，手指略麻，按上方取4剂续服。五诊，按前方取3剂服之，右上肢及手指麻木症状基本痊愈。

2. 薄智云医案——腹针治疗神经根型颈椎病

徐某，女，54岁，医生，1991年5月21日就诊。自述颈椎骨质增生5年，初起右手间断性疼痛、麻木，近两年来双手均常有麻木、憋胀、疼痛感，尤以夜间和晨起较重，常常影响睡眠，活动片刻后缓解，近期累及两侧颈肌僵直、酸痛，活动不灵活。经X线检查：$C_4\sim C_6$ 骨质增生，生理曲度改变。诊断：颈椎骨质增生（压迫神经根）。

治疗：取穴天地针、石关（双）、商曲（双）、气穴（双）。加神阙灸20分钟后感觉颈部活动灵活，酸痛感消失，治疗3次后双手疼痛、憋胀、麻木减轻大半，后又针3次诸症消除，两年后随访，无复发。

六、经验与体会

仰卧前屈拔伸牵引法治疗中老年重症神经根型颈椎病

中老年重症神经根型颈椎病患者往往疼痛明显，常规保守治疗效果差，林定坤教授开创的仰卧前屈拔伸牵引法，治疗中重度神经根型颈椎病效果明显。颈椎牵引是治疗颈椎病的主要方法之一，可以缓解颈部肌肉痉挛和疼痛，增大椎间隙和椎间孔，改善和恢复钩椎关节与神经根的位置关系，缓解对神经及椎动脉的压迫和刺激，恢复颈椎正常生理曲度，调整小关节紊乱，伸展扭曲的椎动脉，改善脑部的血液循环。而中老年人颈椎退变增生明显，生理曲度多变直，甚至反弓，颈部僵硬。但传统坐位牵引，患者得不到有效放松，易疲劳，牵引重量不能过大，前屈角度不好调整，部分患者甚至会出现头晕恶心的表现，因此对重症神经根型颈椎病患者疗效往往不能令人满意。林定坤教授采用的仰卧前屈拔伸牵引法，要求患者卧位，先用手法牵引来调试患者症状缓解的角度和重量，再根据调试好的角度和重量用颌枕带持续牵引，一般来说此类患者均需较大的屈曲角度和较长时间的牵引才能达到效果，每牵引20～30分钟嘱患者自行回拉两侧牵引绳以放松颈部，每天牵引4～6小时，甚至更长，可更好地控制机械压迫因素。由于为卧位，颈部得到很好的放松，能有效地防止在牵引过程中所导致的头晕、心悸表现，同时减少疲劳感，可长时间持续牵引。卧位时也可很方便地调整颈部屈曲的角度和重量，使患者的不适感减小到最低，对减轻神经根的压迫效果更好。

第三节　脊髓型颈椎病

脊髓型颈椎病是指由退变因素（包括骨赘增生、黄韧带肥厚、后纵韧带骨化，椎间盘突出等）导致的脊髓受压，继而出现脊髓功能障碍的一种颈椎病（图 2-18）。

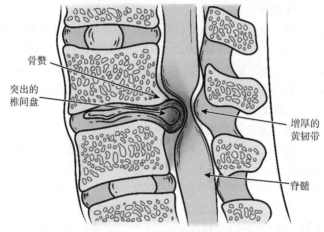

骨赘

突出的
椎间盘

增厚的
黄韧带

脊髓

图 2-18　脊髓型颈椎病

脊髓型颈椎病的发病率占颈椎病的 12%～20%，严重者可造成肢体瘫痪，致残率较高，危害极大。

脊髓型颈椎病通常起病缓慢，多数患者无颈部外伤史。以 40～60 岁的中年人为多，若患者合并发育性颈椎椎管狭窄症时，其平均发病年龄较正常者小。

脊髓型颈椎病的自然史：大多数学者认为脊髓型颈椎病在早期的恶化期后，会有长达数年的静止期。据统计，75%的患者有一过性加重，20%有持续性加重，5%有急性加重。即使症状很轻的患者，在轻微受伤后，症状也可急速加重。

脊髓型颈椎病的病理生理：包括静态因素和动态因素。静态因素：①颈椎椎管狭窄引起慢性脊髓压迫；②脊髓血供障碍，引起神经性炎症反应，造成巨噬细胞和小神经胶质细胞增生。动态因素：①颈椎不稳或轻微外伤导致颈脊髓损伤；②骨赘形成多合并颈椎不稳，常累及 C_3/C_4 及 C_4/C_5；③下颈椎的退变会导致上颈椎活动度增加，加剧椎管狭窄。

当颈椎椎管的横径＜13mm 或截面积＜60mm²，会导致脊髓受压迫。动物实验表明，脊髓受压迫面积大于 40%时即可产生脊髓不可逆损害。但即使脊髓受压迫面积小于 40%，也存在其他的发病机制：脊髓受到动态压迫及血供障碍；合并颈椎不稳，会导致动态压迫加重；颈椎背伸时，脊髓压缩变粗，易受到来自后方黄韧带的压迫；颈椎屈曲时，脊髓拉伸变细，易受到来自前方骨赘及椎间盘的压迫。

1966 年，Grandall 和 Batzdorf 将脊髓型颈椎病分为 5 个亚型。

1）脊髓横断伤：损伤平面以下感觉、运动、括约肌功能完全消失。

2）运动系统综合征（前脊髓损伤综合征）：损伤平面以下运动功能受损，肌张力增高。

3）中央脊髓综合征：多为过伸性损伤，远端重于近端，上肢重于下肢。

4）半切综合征：损伤平面以下同侧本体感觉及运动消失，对侧痛温觉消失。

5）臂痛和脊髓综合征（混合型）：上肢疼痛明显，下肢运动或（和）感觉损害。

一、临 床 表 现

1. 症状

脊髓型颈椎病患者临床表现复杂，患者主诉较多，常首先出现一侧或双侧上肢麻木、疼痛，双手无力、不灵活，持物易落。写字、持筷、系扣等精细动作难以完成，严重者甚至不能自己进食。下肢有麻木感、沉重感，下肢各组肌肉发紧、抬步慢，不能快走，上下楼梯时须扶拉手。严重者双脚有踩棉感，步态不稳、行走困难。躯干部感觉异常；患者常感觉在胸部、腹部或双下肢有如皮带样的捆绑感，称为"束带感"。下肢可有烧灼感、冰凉感等异常感觉。部分患者还可出现膀胱、直肠和性功能障碍，如排尿无力、尿频、尿急、尿失禁或尿潴留等排尿障碍，大便秘结，性功能减退等。随着病情进一步发展，患者须拄拐或依靠他人搀扶才能行走，直至出现双下肢呈痉挛性瘫痪，长期卧床，严重影响生活质量。

2. 体征

颈部多无阳性体征。双手无法完成精细动作、步态变缓、膀胱括约肌功能障碍、出现异常反射，病理征阳性。

二、诊 断 要 点

1. 影像学表现

（1）X 线片：通常是首项检查。Pavlov 比值＜0.75 提示椎管狭窄，动力位＞3.5mm 或成角＞11°（图 2-19）

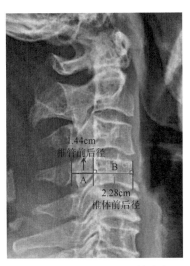

1.44cm
椎管前后径

A　B

2.28cm
椎体前后径

图 2-19　发育性颈椎椎管狭窄

（2）MRI：为首选检查。特异性高，可观察髓内病变。有症状的脊髓型颈椎病的患者，60%合并有髓内信号改变。T_2 高信号认为是髓内水肿或脊髓严重受压后波谱改变，T_1 低信号认为是坏死和脊髓软化，常见于晚期压迫。35%的无症状患者可有 T_2 高信号改变，无症状的患者中，几乎见不到 T_2 高信号合并 T_1 低信号。无信号改变或单纯 T_2 高信号的患者，预后要显著好于 T_2

高信号合并 T_1 低信号患者。有学者甚至认为单纯 T_2 高信号是预后良好的相关因素。MRI 的表现需和临床症状相吻合，有部分压迫严重患者可无相应临床症状。

（3）CT：观察骨性结构的首选。可清晰地看到椎体后缘骨赘、韧带骨化情况、椎管直径等。

（4）CTM：为有创检查，对神经压迫的显像优于 MRI。对于颈椎畸形或考虑二次手术的患者较为合适。

（5）神经电生理检查：适用于鉴别诊断，常需和 MRI 结合，共同判断患者的情况。

2. 诊断思路

（1）要点

1）临床上出现典型的颈脊髓损害的表现，以四肢运动障碍、感觉及反射异常为主。

2）影像学检查所见有明确的脊髓受压征象，并与临床症状相应。

3）排除肌萎缩侧索硬化症、椎管内占位、急性脊髓损伤、脊髓亚急性联合变性、脊髓空洞症、慢性多发性周围神经病等。

（2）问诊及查体

1）问诊：询问患者的上下肢感觉、运动状况，躯干是否有异常感觉，二便是否正常，走路是否有踩棉感，生活质量受多大程度的影响等。

2）查体：上肢或躯干部出现节段性分布的浅感觉障碍，深感觉多正常，肌力下降，四肢肌张力增高，可有折刀感；浅反射如腹壁反射、提睾反射减弱或消失。腱反射（包括肱二头肌反射、肱三头肌反射、桡骨膜反射、膝腱反射、跟腱反射）活跃或亢进；髌阵挛和踝阵挛阳性。病理反射阳性，如 Hoffmann 征、Babinski 征、Oppenheim 征、Gordon 征、Gonda 征、Chaddock 征、Rossolimo 征。

3）评分量表：JOA，以及 NDI、SF-36、Nurick 评分。

（3）鉴别诊断

1）与脊髓及硬膜疾病、脊髓空洞症和脊髓积水、蛛网膜囊肿等相鉴别：可通过 MRI 进行鉴别诊断。

2）与血管性疾病、硬膜外和硬膜下血肿、脊髓动静脉瘘、髓内出血等鉴别：可结合 MRI 及临床症状相鉴别。

3）与横贯性脊髓炎相鉴别：急性或亚急性发病，下肢症状重，一般几天内缓解。

4）与多发性硬化、自身免疫性疾病、脱髓鞘病变等相鉴别：临床表现与早期脊髓型颈椎病极为相似，病变通常几周内缓解。可通过脑脊液（CSF）穿刺确诊。

5）与肿瘤相鉴别：包括髓内肿瘤和髓外肿瘤。

6）与运动神经元病相鉴别：往往以脊髓型颈椎病收住院并准备手术治疗。若进行手术可能会加重病情。可有肌震颤、肌萎缩、声音嘶哑等症状。推荐应用神经电生理检查进行鉴别。

7）与内耳眩晕及内科眩晕相鉴别：良性阵发性位置性眩晕可通过手法复位缓解。与内科眩晕相鉴别时，可采取选择性神经根阻滞，进行诊断性治疗，以验证病灶所在。

8）与泌尿生殖系统疾病相鉴别：原发性膀胱直肠功能障碍等。

三、治　疗

1. 手法治疗

脊髓型颈椎病的手法治疗，以减轻脊髓受累出现的症状，放松肌肉为主要治疗目的，手法要轻柔和缓，忌暴力重按，不可随便做急速旋颈复位和做各种过度超越生理范围的被动活动。

（1）患者取俯卧位，用摩揉法施于颈、胸、背、腰骶部的脊柱两旁肌肉，使之放松。

（2）用点穴、按法点按脊旁的压痛点与有关穴位（曲池、手三里、外关、内关、合谷、足三里、三阴交等）。

（3）最后用摩揉法放松四肢肌肉，结束手法。

2. 牵引治疗

对于轻型脊髓型颈椎病或者无症状颈椎脊髓压迫者，我们可以采用仰卧前屈拔伸牵引法，来扩大颈椎椎管容积（图 2-20）。

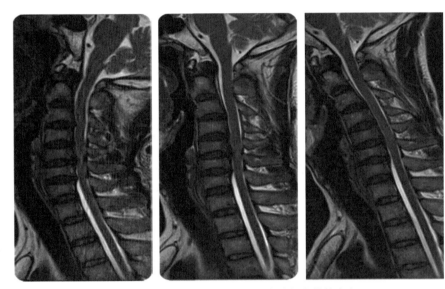

图 2-20 仰卧前屈拔伸牵引法可有效扩大椎管容积

由左至右分别为后伸位、中立位、前屈位

3. 针刺疗法

（1）痉证：虚证针中脘、足三里、悬钟、太溪、三阴交、阴陵泉、气海、关元、命门；实证针环跳、秩边、阳陵泉、委中、昆仑、脾俞、大椎、后溪。便秘可加天枢、支沟、上巨虚；小便不利加三阴交、阴陵泉、中极。

（2）痿证：补肾益精针关元、气海、肾俞、三阴交、太溪；补养脾胃针脾俞、足三里。可根据临床症状适当选用。一般留针 10～20 分钟，3 日 1 次，3 次为 1 个疗程。

4. 中药内服

（1）脊髓型痉证——腑浊内聚证

1）主症：筋脉拘紧，下肢僵直，足踝肿胀，步履艰难，口干纳呆，小便涩短，大便秘结。苔黄腻少津，脉弦滑或弦紧。

2）治则：逐瘀通腑，活血畅中。

3）方药：①复元活血汤（金·李杲《医学发明》）：生川军、柴胡、红花、桃仁、天花粉、穿山甲、当归、甘草。②大承气汤（汉·张仲景《伤寒论》）：大黄、厚朴、芒硝、枳实。③大陷胸汤（汉·张仲景《伤寒论》）：大黄、甘遂、芒硝。④小陷胸汤（汉·张仲景《伤寒论》）：黄连、半夏、瓜蒌。

（2）脊髓型痉证——肝肾阴虚证

1）主症：下肢拘紧，行动不利，四肢乏力伴麻木，步履不稳。苔薄质红，脉细弦。

2）治则：滋阴息风，疏肝活血。

3）方药：①大定风珠（清·吴鞠通《温病条辨》）：炙甘草、麻仁、麦冬、阿胶、干地黄、白芍、生牡蛎、生鳖甲、生龟板、五味子、鸡子黄。②三甲复脉汤（清·吴鞠通《温病条辨》）：炙甘草、麻仁、麦冬、阿胶、干地黄、白芍、生牡蛎、生鳖甲、生龟板。③炙甘草汤（汉·张仲景《伤寒论》）：炙甘草、麻仁、麦冬、阿胶、生地黄、生姜、桂枝、大枣、人参。

（3）脊髓型痿证——肾虚夹痰证

1）主症：筋脉弛缓，肌肉萎缩，下肢清冷，阳痿遗精，小便频数，余沥不净，大便燥结或溏薄。苔薄或腻，沉迟细弱。

2）治则：益肾祛痰，温阳通督。

3）方药：地黄饮子加味（金·刘完素《黄帝素问宣明论方》），生熟地黄、山茱萸、巴戟天、肉苁蓉、附子、肉桂、五味子、麦冬、石斛、石菖蒲、淡远志、茯苓。

（4）脊髓型痿证——气血亏虚证

1）主症：肌肉萎缩，头项抬举、步履握摄均感无力，神疲失眠，纳呆便溏。苔薄质淡胖，脉细弱。

2）治则：补养气血，宁心安神。

3）方药：人参养荣汤（宋·《太平惠民和剂局方》），人参、茯苓、白术、甘草、当归、熟地黄、白芍、赤芍、黄芪、五味子、肉桂、远志、陈皮、生姜、大枣。

5. 西药治疗

（1）营养神经药物：甲钴胺 0.5mg，口服，每日 3 次。或甲钴胺针 0.5～1mg，肌内注射或静脉注射，每日 1 次。

（2）糖皮质激素：用于颈椎病脊髓受损及炎症明显、疼痛严重者。常用药物：①甲泼尼松：80～160mg，静脉注射，一日 1～2 次。②地塞米松：10～20mg，静脉注射一日 1 次。

（3）脱水剂：25%甘露醇 250ml 静脉滴注，常与激素合用，起到利水消炎的作用，能较快地缓解症状，用于症状较重的脊髓型颈椎病。

6. 手术治疗

（1）前路手术：手术目的是解除来自脊髓的前方和（或）侧前方的压迫，以及重建椎间的稳定性。一般单节段或双节段的来自前方的压迫，如椎间盘突出、椎体间后缘骨赘形成对脊髓的刺激和压迫，多采用前路手术。不适用于发育性椎管狭窄患者。主要的术式有椎间盘切除减压、椎间植骨融合固定术或减压后行人工椎间盘置换术。

（2）后路手术：手术的目的是扩大椎管解除后方对脊髓的压迫。适用于发育性（继发性）椎管狭窄，黄韧带骨化或 3 个节段以上颈椎间盘突出引起脊髓前方压迫，脊髓型颈椎病患者前路手术 3 个月后症状无减轻者，也可考虑后路减压术。主要的术式分为椎板切除和开门减压术。

（3）前后路联合手术：对于前后路均有明显的脊髓压迫患者，也可先做后路手术，3 个月后如神经功能的恢复不理想，再做前路手术。对手术耐受性较好的患者，根据术者经验行一期前路联合手术，可以达到理想的减压效果，提高了疗效并缩短疗程。

四、预防与调理

见本章第一节。

第四节 椎动脉型颈椎病

椎动脉型颈椎病是近年来争议较多的颈椎病分型。椎动脉型颈椎病的病因、病理复杂多样，一般认为是椎基底动脉供血不足而产生一系列的症状，主要是由于颈椎钩椎关节退行性改变引起的骨质增生、骨赘形成，椎间盘突出等病理改变，压迫椎动脉，导致脑供血不足（图2-21）。其诊断尚没有统一的标准。

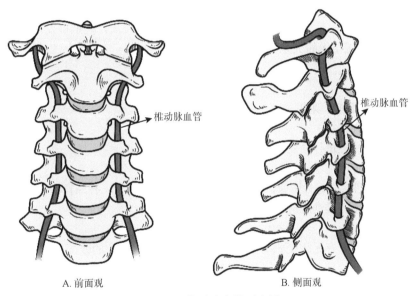

A.前面观　　　　　　　　　　　　　B.侧面观

图2-21 椎动脉血管示意图

一、临 床 表 现

1. 症状

椎动脉型颈椎病的临床症状复杂多样，主要表现为眩晕，其他症状还有偏头痛、耳鸣耳聋、听力下降、记忆力减退、近事健忘、失眠、多梦以及发音障碍等。其眩晕特点是常在颈椎位于某一位置发生，严重者可出现猝倒，并有短暂的意识障碍，但很快恢复神志，无后遗症。也可能同时伴有颈型颈椎病的一般症状，如颈痛、后枕部疼痛以及颈部活动障碍等。

2. 体征

旋颈试验是诊断本病的重要手段之一。有研究表明，头颈转向对侧会加重椎动脉于 C_1、C_2之间的狭窄而引起症状。若颈部活动可诱发或加重一般症状，或伴有颈肩或神经根症状等，查体有典型的旋颈试验阳性，即可初步诊断。

二、诊断要点

1. 影像学表现

（1）X 线片：正位片可见钩椎关节退变，关节间隙变窄。侧位片可有颈椎生理曲度的改变，椎间孔变窄等。

（2）MRI：可直接显示出椎动脉受累情况、管径大小、双侧是否对称，可判断压迫来源于横突孔还是钩椎关节。

（3）CT：可见钩椎关节骨赘向前外方向发展，并凸向横突孔内，双侧横突孔退行性狭窄。

（4）经颅彩色多普勒超声：可直接获得椎基底动脉血流动力学的指标，较准确地判断椎基底动脉供血状况，同时可排除椎基底动脉本身的疾病，利于颈椎病的诊断。

（5）彩色多普勒血流显像：不仅能像经颅彩色多普勒超声一样显示血流频谱，还能二维动态显示椎动脉血管形态、走行和管腔内部情况。

（6）椎动脉造影：包括普通血管造影和数字减影血管造影，不仅是一项可靠的检查，还能为制定手术方案提供依据。尤其是后者，准确率和清晰度均较高，能准确发现椎动脉狭窄的部位和范围，明确与周围组织的关系。

2. 诊断思路

（1）要点

1）颈性眩晕，可有猝倒史。

2）旋颈试验阳性。

3）X 线片可有颈椎退行性变。

4）多伴有交感神经症状。

5）应排除眼源性、耳源性眩晕，椎动脉第 I、III 段供血不全，神经官能症与颅内肿瘤等。

6）确诊或术前须行椎动脉造影或数字减影椎动脉造影。

（2）问诊及查体

1）问诊：询问患者有无脑梗死病史、发作时眩晕可否因体位的改变加重或缓解。

2）查体：旋颈试验是主要方法（图 2-22）。

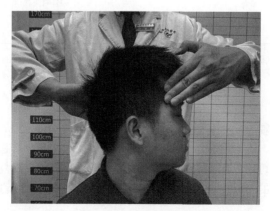

图 2-22 旋颈试验

（3）鉴别诊断

1）梅尼埃病：其临床特点是发作性眩晕，耳鸣，波动性、进行性和感音性听力减退。而椎动脉型颈椎病虽亦可出现上述相似症状，但若对两耳前庭功能加以检查，则不难鉴别。因此诊断椎动脉型颈椎病时，常规请耳鼻喉科医师进行会诊，以排除耳源性眩晕。

2）良性阵发性位置性眩晕：又称为耳石症，属五官科疾病。一些致病因素导致耳石脱离，脱落的耳石就在内耳内的内淋巴中游动。当人体头位变化时，耳石就会随着液体运动，刺激半规管毛细胞，导致机体眩晕。本病眩晕的时间较短，往往少于 1 分钟。发作时天旋地转，眩晕出现常与身体位置变化有关。耳石症主要用手法复位治疗，药物往往无效。而颈性眩晕多有颈部不适症状，持续时间相对较长，X 线片常有颈椎退行性变表现。

3）眼源性眩晕：多因眼肌麻痹、屈光不正（尤以散光）所致。其与颈性眩晕的鉴别主要依据：①闭目时眩晕消失（闭目难立征阴性）；②闭目旋颈试验阴性；③眼科检查有屈光不正，以散光为多见；④眼源性眼震试验多呈异常反应。

4）颅内肿瘤：肿瘤组织直接侵犯前庭神经或其中枢，继发颅内压升高引起头晕头痛，多同时出现颅内压升高的其他症状，颅脑的 CT 扫描或 MRI 检查可最后确诊。

5）精神性眩晕：其头晕多于眩晕，发作及持续时间与情绪变化有关，伴焦虑、失眠等。多无眼球震颤，无平衡障碍。患者自觉症状较多，查体时多无阳性体征。

三、治 疗

1. 中药内服

（1）痰瘀内蕴证

1）主症：眩晕，头痛。苔腻质紫，脉细弦或弦滑。

2）治则：活血理气，逐瘀化痰。

3）方药：血府逐瘀汤合导痰汤加减。①血府逐瘀汤（清·王清任《医林改错》）：当归、生地、赤芍、桃仁、红花、川芎、柴胡、枳壳、桔梗、川牛膝、甘草。②导痰汤（宋·陈自明《妇人大全良方》）：半夏、陈皮、茯苓、南星、甘草。

（2）痰湿中阻证

1）主症：眩晕，头重如蒙，泛泛欲呕，胸脘痞闷，四肢乏力，纳呆。苔白腻，脉弦滑。

2）治则：健脾燥湿，息风化痰。

3）方药：半夏白术天麻汤（清·程国彭《医学心悟》），半夏、白术、天麻、陈皮、茯苓、甘草、生姜、大枣、蔓荆子。

（3）胆热内扰证

1）主症：眩晕心悸，泛恶，胁痛口苦，虚烦不眠。苔薄黄或腻，脉细滑或细弦。

2）治则：清胆化痰，和解少阳。

3）方药：①温胆汤（宋·陈言《三因极一病证方论》），半夏、陈皮、茯苓、竹茹、枳实、炙甘草、大枣。②小柴胡汤（汉·张仲景《伤寒论》）：柴胡、黄芩、人参、半夏、大枣、甘草、生姜。

（4）气血亏虚证

1）主症：头晕目眩，面色少华，心悸气短，颈项酸楚，神疲肢软，夜寐不宁。苔薄质淡，脉沉细。

2）治则：益气养血，升清降浊。

3）方药：①益气聪明汤（金·李杲《东垣试效方》）：炙黄芪、人参、升麻、葛根、蔓荆子、赤白芍、黄柏、甘草。②酸枣仁汤（汉·张仲景《金匮要略》）：知母、茯神、川芎、酸枣仁、甘草。

2. 其他疗法 手法、牵引、针刺及艾灸在该病中也可选择性运用。

四、预防与调理

见本章第一节。

第五节 交感神经型颈椎病

颈部的交感神经节发出的节后纤维随颈部神经及血管分布，其分布范围可至头部、咽部、心脏、眼眶、瞳孔、内耳等处，颈部神经根、后纵韧带、小关节和椎动脉、硬膜等组织病变可反射性地刺激交感神经而出现一系列临床征象，称为交感神经型颈椎病。其症状繁多，影响广泛，颈部交感神经分布的区域均可受累，因而可出现疼痛、感觉异常、血管运动、腺体分泌和营养障碍，而且界限模糊，定位不清，所发极为复杂，有时难以确诊。

一、临 床 表 现

1. 症状

可与其他类型颈椎病合并发生，表现为交感神经兴奋或抑制症状；大多伴有颈痛表现，且症状的发生与颈痛的发生常具有关联性。

（1）眼部症状：如眼球胀痛、怕光、流泪、视物模糊、视力减退、眼前冒金星、眼睛干涩、眼睑无力、眼球震颤、瞳孔扩大等。

（2）耳鼻部症状：如耳鸣、听力减弱等。

（3）头面部症状：如头痛、偏头痛、头晕、面部充血、麻木等。

（4）心血管症状：如心慌心悸、心律不齐、心前区疼痛、阵发性心动过速、血压时高时低等。

（5）血管运动障碍：如血管收缩出现四肢冰凉，局部温度下降，肢体遇冷出现针刺感，继而红肿疼痛；也可有血管扩张现象，出现指端发红、烧灼、肿胀等。

（6）神经营养及汗腺功能障碍：如皮肤发绀、干燥变薄、多汗或少汗、指甲干燥无光泽。

（7）胃肠道症状：如胃脘绞痛、肠鸣等。

（8）其他症状：如失眠、多梦、心情烦躁、易于冲动等。

2. 体征

单纯交感型者无明显的阳性体征，可伴有其他各型颈椎病的体征。

二、诊 断 要 点

（1）临床表现为头晕、眼花、耳鸣、手麻、心动过速、心前区疼痛等一系列交感神经症状。

（2）多伴有椎动脉型或颈型颈椎病的临床表现。

（3）查体多可触及上颈段压痛，并伴有颈肩部广泛压痛。

（4）X线片有颈椎失稳或退行性变的异常所见。

（5）椎动脉造影阴性。

三、治　疗

1. 中药内服

（1）肝阳上亢证

1）主症：以头痛眩晕，善惊易怒，血压波动等为主。

2）治则：养阴通络，平肝潜阳。

3）方药：天麻钩藤饮（当代《中医内科杂病证治新义》），天麻、钩藤、茯神、石决明、山栀子、益母草、桑寄生、夜交藤、川牛膝、杜仲、黄芩。

（2）心阳痹阻证

1）主症：以胸胁疼痛牵掣胸背或心悸心慌，胸闷气短，四肢作冷等为主。

2）治则：温阳散结，行气祛痰。

3）方药：①瓜蒌薤白半夏汤（汉·张仲景《金匮要略》）：瓜蒌实、薤白、半夏。②柴胡疏肝散（明·张景岳《景岳全书》）：柴胡、陈皮、川芎、香附、枳壳、芍药、甘草。

（3）肝脾不和证

1）主症：以脘腹不适或疼痛，嗳气吞酸，胁痛口苦，大便溏薄或便秘，胃纳欠佳等为主。

2）治则：调和肝脾，理气解郁。

3）方药：①归脾汤（宋·严用和《济生方》）：人参、茯神、白术、黄芪、当归、远志、龙眼肉、酸枣仁、木香、生姜、大枣、炙甘草。②越鞠丸（元·朱震亨《丹溪心法》）：苍术、香附、川芎、栀子、神曲。③六郁汤（明·虞抟《医学正传》）：越鞠丸加二陈汤。

2. 其他疗法　手法、牵引、针刺及艾灸在本病治疗中也可选择性运用。

四、预防与调理

见本章第一节。

第六节　颈后纵韧带骨化

颈后纵韧带骨化（ossification of the posterior longitudinal ligament of the cervical spine, OPLL）是指发生在颈椎后纵韧带中的异位骨化，由于后纵韧带骨化沿长轴增长，在水平面进入椎管，压迫脊髓和神经根而导致肢体的感觉和运动障碍以及内脏自主神经功能紊乱甚至瘫痪的一种疾病。1960 年日本学者 Tsukimoto 首次在尸检中报道颈椎韧带骨化导致脊髓压迫症状，1964 年 Tevayama 正式将此病理变化命名为"颈后纵韧带骨化"。本病在日本发病率较高，年龄大于 30 岁的人群中发病率为 1.9%～4.3%，国人平均发病率为 3.08%，且发病率逐年上升，在 60 岁以上人群中，发病率可高达 20%。颈后纵韧带骨化属于传统医学"痹证"或"痿证"范畴。

一、病 因

颈后纵韧带骨化的病因目前尚不明确，可能与创伤、慢性劳损、炎症、颈椎间盘变性、遗传等因素有关。一般常规实验室检查，如血常规、血清蛋白等均正常。

1. 糖代谢紊乱学说

我国有关文献报道，颈后纵韧带骨化患者中有 15.6%合并糖尿病。日本学者报道，颈后纵韧带骨化患者中合并糖尿病者占 12.4%，而糖耐量试验异常者达 28.4%。糖尿病患者后纵韧带骨化的发生率也较正常人高，而韧带骨化患者中有隐性糖尿病的比例更高，可见葡萄糖代谢与韧带骨化倾向之间有比较密切的关系。同时，这也可以部分解释为什么在东亚地区以稻谷为主食的民族中，韧带骨化的发病率特别高。

2. 颈椎后纵韧带肥厚学说

许多学者发现，在颈后纵韧带骨化患者中，约 23.9%的病例合并有脊柱特发性弥漫性肥大性关节炎，6.8%的病例合并黄韧带骨化，2%的病例合并强直性脊柱炎，因此推测其与全身骨关节处肥厚性改变相关。颈椎后纵韧带骨化早期累及多个椎间隙水平和它们邻近终板的后纵韧带，偶尔也扩展至整个椎体后缘水平的后纵韧带组织；早期患者的后纵韧带标本中包含岛样软骨化、钙化和骨化，这是引起韧带肥厚和增生进而引起脊髓和神经根受压迫的原因。

3. 椎间盘变性学说

有日本学者认为，椎间盘变性后发生后突，后纵韧带所受的应力增大，其周围组织的变性修复过程，引起局部组织的增生、钙盐沉积而导致骨化。亦有学者认为，连续性后纵韧带骨化的椎间盘变性程度较轻，而间断性者骨化的椎间盘变性则较重，因此，认为连续性后纵韧带骨化系全身因素所致，与椎间盘变性无关，而间断性后纵韧带骨化则是由椎间盘变性所致。

4. 创伤学说

临床观察表明，喜欢弯曲脊柱的人易发生后纵韧带骨化，表明后纵韧带骨化与脊柱的动静力学负荷有关。创伤因素与该病发病有着密切关系，由于后纵韧带和椎体后缘静脉丛之间关系紧密，当外伤或椎间盘后突时，静脉易遭创伤作用发生出血，并进入后纵韧带引起钙化、骨化。

5. 钙磷代谢异常学说

由于韧带骨化患者部分伴有甲状旁腺功能减低或家族性低磷酸盐性佝偻病，提示钙磷代谢异常可以导致韧带骨化。虽然血液化学测定常为正常，但钙摄入量试验显示后纵韧带骨化症患者的肠腔钙吸收有降低的趋势。

此外，后纵韧带骨化症患者还有全身性增生的倾向，除合并脊柱骨质增生、强直性脊柱炎之外，还常伴有前纵韧带、黄韧带骨化。故有人认为，后纵韧带骨化可能是全身性骨质增生和韧带骨化的局部表现。

二、临 床 表 现

1. 一般概况

颈后纵韧带骨化的发生与发展一般较缓慢，因此患者早期可不出现任何临床症状。但当骨化块增厚增宽到一定程度引起颈椎椎管狭窄时，或是病变进程较快以及遇到外伤时，或后纵韧带骨化虽不严重但伴有发育性椎管狭窄症时，则可造成对脊髓或脊髓血管的压迫，因而患者多在中年以后出现症状。

2. 颈部症状

病变早期患者颈部可由无痛而逐渐出现轻度酸痛及不适，颈椎活动大多正常或有轻度受限，以头颈后伸受限为明显。当被动活动超出其正常活动范围时，可引起颈部疼痛或酸胀感。

3. 神经症状

神经症状主要是脊髓压迫症状，其特点是不同程度、有间歇期、慢性进行性、痉挛性四肢瘫痪。一般先从下肢开始，逐渐出现上肢症状。少数病例亦可先出现上肢症状或四肢同时发病。

（1）上肢症状：主要是一侧或双侧手部或臂部肌力减弱，并出现麻木、无力及手部活动灵活性减退，严重者不能拿笔持筷或捏取细小物品。患者握力大多减退，肌肉呈中度或轻度萎缩，尤以大、小鱼际为明显，Hoffmann 征及 Rossolimo 征阳性。

（2）下肢症状：主要表现为双下肢无力，抬举困难，拖地而行或步态颤抖不稳，有踩棉花感；内收肌痉挛明显者行路呈剪刀步态，同时可有双下肢麻木、无力、痉挛，严重者不能自行坐起及翻身，完全瘫于床上；下肢肌张力增高，腱反射亢进或活跃，髌阵挛阳性，病理反射多为阳性，可有深感觉及浅感觉减退。

（3）其他症状：主要是尿道括约肌功能障碍，表现为排尿困难或小便失禁。排便功能亦多低下，每3～5日一次，常有便秘及腹胀。患者胸腹部可有束带感，并易于查出痛觉障碍，平面腹壁反射及提睾反射减弱或消失。

4. 颈后纵韧带骨化患者脊髓受累程度的分型

颈后纵韧带骨化患者脊髓及脊神经根受累的程度不一，甚至可毫无改变。临床上一般根据神经组织受累的程度不同而分为以下五型。

（1）脊髓横断瘫痪型：包括四肢麻木、运动障碍、手指精巧活动受限、步行困难及排尿失控等表现。

（2）布朗-塞卡综合征：表现为一侧运动麻痹而对侧感觉障碍，此在后纵韧带骨化中较为常见。

（3）袜套样麻痹型：手与足的指、趾部感觉异常（麻木异物感），并伴有手足的运动障碍等，呈套状。

（4）脊髓中央管型：表现为手部严重瘫痪，而足部却几乎没有症状，或仅有轻度运动障碍。

（5）神经根型：患者有颈项部疼痛或一侧上肢疼痛。

三、诊 断 要 点

根据临床表现，结合影像学特点进行精确诊断。

在 X 线片上，颈后纵韧带骨化表现为侧位片椎体后缘的条状骨化高密度病灶。依据颈椎 X 线表现，Tsuyama 在 1984 年把颈后纵韧带骨化分为 4 种类型：局灶型、节段型、连续型和混合型（图 2-23）。

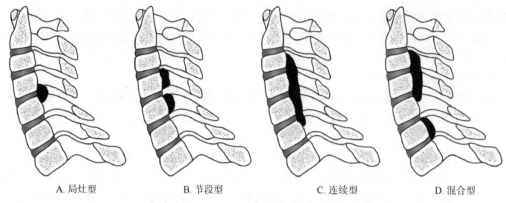

A. 局灶型　　　　　　B. 节段型　　　　　　C. 连续型　　　　　　D. 混合型

图 2-23　颈后纵韧带骨化的类型

CT 对诊断颈后纵韧带骨化具有重要价值，不仅能看到骨化情况，而且通过颈椎矢状位片可以了解椎管狭窄情况（图 2-24）。

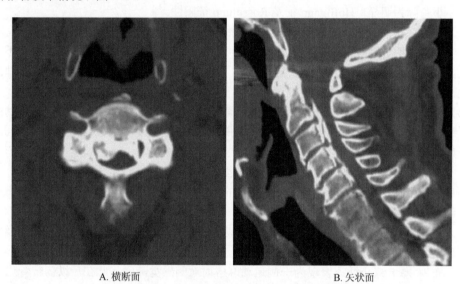

A. 横断面　　　　　　　　　　　　　　　　　B. 矢状面

图 2-24　颈后纵韧带骨化的 CT 扫描图像

MRI 可以评估脊髓的受压迫程度和脊髓的状态。在 MRI T_1、T_2 像上，颈后纵韧带骨化病灶表现为低信号，与压迫的脊髓相邻。T_2 像上的脊髓高信号往往提示脊髓病理性变化（图 2-25）。

四、治　疗

对影像学上诊断为颈后纵韧带骨化而无严重脊髓压迫的患者，若无明显的临床症状，则定期观察即可，无须对这类患者进行预防性手术治疗。

1. 保守治疗

保守治疗一般适用于颈肩臂痛患者，脊髓压迫症状进展缓慢，生活可自理的高龄患者，或外伤致脊髓完全性损伤，生命体征不稳的患者以及病程长，脊髓功能完全丧失的患者。保守治疗的措施包括颈托制动、应用甾体或非甾体抗炎药、应用营养神经药物、中医药辨证施治、改变睡眠及活动方式、物理治疗以及颈部肌肉功能锻炼等。但需要特别注意的是，颈后纵韧带骨化患者应当避免可能导致颈椎运动幅度突然改变的活动，因为其发生急性脊髓损伤的概率要高于普通人群。

2. 手术治疗

颈后纵韧带骨化患者手术治疗原则主要为脊髓减压、重建并维持颈椎稳定性。

（1）手术指征

1）出现脊髓压迫症状或体征。

2）脊髓压迫症状进行性或突然加重或者有严重的、顽固的神经根性痛并规范保守治疗无效。

（2）手术方式：颈后纵韧带骨化手术方式可分为前路手术、后路手术以及前后路联合手术。

1）前路手术：当后纵韧带骨化范围≤3个椎体范围时可选择颈前路椎体次全切除融合术，前路手术大部分能完整切除骨化的后纵韧带，去除脊髓受压的病理因素，较后路手术对患者损伤小，出血

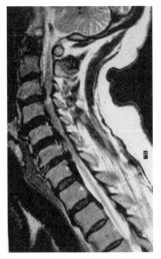

图2-25 颈后纵韧带骨化的
MRI扫描图像

少，利于恢复颈椎的生理曲度，切除骨化的后纵韧带后椎管的矢状径明显扩大，为神经恢复提供更大的空间，前路手术直接切除致压物，解除脊髓的压迫效果较好，一般认为前路手术改善率优于后路手术。

2）后路手术：当后纵韧带骨化多于3个椎体时，前路手术需行3个或3个以上椎体次全切，或者骨化物侵入椎管造成椎管狭窄超过60%、骨块表面有钩状结构、有硬脊膜骨化、切除骨化块会有极大风险的患者，前路手术增加手术难度及手术创伤，不利于颈椎生理曲度的恢复。因内固定节段长，所以出现内固定松动、塌陷等可能性增加，以及继发性引起相邻节段的退变加快，手术的并发症也相应增加，此时选择行颈后路手术则相对较为安全，且颈后路手术同样可以达到满意的疗效。颈椎后凸、滑脱、不稳则是后路减压术的禁忌证，后路手术方式可选择颈椎椎管成形术（图2-26）、单纯椎板切除减压术及椎板切除融合术。

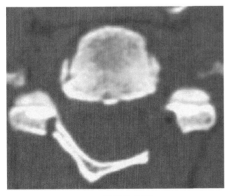
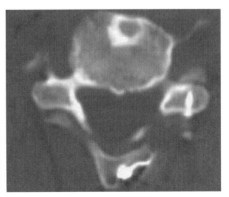

A. 骨性愈合前　　　　　　　　　　　B. 骨性愈合后

图2-26 颈椎椎管成形术后CT扫描影像

（3）前后路联合手术：对于连续型或混合型颈后纵韧带骨化患者，骨化灶累及≥4个椎体，骨化物厚度＞5mm，椎管严重狭窄且脊髓前后均受压迫时，应考虑前后路联合手术减压。对于

较严重的颈后纵韧带骨化患者，直接前路减压容易造成脊髓的损伤，可先行后路椎板成形术有效地扩大椎管容积，对前方致压物间接减压，此时再行前路切除或漂浮骨化物，可大大提高手术疗效并降低术中并发症的发生。前方植骨融合还可以增加颈椎稳定性，避免了由于后柱破坏引发的颈椎不稳。

五、预防与调理

对于确诊颈后纵韧带骨化而无临床症状的患者或有脊髓压迫症状但无明确手术指征的患者，除上述保守治疗外，预防后纵韧带进一步骨化及避免外伤致急性脊髓损伤对于本病具有重要意义。可予颈托制动，行颈椎动力位 MRI 了解当颈椎处于过屈过伸位时椎管容积变化以指导患者日后维持良好颈椎体位，予颈椎健康枕维持良好睡姿避免长时间压迫脊髓神经，中医药辨证施治，具体可参考脊髓型颈椎病及颈椎椎管狭窄。

第七节　慢性腰肌劳损

慢性腰肌劳损（chronic lumbar muscle strain）系指腰部肌肉、筋膜、韧带等组织积累性、慢性疲劳性损伤。常见于长期不良姿势、长期固定姿势或腰部急性损伤后未获得及时且有效治疗者。腰肌劳损是慢性腰痛的常见原因，多见于中老年人。肌肉是环绕腰部脊柱的主要组织，由于腰部具有多维的活动空间，且为脊柱受力集中点之一，因此，不适宜或过度地活动腰部肌肉容易导致腰肌劳损。本病属中医"痹证""腰痛"范畴。

本病主要原因是长期或反复腰部负重、弯腰工作，以及长期的腰部姿势不良或维持某一特定姿势等使腰背肌肉、筋膜、韧带发生积累性劳损。亦有腰部急性扭挫伤后，或失治或误治，或反复损伤，未能恢复，迁延而为病；亦有腰椎先天畸形或后天性损伤，造成腰椎生物力学环境失平衡，肌肉及韧带功能失调，从而引起慢性积累性损伤。

一、临床表现

1. 症状

腰痛，呈隐痛、酸痛或胀痛感，时轻时重，常反复发作，天气变化或劳累后加重，休息后、适当活动或体位变化时可减轻；腰部怕冷喜暖，常喜用双手捶腰或行腰部后伸动作，以减轻疼痛。少数患者有臀部和大腿后上部胀痛。

2. 体征

查体时腰部外观一般正常，腰部活动多无障碍，疼痛较重时，活动稍有受限。腰背肌可轻度紧张，一侧或两侧骶棘肌处、髂骨嵴后部或骶骨后面腰背肌止点处有压痛。神经系统检查多无异常，仰卧并腿屈髋抬高双下肢有时可诱发腰痛发作。

二、诊断要点

一般慢性腰肌劳损的影像学检查多无特异性，常结合临床表现进行判断。X 线检查多为正常，有时可见脊柱生理曲度的改变，如腰椎侧弯、腰前凸度减小或消失，或见第5腰椎骶化、第1骶椎腰化、隐性脊柱裂等先天变异，或见骨质增生。CT检查有时可见腰椎骨质增生、椎间隙狭窄或椎间盘突出。MRI检查有时可见椎间盘变性、突出，韧带肥厚，肌肉容积改变等。影像学的客观改变与发病无直接关联。

临床上应注意与腰椎发育异常、腰椎滑脱、腰椎骨质增生、骨质疏松、第三腰椎横突综合征、腰椎间盘源性腰痛等鉴别，综合慢性腰肌劳损的临床表现可鉴别。

三、治　疗

慢性腰肌劳损导致的疼痛可以引起腰部功能障碍，如迁延不愈将进一步影响生活质量。系统、到位的保守治疗方案可以取得良好的疗效。在治疗方面，应遵循缓解疼痛、恢复功能的原则；同时，患者可通过自我保健预防的方式，尽量去除引起劳损的致病因素。而对疼痛反复发作或明显者，可用以下方法进行调治。

1. 手法治疗

手法治疗在于舒筋通络、活血止痛。它可以松解粘连、理顺肌纤维、缓解肌痉挛、促进局部血液循环、加速炎症吸收等。可采用推、拿、按、揉、点、弹拨等法作用于腰腿部穴位、腰肌等；也可屈、伸腰部或行腰部斜扳手法。一般常用揉按法，揉按肾俞、腰阳关、八髎或腰痛区。对腰肌无力者，重点用滚法、揉法；对腰肌痉挛者，重点用捏拿、推法理筋。手法应轻巧、柔和，忌用暴力，以免加重损伤。

2. 针灸疗法

针刺阿是穴、肾俞、腰阳关、委中、昆仑等穴，体虚、肾气不足者可配合艾灸、温针。

3. 中药内服

（1）寒湿痹阻证：腰部冷痛重着，转侧不利，静卧不减，阴雨天加重。舌苔白腻，脉沉。治宜祛风散寒、宣痹除湿、温经通络，方选羌活胜湿汤或独活寄生汤加减。

（2）湿热痹阻证：痛而有热感，炎热或阴雨天气疼痛加重，活动后减轻，尿赤。舌苔黄腻，脉濡数。治宜清热化湿，方选二妙汤加减。

（3）气血瘀滞证：腰痛如刺，痛有定处，日轻夜重，轻则俯仰不便，重则因痛剧不能转侧，拒按。舌质紫暗，脉弦。治宜活血化瘀、行气止痛，方选地龙散加减。

（4）肾虚不足证：腰部酸痛，绵绵不绝，腿膝乏力，喜按喜揉，遇劳更甚，卧则减轻，常反复发作。肾阳虚者，治宜温补肾阳，方选金匮肾气丸、补肾活血汤加减；肾阴虚者，治宜滋补肾阴，方选知柏地黄丸、大补阴丸加减。

4. 外治法

可予外擦药，如万花油、正骨水等；或膏药外贴，如消肿止痛膏、狗皮膏等；或药物外敷，如四子散、丁桂散等。外用药物应注意避免局部皮肤过敏反应。

5. 西药治疗

根据疼痛程度，可选择性使用非甾体抗炎药等对症治疗。

6. 功能锻炼

可做增强腰、腹肌的功能锻炼，如仰卧位三点、五点支撑，拱桥，勾足并腿直抬高，仰卧起坐，或俯卧位飞燕式练习。

7. 理疗

可采用红外线、超短波、热蜡浴或中药离子导入等辅助治疗。

8. 其他疗法

其他疗法有拔火罐或局部封闭等。

四、预防与调理

保持良好的姿势，纠正不良姿势；避免长时间弯腰，劳逸结合，适当进行功能锻炼；注意腰部保暖，避免风寒湿邪侵袭；长期疼痛者，可予腰围制动，同时还应注意心理疏导等。

慢性腰肌劳损一旦形成，病程缠绵，迁延难愈，但如能坚持功能锻炼、注意休息、避免劳累及扭伤，病情亦可控制。

第八节　腰椎间盘突出症

腰椎间盘突出症（lumbar disc herniation，LDH）是腰椎间盘发生退行性变，或外力作用引起纤维环破裂，导致椎间盘的髓核突出，压迫神经根和（或）马尾神经，而引起相应的临床症状的疾病。腰椎间盘突出症最常见的症状是腰痛和下肢放射痛。腰椎间盘突出症占腰腿痛患者的18%。其好发于20～40岁，20～40岁的患者约占65%～80%，40岁以上患者约占20%～35%。临床上以 L_4/L_5 和 L_5/S_1 椎间盘突出最多见。本病属中医学"腰腿痛""痹证"范畴。

腰椎间盘退变是一个不可逆的过程，受多种因素影响。退变的椎间盘由于髓核蛋白多糖降解，抵抗压力的能力降低；胶原蛋白成分改变使其缓冲压力、抵抗张力的能力减弱，两者共同作用会降低椎间盘原来吸收负荷以及分散应力的力学功能。在日常生活中，椎间盘不断地受着脊柱纵轴的挤压力和牵拉力，尤其是下腰椎所承受的力量最大。当腰椎间盘突然或连续受到不平衡外力作用时，可能发生纤维环破裂，髓核突出（图2-27）。目前认为引起腰腿痛的主要机制，一是受累的脊神经直接受压或过度牵伸引起，二是突出的髓核物质对神经根的生物化学刺激，引起神经根的无菌性炎症。而部分椎间盘突出者可无疼痛等临床症状。

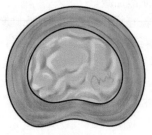 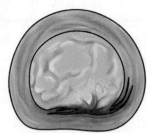 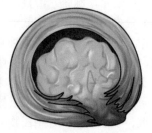

A. 正常椎间盘　　　　　B. 膨出椎间盘　　　　　C. 突出椎间盘

图 2-27　椎间盘

国际腰椎研究学会（ISSLS）和美国矫形外科学会（AAOS）将腰椎间盘突出症分为退变型、膨出型、突出型（后纵韧带下）、脱出型（后纵韧带后）及游离型。退变型是早期改变，膨出型大多数不产生症状。

一、临 床 表 现

（1）腰痛：大部分患者有此症状，以持续性腰背部钝痛为多见，端坐、站立及屈伸腰部等增加腰部负荷的动作引起腰痛加剧，部分患者为急性扭伤所致。

（2）腿痛：表现为由臀部至大腿及小腿的窜痛，轻者不影响行走，重者疼痛难忍、跛行，甚至卧床时不能伸直下肢，需以屈髋屈膝侧卧位缓解疼痛。咳嗽、喷嚏等增加腹压的动作可使腿痛加重。多为一侧腿痛，少数中央型或巨大游离型突出者表现为双下肢疼痛。高位椎间盘突出症，$L_2 \sim L_4$ 神经根受累，出现神经根支配区的腹沟区或大腿前内侧的疼痛。

（3）麻木：当腰椎间盘突出刺激了本体感觉和触觉纤维时，出现肢体麻木，麻木的部位与突出物的位置有关，如 L_4/L_5 椎间盘突出压迫 L_5 神经根，则小腿外侧和足背内侧麻木；L_5/S_1 椎间盘突出压迫 S_1 神经根，则小腿后侧、足背外侧、跟部和足底麻木，而 L_3/L_4 椎间盘突出压迫 L_4 神经根时大腿前外侧麻木。极少数情况时，如极外侧型突出压迫自同一椎间隙水平发出的神经根，麻木多与疼痛同时出现，而病初发时疼痛较剧，日久则疼痛轻而麻木渐重。中央型腰椎间盘突出症出现马尾综合征，还有会阴部麻木。

（4）马尾综合征：中央型腰椎间盘突出症出现马尾综合征，患者可出现排便、排尿无力或不能控制，马鞍区麻木，男性患者可能出现阳痿，女性患者有尿潴留而出现假性尿失禁，严重者可出现双下肢不全瘫。

（5）肌肉瘫痪：神经根严重受压时使神经麻痹、肌肉瘫痪。L_4/L_5 椎间盘突出压迫 L_5 神经根，胫前肌、腓骨长短肌、伸长肌及伸趾长肌瘫痪，出现足下垂，其中以伸长肌瘫痪最为多见。

（6）患肢发凉：患肢疼痛反射引起交感神经性血管收缩，或因为刺激椎旁的交感神经纤维，引起坐骨神经痛并小腿及足趾皮温降低，尤以足趾明显。

二、诊 断 要 点

1. 影像学表现

（1）X 线片：在腰椎间盘突出症的诊断中是必不可少的，除了作为诊断椎间盘突出症的参考外，更重要的是可以提供腰椎化脓性炎症、原发肿瘤及转移癌等多种疾病鉴别诊断依据，所以，清晰而且标准的腰椎正侧位、双斜位及动力位片应作为检查的常规。

（2）CT：为诊断本病的一种重要方法，CT 诊断的准确率为 83%～100%。直接征象为向椎管内呈丘状突起的椎间盘阴影，硬膜囊和神经根鞘受压变形或移位，并能诊断极外侧型的突出。对继发的征象如黄韧带肥厚、椎管狭窄、侧隐窝狭窄、小关节增生、椎板增厚等，能清楚显示（图 2-28）。

（3）MRI：在 T_2 加权像上，椎间盘的信号较 T_1 加权像明显增强，退变后的椎间盘信号则明显降低，可以清晰地观察到椎间盘边缘处的炎症水肿组织形成的亮点以及神经根受压迫的变化（图 2-29）。MRI 检查可以了解椎间盘与硬膜、脊髓的位置关系。目前临床常见的分型是按髓核突出的部位分三型：后外侧型、中央型、极外侧型。图 2-30 为腰椎间盘突出症的影像学区域定位。

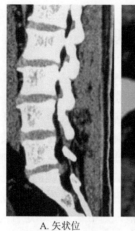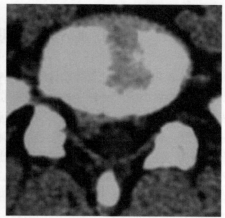

A. 矢状位　　　　　　　　　　B. 横断位

图 2-28　腰椎间盘突出症 CT 扫描

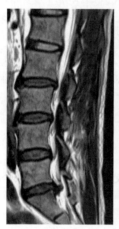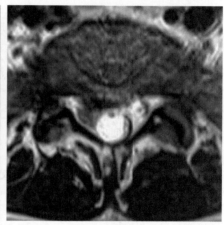

A. 矢状位　　　　　　　　　　B. 横断位

图 2-29　腰椎间盘突出症 MRI 扫描

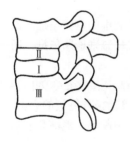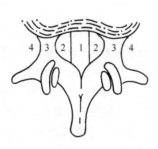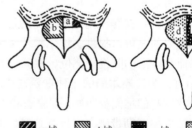

A. 矢状位层面　　　　　B. 水平位分区　　　　　C. 额状位分域

图 2-30　胡有谷影像学区域定位

胡有谷，吕成昱，陈伯华. 腰椎间盘突出症的区域定位[J]. 中华骨科杂志，1998（1）：14-16.

（4）造影检查

1）脊髓造影：椎间盘突出的基本造影征象为硬膜前间隙压迹或充盈缺损，椎管内结构受压后移。正位见一侧椎管充盈异常或两侧对称性狭窄，同时合并一侧或两侧神经根鞘显影不良或中断。因该项检查具有创伤性，在有 CT 或 MRI 检查时一般不做此检查。但对于有内固定的患者或者复发的患者，脊髓造影有非常重要的参考意义。

2）椎间盘造影：椎间盘造影术又称髓核造影术，是将造影剂注射到椎间盘内，观察髓核的形态，反映椎间盘的病理特点。

（5）肌电图：根据异常肌电图的分布范围可判定受损的神经根及其对肌肉的影响程度。

2. 诊断思路

要点：必须综合临床病史、体征和影像学检查。一般来说，其诊断依据如下。

（1）腿痛重于腰痛，腿痛为按坐骨神经或股神经分布区域的疼痛；

（2）按神经分布区域的皮肤感觉障碍；

（3）坐骨神经或股神经的牵拉试验阳性；

（4）出现 4 种神经损伤体征（肌肉萎缩、肌力减弱、感觉障碍和反射减弱）中的两种；

（5）与临床检查一致水平的影像学检查发现，包括椎管造影、CT 或 MRI 等。

如果能够早诊断、早治疗，病程短、症状轻、神经没有损害的腰椎间盘突出症患者，经过系统保守治疗同时注意保健及加强合适的体育锻炼，大部分可以治愈或缓解。对于部分病情严重，或失治误治及保守治疗无效或效果欠佳者，病症影响患者的生活及工作能力，表现为神经有损害者，应当行手术治疗。手术的原则为既要彻底干净摘除突出压迫神经的髓核组织，又要对神经周围增生使神经卡压的因素进行解除，尽可能采用微创手术以保证术后脊柱的稳定。手术的远期疗效肯定，但也有部分患者由于再次外伤引致椎间盘突出复发，或是神经根粘连，或是邻近椎间盘突出，或是腰椎失稳等，需要二次手术。

三、治　疗

腰椎间盘突出症的治疗分为非手术治疗与手术治疗两大类。对于初次发作或病程较短，未经系统保守治疗的年轻腰椎间盘突出症患者，或是以腰痛症状为主的腰椎间盘突出症患者，主张非手术治疗。中医的辨证用药、手法推拿、牵引、卧床休息、理疗、针灸等综合治疗，效果较为肯定。对于部分疼痛甚者可配合非甾体抗炎药口服，或行硬膜外封闭，亦可达到止痛的目的。部分反复发作，非手术治疗无效，影响生活及工作，或游离型脱出，临床症状严重，或神经实质损害明显（明显的肌肉萎缩、肌力减弱），或有马尾神经损害者，则应选择手术治疗。

1. 手法治疗

手法能缓解肌肉痉挛，松解粘连，疏通经脉，在治疗腰椎间盘突出症时，起到改善局部血运、减轻椎间盘内压、促使突出物回纳，或改变与神经根的位置的作用，从而达到缓解疼痛的目的。治疗腰椎间盘突出症的手法可分为两大类，一是腰椎定点斜扳法（图 2-31），二是大推拿术。适用于年轻，初次发作或病程较短的腰椎间盘突出症，未经治疗者；或是以腰痛症状为主的腰椎间盘突出症；或是以膨出为主，未有明确神经损害体征的患者。

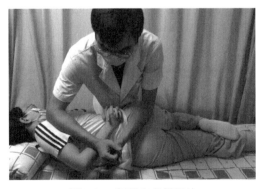

图 2-31　腰椎定点斜扳法

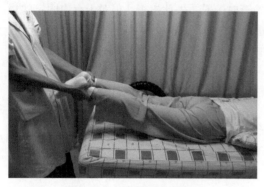

图 2-32　双手握足腰椎牵引

2. 牵引治疗

（1）电动骨盆牵引：本法是腰椎间盘突出症保守治疗的主要方法之一。体位要求如仰卧位牵引时，髋关节处于屈曲位较好，可应用一三角枕置于双膝下。牵引力原则上以患者感觉舒适为宜，腰椎牵引物重量至少大于 25%体重。牵引时间为 20～40 分钟，平均 30 分钟。治疗频率为每周 5～6 次。

（2）持续牵引法：患者卧硬板床，床尾抬高 15°，套上骨盆牵引带，负重 15～30kg，腰下可垫一薄枕，持续牵引时间较长，牵引时间为 3 周左右。也可使用双手维持牵引（图 2-32）。

3. 针灸疗法

与腰腿痛有密切关系的经络有足太阳膀胱经、足阳明胃经、足少阴肾经、足少阳胆经、督脉等。急性期用泻法，慢性期用平补平泻或补法，或加用灸法。

4. 中药内服

本病多为本虚标实证，内虚责之于肝肾，外实责之于风寒湿邪及外伤瘀血。急性发作疼痛剧烈，治标为主，缓解期痛痛绵绵，反复不愈，以治本为主，或随虚实标本兼顾。

（1）风湿痹阻证：腰腿痹痛重着，转侧不利，反复发作，阴雨天加重，痛处游走不定，恶风，得温则减，舌质淡红或暗淡，苔薄白或白腻，脉濡。治则为祛风除湿，蠲痹止痛。方选独活寄生汤加减。

（2）寒湿痹阻证：腰腿部冷痛重着，转侧不利，痛有定处，虽静卧亦不减或反而加重，日轻夜重，遇寒痛增，得热则减，小便利，大便溏，舌质胖淡，苔白腻，脉弦紧、弦缓或沉紧。治则为温经散寒，祛湿通络。方选附子汤加减。

（3）湿热痹阻证：腰髋腿痛，痛处伴有热感、重着，或见肢节红肿，口渴不欲饮，烦闷不安，小便短赤，或大便里急后重，舌质红，苔黄腻，脉濡数或滑数。治则为清利湿热，通络止痛。方选三仁汤加减。

（4）气滞血瘀证：近期腰部有外伤史，腰腿痛剧烈，痛有定处，刺痛，腰部板硬，俯仰活动艰难，痛处拒按，舌质暗紫，或有瘀斑，舌苔薄白或薄黄，脉沉涩。治则为行气活血，通络止痛。方选复元活血汤加减。

（5）肾阳虚弱证：腰腿痛缠绵日久，反复发作，腰腿发凉，喜暖怕冷，喜按喜揉，遇劳加重，少气懒言，形体白胖，自汗，口淡不渴，毛发脱落或早白，齿松或脱落，小便频数，男子阳痿，女子月经延后、量少，舌质淡胖嫩，苔白滑，脉微弱。治则为温补肾阳，温阳通痹。方选右归丸。

（6）肝肾阴虚证：腰腿酸痛绵绵，乏力，不耐劳，劳则加重，卧则减轻，形体瘦削，面色潮红，心烦失眠，口干，手足心热，面色潮红，小便黄赤，舌红少津，脉弦细数。治则为滋阴补肾，强筋壮骨。方选左归丸。

5. 西药治疗

在中医药疗法基础上，对疼痛明显者，可适当给予非甾体抗炎药和营养神经的药物，或使用少量糖皮质激素静脉滴注（高血压、消化性溃疡者禁用）以促使神经根炎症的消退，以达止痛作用。

6. 封闭治疗

将局麻药和类固醇药物注射到痛点或硬膜外腔，使神经根无菌性炎症得到直接治疗，起到较好的消炎镇痛作用。封闭疗法所用药物含有类固醇，高血压、消化性溃疡者禁用。

（1）椎板封闭术：适用于病椎棘突旁有明显压痛点者，常用 1%～2%利多卡因 1～3ml 加复方倍他米松注射液 1ml，每隔 5～7 日注射 1 次。

（2）硬膜外腔封闭术：将药物注射到硬膜外腔，常用 1%～2%利多卡因 5～10ml、复方倍他米松注射液 1ml，混合后注射到腰椎管硬膜外腔，7～14 日注射 1 次，全疗程不超过 3 次。

（3）神经根封闭术：通过 X 线片或者 CT 定位，使穿刺针准确到达受累神经根的旁边，将药物直接浸润受累神经根，疗效确切。对于影像学和临床症状不相符合的病例，此方法可作为诊断性治疗，准确判断责任节段或受累神经根。

7. 手术疗法

手术能够摘除突出的椎间盘，能解除马尾和神经根的压迫，因而能达到明显的治疗效果；但手术并不能修复已经退变的椎间盘，也不能使受伤的神经组织立即修复，同时，手术还可能进一步破坏脊柱的稳定性，所以要严格掌握手术适应证。围手术期对患者采用中医的治疗方法，有助于减轻神经根的炎症，促进血运的恢复，提供神经修复的营养物质。

（1）手术适应证

1）症状重，影响生活和工作，经非手术疗法治疗 3 个月以上无效者。

2）有广泛肌肉瘫痪、感觉减退以及马尾神经损害者（如马鞍区感觉减退及大小便功能障碍等），有完全或部分截瘫者。这类患者多属中央型突出，或系纤维环破裂髓核碎块脱入椎管，形成对神经根及马尾神经广泛压迫，应尽早手术。

3）伴有严重间歇性跛行者，多同时有椎管狭窄症，或 X 线片及 CT 图像显示椎管狭窄者，非手术疗法不能奏效，均宜及早手术治疗。

（2）常用的手术方法

1）经皮内镜手术：经皮侧路椎间孔镜术，适用于各种类型的椎间盘突出者，L_2～S_1 均可进行手术（图 2-33）。但对于 L_5/S_1 椎间盘突出，术前需要考虑髂嵴的高度、L_5 横突的大小和椎间孔的大小。对于髂嵴高、横突大、椎间孔小的患者，可选择经椎板间隙入路经皮内镜手术治疗，但术前需要考虑椎板间隙的大小（应在 6mm 以上）。经皮内镜手术损伤小，恢复快。

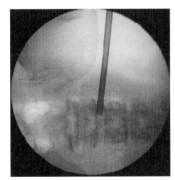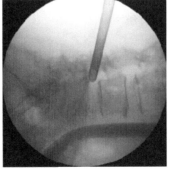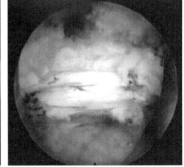

A. 经皮内镜置管正位X线片　　　　B. 经皮内镜置管侧位X线片　　　　C. 神经根松解减压

图 2-33　经皮侧路椎间孔镜术

2）椎间盘镜（MED）下髓核摘除术：适用于各种类型椎间盘突出，或合并神经根管狭窄，不伴有中央椎管狭窄、腰椎滑脱、峡部裂患者。

3）微创管道下开窗髓核摘除术：适用于各种类型椎间盘突出（中央型、后外侧型、极外侧型、游离型），不伴腰椎滑脱、峡部裂患者。

4）椎间盘摘除固定融合术（PLIF、TLIF）：适用于椎间盘巨大突出、神经功能严重损害、终板炎、椎体不稳、间隙明显狭窄的患者（图 2-34）。

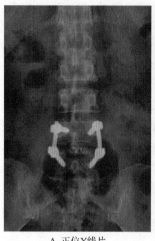 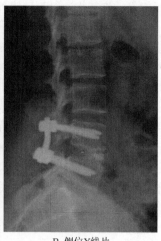

A. 正位X线片　　　　　　　　B. 侧位X线片

图 2-34　椎间盘摘除固定融合术

8. 功能锻炼

（1）早期充分休息：病变周围的韧带、肌肉及保留的椎间盘组织需经历一个较长的修复愈合过程，在一定时间内建议限制活动，要避免腰部急剧的前屈、后伸及旋转活动，避免搬、扛重物及剧烈运动。卧床→起床行走→逐渐弯曲→慢跑、简单的家务劳动→办公室工作的这个过程，大约需要 1～2 个月的时间，可根据患者的自我感觉和锻炼情况进行调整。

（2）适当锻炼：早期功能锻炼，如主动直腿抬高训练及早期下床活动和腰背肌功能锻炼等，不仅对功能康复起到了积极的促进作用，而且能够有效地减少腰肌萎缩、局部粘连和促进神经功能等。

（3）佩戴腰围：患者早期离床活动时用腰围固定腰椎，以后根据恢复情况逐渐减少用腰围的时间，在活动幅度较大时用，行走时解下。

9. 预防与调理

腰椎间盘突出症的病因虽未完全明确，但椎间盘本身退变和外伤，无疑在发病中占重要地位，所以腰椎间盘突出症的预防重点在于避免椎间盘损伤。预防工作应从以下几方面入手。

（1）健康检查及预防教育，应定时对青少年或工作人员进行健康检查，尤其是青少年，长期从事腰部运动的工作者及运动员等。

（2）改善劳动姿势及不良的负重习惯。

（3）加强肌肉锻炼。

（4）注意家庭生活中的预防。

四、名医、专家经验方

1. 加味攒风散治腰痛因于风者（刘柏龄）

组成：桑寄生 15g，羌活 10g，白芍 15g，防风 10g，麻黄 10g，桂枝 10g，杏仁 10g，萆薢

10g，炙川乌 10g，甘草 6g。

主治：腰痛抽掣，上连背脊，牵引腿足，痛时游走，或拘急酸痛，脉浮弦。

2. 脊柱Ⅱ号方治血瘀气滞腰痛者（孙树椿）

组成：川芎 10g，白芍 12g，延胡索 10g，牛膝 10g，狗脊 12g，独活 10g，酒军 6g，三七粉（冲服）3g。

主治：腰腿痛，疼痛剧烈，动辄加重，舌暗，脉弦。

3. 温肾壮阳方治肾阳虚型腰腿痛（邓晋丰）

组成：熟附子 12g，骨碎补 15g，巴戟天 15g，仙茅 18g，杜仲 24g，黄芪 30g，当归 15g，白术 15g，乌梢蛇 20g，桂枝 9g。

主治：腰腿痛，形体肥胖，面色苍白，喜暖怕冷，舌质淡，苔白，脉沉迟。\

4. 肾气汤合青娥丸治肾阳虚腰痛者（刘柏龄）

组成：山药 15g，山萸肉 15g，泽泻 10g，熟地黄 15g，茯苓 10g，丹皮 10g，杜仲 15g，补骨脂 10g，胡桃仁 10g，附子 10g，肉桂 10g。

主治：腰痛绵绵，腿足酸软无力，兼有头晕耳鸣，神疲气短，舌质淡白，脉微弱无力。

5. 清火利湿汤治疗湿火流筋型腰腿痛（邓晋丰）

组成：黄柏 12g，山栀 10g，茵陈蒿 24g，薏苡仁 30g，苍术 12g，防己 24g，羚羊角骨（先煎）15g，桑枝 30g，威灵仙 12g，桃仁 12g，牛膝 15g。

主治：腰腿痛，疼痛剧烈，口苦咽干，小便短赤，大便秘结或里急后重，舌质红，苔黄腻，脉数。

五、单方验方

（1）腰突 1 号方：独活 15g，怀牛膝 12g，续断 15g，白芍 15g，秦艽 12g，木瓜 20g，伸筋草 30g，血竭 10g，没药 10g，土鳖虫 10g，地龙 15g，全蝎 10g。功能舒筋活络、活血化瘀、祛风除湿，用于腰椎间盘突出症气滞血瘀型，每日 1 剂，水煎 2 次，分服。

（2）艾叶 100g，醋炒至焦黄，趁热布裹敷患处，每日 1 次，治疗风寒型腰椎间盘突出症。

（3）延胡索 60g，加醋炒后研末，每日 3 次，一次 3g。治疗急性腰椎间盘突出症，可明显缓解症状。

六、病案精选

1. 施杞医案 1——从痹论治腰椎间盘突出症

范某，61 岁，2011 年 3 月 3 日初诊。

主诉：腰脊酸痛伴左下肢麻木 1 周。腰脊疼痛伴左下肢酸痛麻木，活动牵掣。

检查：腰压痛（+++），前俯受限。腑行正常，小溲欠畅，胃脘作胀，曾有高血压，两足畏冷。苔薄，质紫，脉弦细。腰椎 MRI 示 L_3/L_4、L_4/L_5 椎间盘膨出，椎体退行性变。

诊断：腰腿痛（腰椎间盘突出症）。

证属：气血瘀滞，经脉痹阻。

治法：活血祛瘀，通痹止痛。

处方：圣愈汤合身痛逐瘀汤加减。

组成：炙黄芪 9g，党参 12g，当归 9g，白芍 12g，生地 9g，大川芎 12g，柴胡 9g，桃仁 9g，红花 9g，乳香 9g，五灵脂 12g，羌活 9g，秦艽 9g，制香附 12g，川牛膝 12g，广地龙 6g，炙甘草 6g，大蜈蚣 3g，大腹皮 18g，淫羊藿 12g，巴戟天 12g，广郁金 12g，车前子、甘草各 18g，首乌藤、夜交藤各 18g。14 剂，水煎服。每日 1 剂，分两次服，每次加麝香保心丸 2 粒吞服。

2011 年 3 月 17 日二诊，药后腰痛、左下肢牵掣渐缓，腰膝酸软，尚有下肢畏冷、麻木，胃纳二便尚可，苔薄，脉细滑。

治法：益气养血，补益肝肾。

处方：圣愈汤合独活寄生汤加减。

组成：炙黄芪 9g，党参 12g，当归 9g，白芍 12g，熟地黄 12g，大川芎 12g，柴胡 9g，白术 9g，独活 9g，桑寄生 12g，秦艽 9g，防风 12g，桂枝 9g，茯苓 15g，杜仲 12g，川牛膝 12g，炙甘草 6g，炙全蝎 3g，大蜈蚣 3g，伸筋草 15g，老鹳草 12g，制川乌 9g，淫羊藿 12g，巴戟天 12g，首乌、夜交藤各 18g，炒枣仁 15g。14 剂，水煎服。每日 1 剂，分两次服，每次加麝香保心丸 2 粒吞服。

随访：1 个月后患者诸症已除，行走自如。嘱做十二字养身功，避免弯腰劳累。

2. 施杞医案 2——从痹论治腰椎间盘突出症

柳某，52 岁，2011 年 5 月 12 日初诊。

主诉：腰脊疼痛 2 月余。腰脊疼痛酸楚，左下肢牵掣痛，足背麻木，周身不适，胃脘作胀，胸闷心悸，小叶增生，时有夜寐不宁，便秘，大便 3 日一行，四肢少温，汗出绵绵。苔薄黄，质胖略紫，中有裂纹，脉沉细。腰椎 MRI 示 L_2/L_3 椎间盘退变，L_4/L_5、L_5/S_1 椎间盘突出，相应椎管狭窄。

诊断：腰腿痛（腰椎间盘突出症）。

证属：气血两亏，肝肾不足，经脉失畅。

治法：益气和血，补益肝肾。

处方：圣愈汤合独活寄生汤加减。

组成：炙黄芪 9g，党参 12g，当归 9g，白芍 12g，熟地黄 12g，大川芎 12g，柴胡 9g，白术 9g，独活 9g，桑寄生 12g，秦艽 9g，防风 12g，桂枝 9g，茯苓 15g，杜仲 12g，川牛膝 12g，炙甘草 6g，淫羊藿 12g，仙茅 12g，肥知母 9g，首乌藤、夜交藤各 18g，制香附 12g，八月札 12g，香谷芽 12g。14 剂，水煎服。每日 1 剂，分两次服，每次加麝香保心丸 2 粒吞服。嘱药渣装入毛巾袋中湿热敷腰部 30 分钟。

2011 年 5 月 26 日二诊，诸恙如前，面色少华，神疲乏力，俯行时有失畅，纳呆已瘥，苔薄质胖，脉沉细。

治法：健脾养心，疏肝解郁。

处方：圣愈汤合归脾汤、越鞠丸加减。

组成：炙黄芪 9g，党参 12g，当归 9g，白芍 12g，生地 9g，大川芎 12g，柴胡 9g，茯神 15g，远志 9g，酸枣仁 15g，木香 9g，苍术 9g，制香附 12g，山栀子 9g，神曲 12g，大枣 9g，炙甘草 6g，鸡血藤 12g，首乌藤、夜交藤各 18g，制黄精 12g，灵芝草 12g，大玄参 15g，老鹳草 15g。14 剂，水煎服。

2011 年 6 月 9 日三诊，药后精神较振，神疲乏力、夜寐不宁均瘥，矢气较多。苔薄，脉细。再守前法。

处方：圣愈汤合归脾汤、越鞠丸加减。

组成：炙黄芪 9g，党参 12g，当归 9g，白芍 12g，生地 9g，大川芎 12g，柴胡 9g，茯神 15g，远志 9g，酸枣仁 15g，木香 9g，苍术 9g，制香附 12g，山栀子 9g，神曲 12g，大枣 9g，炙甘草 6g，首乌藤、夜交藤各 18g，大腹皮 12g，灵芝草 12g，制黄精 12g，广郁金 12g，全瓜蒌 12g。14 剂，水煎服。

随访：1 个月后患者腰痛消失，行走自如。嘱避免劳作，避风寒，做十二字养身功。

3. 刘柏龄医案——手法治疗腰椎间盘突出症

金某，女，24 岁，学生，1993 年 3 月 20 日就诊。

主诉：腰腿痛 2 月余，近来加重。

病史摘要：患者曾于今年 1 月间，因滑冰扭伤腰部，当时腰痛不严重，经 20 余天症状逐渐加重，其疼痛常放射至臀部及右下肢后侧，经针灸服药稍好转，但仍持续疼痛，行走跛行。最近，因弯腰持物，突然腰腿疼痛剧烈，仰俯及转侧均受限，不能坐立及行动。复经某医院针灸、按摩、封闭等方法治疗无效，遂来我院就医。

体格检查：脊柱生理弯曲消失，腰活动受限，L_4/L_5 棘突间及棘旁（右）压痛明显，放射痛（+），沿坐骨神经干区域亦有压痛。直腿抬高试验左 60°（+），右 20°（+），右足拇趾背伸试验（+），小腿肌张力弱，右小腿外侧有麻木区，右跟腱反射减弱，屈颈试验（+），不能行走。

辅助检查：腰椎 X 线片示第一骶椎腰化，游离棘突，但各椎体间隙正常，骨质无破坏。

诊断：腰椎间盘突出症。

治疗：第一步运用按、压、揉、推、滚 5 种轻手法，第二步运用摇、抖、搬、盘、运 5 种重手法。经二步十法治疗 1 次后，患者自觉腰腿痛减轻，腰部有松快感，活动幅度略增大，直腿抬高试验左 70°（+），右 40°（+）。治疗 2 次即不用扶拐走路，3 次后，腰痛基本消失，唯右腿仍有轻度放射痛，手法治疗 1 个疗程（7 次），腰腿已不痛，脊柱侧凸消失，直腿抬高两侧皆达 90°，能正常学习。

4. 邓晋丰医案——中医综合疗法治疗腰椎间盘突出症

曾某，21 岁，建筑设计师，广州人。1999 年 9 月 14 日就诊。

病史摘要：患者于 1 个月前打网球时，不慎扭伤腰部。即出现疼痛，伴左下肢牵扯痛，自行外敷伤湿膏及腰部外涂药油，并行腰部按摩治疗后稍好转，近 1 周因腰部疼痛伴左下肢放射痛，由门诊收入院检查治疗。

检查：脊柱向右侧弯，腰部活动受限，L_4/L_5 间隙左侧旁开 1.5cm 处压痛，向左下肢放射痛，左下肢肌肉萎缩，左下肢直腿抬高试验 30°(+)，左膝反射减弱，左足背伸肌力减弱，左下肢无明显区域性皮肤感觉异常。

辅助检查：X 线片、腰椎造影片示 L_4/L_5 椎间盘后突。CT 示 L_4/L_5 椎间盘突出，双侧隐窝狭窄。

诊断：L_4/L_5 椎间盘突出症（气滞血瘀）。

治疗经过：入院后即卧床休息，行持续床上牵引，负重 40kg，内服中药活血祛瘀，通络止痛，方用活血汤加血竭、乌蛇、地龙、泽兰、莪术；腰部外敷消肿止痛膏，安德森治疗腰部，针灸及蜡疗治疗，并嘱患者于床上加强腰背肌功能锻炼，经治疗 2 周后，腰痛症状消失，左下肢放射痛消失，左下肢直腿抬高试验 70°(+)，加强试验（±），患者戴腰围下床活动，嘱患者戴腰围保护 3 个月，禁做剧烈运动半年，并加强腰背肌锻炼，随访半年患者腰腿痛症状无发作，工作及生活正常。

七、经验与体会

对于腰椎间盘突出症的治疗，必须争取早期诊治，准确判断病症的轻重。对于轻症，非手术疗法可彻底治愈，同时应加强锻炼防止复发。对于重症，表现为神经损害，严重影响生活和工作，影像检查明确髓核突出压迫神经根或马尾，应及时手术解除神经的压迫，使神经功能得以恢复。非手术疗法和手术疗法均有一定的复发率，具体的治疗措施应详细分析具体原因而制定。具体做法如下。

1. 初发者的治疗

对于初次发病者，应尽快完善检查，明确椎间盘突出的类型及程度，门诊患者除常规拍摄 X 线片外，应加做 CT 或 MRI 检查，了解神经根受压程度，更能明确硬膜囊、神经与椎间盘的关系。应对临床症状相近的病症（腰椎管狭窄症、腰椎肿瘤、腰椎滑脱症等）进行鉴别；对于初次发病者的治疗，主张采用保守疗法系统治疗，效果较肯定。中医辨证施治，卧床休息、理疗、电动骨盆牵引或持续骨盆牵引，对于椎间盘膨出型或突出型可行麻醉下大推拿按摩治疗，使突出的髓核回缩和移位，减轻对神经的压迫，但对于完全脱出或游离椎间盘患者应慎用大推拿手法，以避免加重神经的损害。对于疼痛甚者可配合消炎止痛类药物如双氯芬酸钠、布洛芬等口服或行椎管硬膜外封闭术，能达止痛减轻症状的目的，同时嘱患者加强腰背肌锻炼，如打太极拳或慢跑以巩固疗效。对于初发者治疗效果较肯定，但往往临床所见初发者未能得到确切的诊断及系统的治疗，从而病情加剧。

2. 临床与影像相结合才能准确评估疾病的轻重

腰椎间盘突出症患者中有部分患者临床症状及体征明显，但影像检查的结果不甚严重，而有部分患者影像检查发现腰椎间盘突出明显，而临床症状不甚明显，或症状很轻，这与患者腰椎管的腔径是否存在发育性狭窄，或并发关节突增生或黄韧带增厚，或与突出物的位置有关，如突出于椎间孔处，即便较小体积的髓核也导致神经根受刺激明显，症状较重。极外侧突出者，往往刺激神经节，症状较重，保守治疗取效较难。因此，临床中应以病情症状体征再配合影像检查（CT、MRI）综合分析而准确判断病情的轻或重。

3. 保守治疗方法繁多，辨病辨证结合选择合适的治疗方法

绝大部分腰椎间盘突出症是能够用保守治疗方法治愈的，保守治疗主要在于减轻或消除突出物对神经的刺激或压迫，消除局部无菌性水肿，从而减轻神经根周围的炎性反应。保守治疗方法主要有中药汤剂、针灸、推拿、腰椎牵引、药物外敷、熏蒸等。如何在众多的治疗方法中选择最合适、最有效的方法，需要准确辨病。综合临床病史、体征和影像学检查做出腰椎间盘突出症的诊断，同时须排除其他可能造成腰椎间盘突出症相似症状的疾病。辨证论治是中医中药认识和治疗腰椎间盘突出症的基本原则，而在不同的发展阶段，同一患者可以出现不同的证型，所以在治疗时不可无依据地一直使用相同的治疗方案，需根据患者不同阶段出现的不同证型，采用不同的治法。广东省中医院采用临床路径的方法治疗腰椎间盘突出症，临床路径能根据患者病情的轻重、证型的差异指导医生采用不同的治疗方案，优化治疗效果。

4. 特殊类型腰椎间盘突出症的治疗

临床上常发现一些游离型、极外侧型和高位型等特殊类型腰椎间盘突出症。游离型腰椎间盘突出症多见于中老年患者，多数病史较长，有短期内症状突然加重史，下肢放射痛剧烈，患者常需特殊体位减轻症状，甚至不能行走、翻身困难，严重影响生活质量。游离型腰椎间盘突出症一经确诊，如无明显手术禁忌，应行手术治疗。术中注意勿遗漏突出、游离的椎间盘碎片。极外侧型腰椎间盘突出症突出物位于椎间孔或椎间孔外，具有椎间盘突出间隙与受累神经根节段相同、神经根症状与下腰痛严重程度差异悬殊、腹压与症状的显著不相关性及椎旁压痛极为明显等临床特点。对极外侧型患者早期可试行非手术治疗，如非手术治疗效果欠佳，可行经皮介入或椎间盘镜等治疗，尽量避免破坏脊柱的稳定性。高位型腰椎间盘突出较少直接压迫硬膜外的神经根，而是隔着硬膜压迫硬膜囊内的神经根，造成多根马尾神经受压，症状体征广泛，可同时有股神经及坐骨神经受损的临床表现。腰椎间盘突出症状重者，尤其 L_3/L_4 以上椎间盘突出多主张手术治疗，适应证较低位腰椎间盘突出放宽。手术因椎板间隙小，进入椎管困难，常需进行扩大开窗，甚至椎板切除才能进入。对于可疑有髓核进入椎管，甚至硬膜囊、上下椎体后缘的患者，术中应仔细探查，避免遗漏，必要时扩大椎板切除范围，避免过度牵拉硬膜和神经根，引起医源性损伤。

5. 关于选择手术治疗的时机

腰椎间盘突出症早期患者或腰椎间盘膨出者，经中医药治疗或配合西药内服外用等综合治疗是可以治愈的。但部分患者如椎间盘突出或游离型脱出者经各种系统的保守治疗无效，疼痛影响生活及工作时应考虑手术治疗。临床中选择手术治疗的时机应考虑到是否有腰椎间盘脱出，临床症状严重，腰椎变形明显，神经传导功能损害，表现为下肢感觉异常、肌肉萎缩、肌力减弱、直腿抬高试验阳性，或马鞍区感觉障碍或二便控制障碍，阳痿（男），月经失调（女）等中央型突出表现，严重影响生活、工作、睡眠等。而影像学检查明确腰椎间盘突出，且同临床症状、体征相符合，并进行系统的保守治疗，症状改善不明显或进行性加剧时，应立即采取手术治疗。术式应以保障术后腰椎稳定性为首选，如能行微创介入手术则不用椎板切除摘核，能单开窗髓核摘除则不用行脊柱融合术。

6. 手术方法选择时，贯彻微创理念

微创必须作为一种理念贯穿于腰椎间盘突出症的治疗全过程，而不是片面地追求皮肤的小切口。应用微创的手术方法，需要精准诊断。术前仔细检查患者，认真研究相关影像学资料，有助于准确定位病灶，术中对突出椎间盘进行"靶向手术"，尽量少地破坏其他正常组织，保持脊柱的稳定性。

第九节　腰椎管狭窄症

腰椎管狭窄症（lumbar spinal stenosis，LSS）是指由于先天性或退行性改变等因素，造成椎管、神经根管的容积或形态的变化，椎管内容纳的神经、马尾及血管等受压，并出现相应临床表现的疾病（图 2-35）。本病属于传统医学"腰腿痛""痹证"范畴。

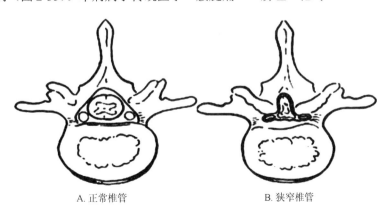

A. 正常椎管　　　　　　　　　B. 狭窄椎管

图 2-35　正常椎管与狭窄椎管

腰椎管狭窄，有骨性狭窄和非骨性狭窄。骨性狭窄的原因有椎板增生、关节突增生内聚、椎体后缘骨质增生等。而非骨性椎管狭窄的原因，如黄韧带肥厚、钙化，腰椎间盘突出，椎管内占位性病变等。退行性改变导致的椎管狭窄，往往是多种原因并存。本病起病缓慢，病程长，是引起腰腿痛的常见疾病，多见于中老年人，男性较女性多见，体力劳动者多见。一般将腰椎管划分为中央椎管、侧隐窝和神经根管三部分。腰椎管一处或多处管腔的狭窄压迫马尾神经或神经根均可引起相应的临床症状。

本病主要分为先天性、继发性以及两种因素混合三种类型。先天性狭窄是由椎管本身发育狭窄、软骨发育不良、隐性脊柱裂或骶裂等所致；继发性狭窄主要由椎管周围组织结构退行性改变、脊椎失稳或滑脱、外伤骨折产生解剖结构关系失常，以及术后医源性损伤等造成椎管内径和容积较正常状态下变小而狭窄。临床上退行性改变是引起腰椎椎管狭窄症的主要病因。由于腰椎间盘退变，腰椎椎体间失稳，继而出现椎体后缘的增生退变、椎间隙狭窄、黄韧带及椎板增厚、小关节突增生内聚或椎体退变性滑脱等，均使腰椎管内径不同程度缩小，对马尾或神经根造成压迫而发病。此外，先天性椎弓根短缩等发育性椎管狭窄以及腰椎术后引起的椎管内瘢痕组织增生粘连等医源性椎管狭窄也可导致本病。通常椎管的纤维组织与硬膜间分布着脂肪组织和血管丛，有一定的缓冲空间，狭窄较轻时，对马尾神经和神经根尚不造成压迫，因此不产生临床症状。当狭窄到一定程度时，马尾神经和神经根由于受压缺血缺氧加重，进而出现神经功能障碍。病变节段以 L_4/L_5 平面最常见，其次是 L_5/S_1 和 L_3/L_4 平面。

一、临床表现

本病主要表现为腰痛、腿痛和马尾神经源性间歇性跛行。临床表现具有以下特点。

（1）下腰痛常伴有单侧或双侧臀部、大腿外侧胀痛，感觉异常或下肢无力。行走或站立时症状较重，下蹲或平卧时症状减轻或消失，骑自行车的体位比较舒适。

（2）脊柱后伸时症状加重，前屈时症状减轻或消失。脊柱位于后伸位时椎间盘突入椎管内，黄韧带皱缩折叠随之突入椎管，压迫神经根，所以腰腿痛症状加重；脊柱前屈位时可使椎间盘在椎管内突出减少，椎管后壁明显增长，黄韧带伸展，椎管内容积相对增加而使症状趋缓或消失（图 2-36）。

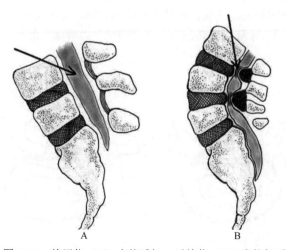

图 2-36　前屈位（A）症状减轻，后伸位（B）症状加重

（3）马尾神经源性间歇性跛行是腰椎管狭窄症的典型症状，也是诊断本病重要的临床依据。行走数十米或百米即出现下肢酸胀、乏力、疼痛或者麻木、步态失稳，难以继续行走。坐或下蹲休息后症状可缓解或消失，但继续行走后又可重复上述表现。

（4）症状多而体征少。患者主诉有严重腰腿痛，少数病例因压迫马尾神经而影响大小便，甚至造成下肢不完全性截瘫或性功能障碍。但检查神经体征不明显，弯腰正常，直腿抬高基本正常，主要表现为腰背后伸时症状明显加重。

二、诊 断 要 点

1. 影像学表现

（1）X 线片：主要观察椎体序列的改变、椎体后缘骨赘、椎间孔大小、后纵韧带和黄韧带骨化等，为诊断腰椎管狭窄提供间接的依据，临床常需要检查腰椎六位片。腰椎正位片可显示不同程度的骨质增生，关节突增生肥大，或继发性腰椎侧突畸形等；侧位片可见相应节段椎间隙狭窄，椎弓根短粗、腰椎滑脱等；动力位片可明确是否伴有椎体松动；双斜位片可明确是否伴有椎弓根峡部裂。另外在手术治疗中，X 线片同样也是手术的重要参考和随访资料。

（2）CT：具有较高的空间分辨力，在横截面上能够清楚地显示骨性和软组织结构，通过选用适当的窗宽，可以获得椎骨、椎间盘、黄韧带满意的层面图像，可以清楚显示椎体后缘的骨赘、小关节的增生内聚、侧隐窝的狭窄等病理改变，这些是 X 线片和椎管造影无法比拟的。CT 能准确地测定椎管的形状和管径，椎管横径为双侧椎弓根的内侧缘距离，小于 13mm 时为绝对狭窄，矢状径为椎体后缘中央至棘突根部的距离，小于 10mm 时为绝对狭窄，神经管口宽度测量为小关节至椎体后缘的垂直距离，当小于 3mm 时为绝对狭窄。

（3）MRI：是一项无创检查，能够进行矢状面、冠状面和横断面扫描，处理后可以三维立体成像，能清晰地分辨椎管内各种组织；利用 T_1 加权像信号的特点，能清楚地显示椎间纤维环突出的程度及脊髓、马尾神经和神经根受压的状态，而且 T_2 加权像能清楚显示蛛网膜下腔的真实形态、硬膜囊受压的部位来自何方，是骨性压迫还是软组织性压迫，为手术提供直观的资料（图 2-37）。

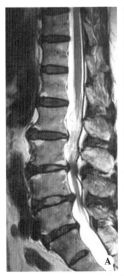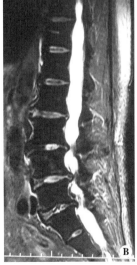

图 2-37　腰椎管狭窄症 MRI 扫描

A. 可见马尾神经受压；B. 可见椎间盘突出和黄韧带肥厚引起的侧方狭窄

（4）椎管造影+造影后 CT 检查（CTM）：腰椎管狭窄症其受压部位在椎管造影时均有不同程度、不同形态的造影剂充盈缺损，有的完全梗阻，其梗阻部位多在椎间隙平面，完全梗阻常呈截断状、幕帘状、萝卜根状；部分梗阻者造影剂在狭窄处通过缓慢呈滴注状，造影结果硬膜囊呈葫芦状、串珠状、灯笼状等，椎体滑脱引起的椎管狭窄，狭窄部位造影剂通过缓慢、硬膜囊呈台阶状弯曲，若黄韧带肥厚造影时硬膜囊后方呈锯齿状充盈缺损，椎管造影在诊断腰椎管狭窄症时有重要价值，能真实反映硬膜囊受压的部位、程度，并能在透视下动态观察造影剂在蛛网膜下腔流动的情况，可以显示椎管狭窄压迫的全貌。为了增强脊髓与占位性病变相互之间的对比度，将造影剂注入蛛网膜下腔后，再进行 CT 扫描。利用不同对比度，可清晰显示硬膜囊内、外的结构，能精确反映侧隐窝狭窄程度和神经根受压的情况。MRI 具有非侵入性和无放射性的优点，CTM 主要用于患者不能行 MRI 检查时或作为辅助检查了解动态狭窄的情况。

2. 诊断思路

（1）要点

1）主要表现为腰痛、腿痛和马尾神经源性间歇性跛行。

2）影像学检查所见与临床表现相符。

3）脊柱后伸时症状加重，前屈时症状减轻或消失。

4）症状多而体征少。

（2）鉴别诊断

1）血管源性跛行：主要见于血栓闭塞性脉管炎等下肢动脉闭塞性疾病。血栓闭塞性脉管炎是缓慢性进行性动、静脉同时受累的全身性疾病，患者多有动脉硬化病史。此病症虽有下肢麻木、酸胀、疼痛和间歇性跛行症状，但患者症状不受姿势影响，后期静息痛逐渐加重、休息后也不能缓解。体格检查会发现同时伴有足背动脉和胫后动脉搏动减弱或消失，可产生肢体远端溃疡或坏死。腰椎管狭窄症的患者，其胫后动脉搏动是正常的，不会发生坏死。下肢血管彩超有助于鉴别。

2）腰椎间盘突出症：多见于青壮年，起病较急，咳嗽及腹压增加时疼痛加重，有反复发作的病史。腰痛常合并下肢放射痛。体征上多显示脊柱侧弯，生理前凸减弱或消失，下腰部棘突旁有压痛及下肢放射痛，直腿抬高试验和加强试验阳性。

3）脊柱炎症性病变：脊柱结核、强直性脊柱炎、类风湿关节炎等也会引起腰腿痛，如果发现症状不是典型的腰椎管狭窄症状，需要进一步的影像学检查甚至实验室检查来鉴别。

4）肿瘤性病变：肿瘤的早期可以没有任何症状。当肿瘤突破椎体侵犯和压迫邻近的软组织、神经和脊髓，椎体病理性骨折，以及脊柱的稳定性受到影响时，就会出现以腰背痛、腿痛为主的症状。肿瘤引起的腰痛常常异常剧烈，难以忍受，卧床休息和改变体位常常不能缓解，逐步加重，尤其在夜间更加疼痛，难以入睡。肿瘤还有原发肿瘤的症状或手术史，伴有全身消瘦，体重短期内明显下降，食欲差，疲乏等全身表现。通过 X 线、CT、MRI、同位素骨扫描等明确椎体骨质破坏的形态、部位等，多数患者就可明确诊断。

5）脊柱骨折：以前有过脊柱骨折病史或者近期有外伤史的患者，特别是绝经后女性，轻微外伤即可发生骨折，出现腰腿痛须警惕出现骨折后遗症或者发生了新鲜骨折。

三、治　疗

大多数的腰椎管狭窄症患者经过非手术治疗，症状可以得到明显缓解。治疗时强调自身的调养、控制椎管狭窄加重的因素，调和气血，平衡筋骨。尤其中老年患者，重视内外兼治，强调优化应用多种综合疗法针对病因病机进行调治。若患者经过保守治疗效果不明显，且表现为进行性下肢无力或马尾神经损害，或严重的椎管狭窄非手术治疗无效，严重影响生活，须手术治疗。

1. 手法治疗

一般建议使用轻柔、温和的手法，起到提高神经肌肉调节功能，减少或矫正筋骨失衡、增大椎间孔、促进血液循环的作用。

1）患者取俯卧位，胸部垫薄枕，触诊寻找腰部及臀部压痛点，按法、滚法放松腰背肌肉，采用点穴手法以消除痛点。

2）取侧卧位行斜扳摆腰，重点为健侧卧位，注意询问患者疼痛及放射痛程度，以疼痛消失的位置为最佳斜扳角度，如果疼痛缓解不明显，医者可将腿置于患者双腿之间向上提拉，辅助完成大角度前屈，动作柔和，循序渐进（图2-31）。

3）再取仰卧位行前屈滚腰法扩大椎管及神经根管体积，医生可在患者头尾帮助其滚动，以使患者放松腰部肌肉，防止使用暴力滚动（图2-38）。

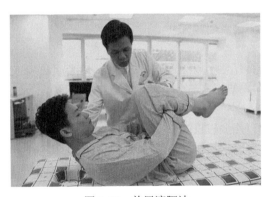

图2-38 前屈滚腰法

4）治疗后采用体位维持：如弯腰步行、严格卧床（半卧位），防止过伸。每2日1次，连续3次为1个疗程，共治疗1～2个疗程。

2. 牵引治疗

腰椎屈曲位牵引术适用于非急性期、无明显神经功能损害的轻中度腰椎管狭窄症患者。患者体重≤50kg时，牵引重量为25kg，体重每增加5kg，牵引重量增加1kg。选用腰部屈曲位或俯卧位持续牵引，每次20分钟，每日1次。

3. 针灸疗法

（1）体针：选用华佗夹脊穴、八髎，双侧秩边、委中、承山、光明，可加电针，每日1次，每次30分钟左右，10次为1个疗程。循经主要取穴以下肢足太阳膀胱经、足少阳胆经腧穴为主。

（2）灸法：使用普通艾条温通督脉以及双下肢经脉，急性期可以使用雷火灸做腰背部和下肢经脉治疗。

4. 中药内服

本病以肾虚为本，风寒湿邪侵袭为标。中医治疗以调补肾气为主，根据肾气的强弱、阴阳的盛衰，给予调理和补益，以达到强肾固督的作用。同时，根据久病邪气入络的特点，在补肾的同时要活血通络，以标本兼顾。

（1）风寒痹阻证：腰腿酸胀重着，痛处游走不定，时轻时重，拘急不舒，遇冷加重，得温痛缓。舌质淡，苔薄白或白腻，脉沉紧。治宜祛风除湿，蠲痹止痛。方选独活寄生汤加减。若腰腿疼痛沉着者，加萆薢、淫羊藿以加强祛风除湿功效；若下肢疼痛剧烈者，加蜈蚣、全蝎以通络止痛。中成药用伸筋片等。

（2）湿热痹阻证：腰腿疼痛，痛处伴有热感，或见肢节红肿疼痛，口渴不欲饮，烦闷不安，小便短赤，或大便里急后重，舌质红，苔黄腻，脉滑数。治宜清热利湿，通络止痛。方选清火利湿汤加减。若苔黄厚腻明显，加白蔻仁、竹茹以芳香化湿；若腿痹痛明显，加蜈蚣、乌梢蛇以通络止痛。中成药可用痛风定胶囊。

（3）气滞血瘀证：近期腰部有外伤病史，腰腿疼痛剧烈，痛有定处，刺痛，腰部俯仰困难，痛处拒按，舌紫暗，或有瘀斑，苔薄白，脉弦细。方选复元活血汤加减。若疼痛明显，可加香附、泽兰以加强行气活血止痛之力。中成药用元胡止痛片。

（4）肾气不足证：腰腿酸痛缠绵日久，反复发作，腰腿无力，遇劳更甚，卧则减轻，形羸气短，肌肉瘦削。舌质淡，苔薄，脉沉细。偏于阴虚者治宜滋补肾阴，方选左归丸加减。若面色白，神疲纳呆加黄芪、党参以补益气血；若口咽干燥加麦冬、玄参以养阴生津。偏于阳虚者治宜温补肾阳，方选右归丸加减。若食少便溏加党参、砂仁（后下）以补气健脾。中成药，偏阴虚者用六味地黄丸，偏阳虚者用肾气丸。

5. 理疗

常规的物理治疗，主要有光疗（包括红外线光疗、激光疗法）、电疗（离子导入法、低频电疗、中频电疗、高频电疗）、热疗（热敷、蜡疗、透热疗法等）。

6. 封闭治疗

对临床症状不能缓解、疼痛较重的患者，可试行硬膜外封闭治疗，以消除神经根的肿胀，松解粘连，缓解症状。由麻醉师操作，常用药物为复方倍他米松注射液（得宝松）1mg 加 1% 利多卡因 3ml，用生理盐水稀释为 10ml，注入腰椎硬膜外腔，每周 1 次，共注射 2～3 次。高血压、冠心病者慎用。

7. 西药治疗

（1）非甾体抗炎药：①双氯芬酸钠，每次 75mg，一日 1 次。②塞来昔布胶囊，每次 200mg，一日 1～2 次。

禁忌证：有活动性消化性溃疡、肝肾功能不全者忌用。常配合护胃药如奥美拉唑等。

（2）神经营养药物：甲钴胺 50μg，口服，每日 3 次。或甲钴胺针 0.5～1mg，肌内注射或静脉注射，每日 1 次。

8. 手术治疗

手术治疗目前主要用于椎管严重狭窄、症状严重伴马尾神经症状或保守治疗无效的患者。手术目的主要是减压，必要时同时行内固定融合术。复杂的腰椎管狭窄症，除有腰椎管狭窄症之外，尚伴有腰椎退变性侧弯、椎间不稳定、退变性滑脱、椎间孔狭窄等，需要综合对症处理。

（1）手术适应证：①经正规保守治疗无效。②自觉症状明显并持续加重，影响工作和生活。③中重度的神经压迫症状，无或伴有轻度腰背痛。④影响功能的腿痛。⑤明显的神经根痛和大部分或进行性神经功能缺失。⑥出现马尾神经损害症状。⑦进行性的滑脱、侧凸伴相应的临床症状和体征。

（2）手术禁忌证：①身体条件差，不能耐受手术。②合并严重的心、脑、肝、肾等重要脏器功能损害，仍处于失代偿期。③伴有精神障碍。

（3）常用的手术方法

1）单纯椎板减压术：适用于单节段或双节段椎管狭窄，累及单侧肢体，不合并椎间盘突出或腰椎不稳。

2）双侧椎板潜式减压：适用于单节段或多节段椎管狭窄症，累及双下肢，不适合做全椎板减压的患者，如合并明显的骨质疏松、年老体弱者。

3）全椎板切除减压、椎弓根钉内固定、椎体间（或横突间）植骨融合术：适用于中央型椎管狭窄症、合并腰椎不稳或退变滑脱者。

（4）围手术期处理：腰椎管狭窄症患者多为中老年患者，常合并高血压、心脏病、糖尿病、凝血功能障碍等内科疾病，因此术前应注意病史的采集与详细的体格检查，并及时请相关科室会诊协助处理。术前预防性应用抗生素以减小感染概率，术中注意手术节段定位及生命体征监护。患者术后早期多因失血、手术创伤等耗伤机体元气，出现气血亏虚等术后疲劳综合征的表现，此时应注意患者整体状态的调节，同时也要兼顾预防术后神经根粘连、水肿，因此术后应注重益气活血治疗的运用。术后恢复期，患者对营养物质的需求增多，脾胃的摄纳及运化功能相对不足，此时应注意健脾益气、行气化湿法的运用，以加快患者康复。

四、预防与调理

患者多合并不同程度的腰椎退变，因此须注意腰部保养，避免弯腰抬举重物，避免久坐久行，适当进行腰背肌功能锻炼，远离潮湿寒冷处所，鼓励患者在恒温池内游泳锻炼。

腰椎管狭窄症患者的预后较佳，病变较轻的患者经过系统保守治疗，腰腿痛会明显减轻，间歇性跛行症状改善，神经支配区域肌力感觉能有所恢复。病变较重的患者及时行手术治疗，腰腿痛与间歇性跛行的症状亦会逐渐消失，一般半年后可从事正常体力活动。

五、名医、专家经验方

1. 石筱山、石幼山经验方

（1）固腰汤

组成：当归，杜仲，狗脊，川断，补骨脂，独活，川芎，制草乌，泽兰，牛膝，磁石。

服法：水煎温服，每日1剂。

功效：活血固腰止痛。

主治：腰部受挫，疼痛重滞，活动受限，不能耐劳。

（2）腰背和营汤

组成：当归，川断，独活，茯苓，狗脊，玄胡，炙绵芪，焦白术，陈皮，磁石。

服法：水煎温服，每日1剂。

功效：扶正和营，固腰脊。

主治：腰背损伤后为时已久，仍有酸楚疼痛，劳作乏力。

（3）地龙汤

组成：地龙，当归，杜仲，续断，独活，香附，川芎，桃仁，制军，甘草。

服法：水煎温服，每日1剂。

功效：理气活血，固腰通络。

主治：宿伤腰痛。

2. 刘柏龄经验方

自拟腰腿痛方

组成：熟地黄，杜仲，狗脊，寸芸，申姜，牛膝，桃仁，红花，乳香，没药，五灵脂，麻黄，桂枝，地龙，全蝎。

服法：水煎温服，每日1剂。

功效：补益肝肾，活血祛瘀，通络止痛。

主治：腰腿痛。

按语：此方用熟地黄、杜仲、狗脊、寸芸、申姜补肾为治本之法，用桃仁、红花、乳香、没药、五灵脂活血祛瘀，用牛膝祛瘀通络、强筋骨、引药下行，麻黄、桂枝调和营卫，通阳消肿。地龙、全蝎通络止痛。

六、单 方 验 方

石筱山、石幼山单方验方

（1）健腰定痛丸

组成：制草乌，杜仲，桑寄生，独活，元胡，制香附，炙甘草，桃仁，青陈皮，金铃子，八角茴香，川断，全当归。

制备：共研细末，水泛为丸，如绿豆大。

服法：每日温开水送服3～9g。

功效：理气止痛，活血固腰。

主治：损腰挫气，疼痛或酸楚，不得俯仰转侧。

（2）固腰补肾丸

组成：淡附块，北细辛，生麻黄，全当归，炙地龙，杜仲，怀牛膝，炮姜炭，上官桂，黄柏，制狗脊，制首乌，炙甘草。

制备：共为细末，水泛为丸，如绿豆大。

服法：每日温开水送服6～9g。

功效：固腰补肾，温经散寒。

主治：腰脊及髋臀部陈伤，经常酸痛或时时发作，牵连腿膝麻木，俯仰不利。

七、病 案 精 选

1. 石筱山、石幼山医案

（1）詹某，1961年10月28日就诊。

积劳伤气，侵受寒气，已经年月。消化不良，腰酸背痛，有时延及四肢。近年腰臀胀痛更剧，入冬畏寒，纳谷式微，右脉寸关濡软，左脉细弦。肝脾失调，邪留足太阳膀胱经，经有"劳者温之"之训，拟此为法。

处方：制川乌5g，川桂枝5g，生麻黄5g，北细辛3g，川独活5g，桑寄生12g，制狗脊12g，青陈皮各5g，怀山药9g，生甘草3g，制首乌12g，鹿角霜9g。

二诊：1961年10月31日。

脊椎、腰臀劳损风湿,经年累月,酸楚疼痛,有时延及四肢,纳少,畏寒。仍守原意出入。

处方:制川草乌各 5g,青防风 5g,川桂枝 5g,细辛 3g,生麻黄 5g,制狗脊 12g,藏红花 2g,怀山药 9g,大生地 15g,生甘草 3g,酥制虎骨 9g,鹿角霜 12g。

(2)李某,1961 年 11 月 17 日就诊。

筋骨劳损,寒湿互阻,肝脾失调。近来周身筋骨酸楚,夜寐不安,头晕乏力,肝区略有作胀。脉细弦不畅。先拟调肝运气舒筋和络。

处方:盐水炒柴胡 5g,川郁金 9g,小青皮 5g,桂枝 3g,炒白芍 6g,川楝子 9g,川独活 5g,桑寄生 12g,刘寄奴 12g,朱茯苓 9g,紫苏梗 6g,酒炒丝瓜络 9g。

二诊:1961 年 12 月 15 日。

劳损寒湿痹阻,周身筋骨酸楚减瘥,肩背较甚,肝区作胀已舒,四肢畏寒,夜寐不安。苔薄腻,脉弦细带涩。再拟温经泄风和络。

处方:川桂枝 3g,炒牛蒡 9g,白蒺藜 12g,炙蜜根 15g,川独活 5g,左秦艽 6g,桑寄生 12g,新红花 3g,宣木瓜 3g,石楠叶 12g,豨莶草 12g,夜交藤 12g。

2. 韦以宗医案

李某,女,59 岁,2008 年 6 月就诊。

患腰椎管狭窄症 1 年多,经多家医院保守治疗无效,均主张手术治疗。2008 年 6 月转来本院,入院症见双下肢步行发抖、震颤,步行 50 米左右即需扶持,双下肢肌力 3～4 级,腱反射减弱。外院 X 线片示腰椎曲度变直,为 V 级,正位旋转侧弯。MRI 提示腰椎多个椎间盘突出、椎管狭窄。

诊断:腰椎管狭窄症。

手法:运用理筋、调曲、练功三大原则来进行治疗。每天均进行华佗夹脊骨空针法,用以宗四维整脊仪采取俯卧过伸悬吊牵引腰椎,行挺胸端提手法调胸椎。

汤药:天麻钩藤饮内服,每日 1 剂,水煎,分 2 次服。

功能锻炼:选用俯卧撑、卧位挺腹、飞燕式并配合跨步锻炼。

二诊:2008 年 7 月。

4 周后症状体征消失,能步行 1 公里。继续治疗 4 周后,拍 X 线片示颈椎椎曲恢复到 II 级,椎体旋转改善;腰椎正位片示侧弯改善,侧位片椎曲恢复到 II 级。临床治愈出院,嘱每天坚持练功。2009 年 6 月随访,患者腰椎活动功能良好,下肢步态正常,四肢肌力正常,能正常工作。患者一直坚持颈腰功能锻炼。

3. 施杞医案

(1)沈某,男,70 岁,1998 年 8 月 13 日就诊。

患者腰痛,间歇性跛行 2 月余。素有腰痛,近 2 个月步行半里路程,即感右下肢麻木,胀痛。有室性早搏史。胃纳、二便、夜寐均可。苔薄腻,脉弦小。检查见腰椎压痛(+),叩击痛(+)。MRI 检查示 L_3/L_4、L_4/L_5、L_5/S_1,椎间盘突出,椎管狭窄。

辨证:气血不和,肝肾不足。

诊断:腰椎间盘突出症,腰椎管狭窄症。

治则:调和气血,补益肝肾。

处方:炙黄芪 30g,党参、丹参各 15g,全当归 12g,大川芎 15g,赤芍、白芍各 12g,京三棱 18g,蓬莪术 18g,补骨脂 12g,骨碎补 12g,地鳖虫 12g,汉防己 18g,九香虫 9g,香谷芽 12g,炙甘草 6g,川牛膝 12g。水煎服,14 剂。

14 剂后诸恙明显缓解。

二诊：1998 年 9 月 27 日。守原法再调摄 21 剂诸恙均缓。

按：本案为腰椎管狭窄症，施氏以黄芪合四物汤加棱术，调气活血逐瘀，合以补骨壮骨之味而施治的例子。

（2）李某，男，61 岁，2001 年 11 月 12 日就诊。

患者腰痛，间歇性跛行已 10 年，步行仅 20～30 米。诉腰痛不能久坐，疼痛缠绵，伴下肢麻木，面色少华，精神萎靡不振，便溏，夜尿 2～3 次，胃纳尚可。苔薄腻，质紫，脉沉细滑。腰椎 X 线片提示椎体前后缘骨质增生，L_4/L_5、L_5/S_1 椎间隙变窄；腰 CT 提示 L_4/L_5、L_5/S_1 椎间盘突出，$L_4～S_1$ 腰椎管狭窄，测量其矢状径＜13mm，侧隐窝的宽度＜3mm。

辨证：气虚血瘀，兼有痰湿阻滞。

治则：益气活血，祛痰除湿通络。

处方：生黄芪 30g，全当归 9g，赤白芍各 12g，白僵蚕 18g，全蝎 3g，三棱 15g，莪术 15g，汉防己 15g，川楝子 9g，延胡索 12g，补骨脂 12g，巴戟天 12g，川桂枝 9g，熟附片 12g，半夏 12g，陈皮 12g，云茯苓 12g，制胆星 12g，广郁金 12g，川牛膝 12g，香谷芽 12g，丝瓜络 12g，炙草 5g。

14 剂后，2001 年 11 月 26 日次诊，腰痛已少，步行可达 700～800 米，苔薄脉细，再前法。原方去川楝子、延胡索，加大熟地 12g，山萸肉 12g，制川乌 9g。再服 28 剂后，腰痛，下肢轻微麻木，病情稳定。

2003 年 11 月 17 日曾以膏方调治。

2004 年 11 月 28 日复诊，诉已无腰痛，目前可爬山，步行 2000 米。再拟膏方调补肝脾肾，以防复发。

4. 石仰山医案

郭某，男，42 岁，1987 年 9 月 8 日就诊。

腰腿痛年余，曾在外院行麻醉下推拿，症反甚，后来外院行 $L_4～S_1$ 椎管探查，黄韧带切除术，已 3 个月，仍卧床不起，左侧坐骨神经分布区仍感疼痛，骶臀及两下肢按之有麻木感，皮肤不温，感觉迟钝，两侧膝反射、踝反射消失，肌肉明显萎缩，苔薄白，质淡胖，脉沉细，乃属瘀凝阻滞于骨节筋膜，督脉经气失养，治拟化瘀益气，温通督脉。予以外敷三色三黄膏加接骨粉、丁桂散。

诊断：椎管探查术后。

辨证：瘀凝阻滞，督脉失养。

治则：化瘀益气，温通督脉。

处方：炙黄芪 30g，党参、丹参各 12g，当归 9g，川芎 9g，桃仁 9g，红花 6g，赤芍、白芍各 9g，制草乌 9g，地龙 9g，牛膝 12g，鹿角片 9g，鸡血藤 12g，路路通 12g。7 剂。

9 月 15 日次诊，腰腿痛依然，两下肢畏冷，苔薄白，脉沉细，再拟上方服用。予以外敷三色三黄膏加接骨粉、丁桂散。

处方：炙黄芪 30g，党参、丹参各 12g，当归 9g，川芎 9g，桃仁 9g，细辛 3g，白术、白芍各 9g，制草乌 9g，地龙 9g，牛膝 12g，桂枝 6g，灵磁石 30g（先煎）。7 剂。

9 月 22 日三诊，腰腿痛依然，两下肢畏冷减瘥，仍麻痛，股四头肌及腓肠肌仍萎缩，苔薄白，脉细，再拟上法。予以外敷三色三黄膏加接骨粉、丁桂散。

处方：炙黄芪 30g，党参、丹参各 12g，当归 9g，川芎 9g，桃仁 9g，细辛 3g，白术、白芍各 9g，杜仲 9g，地龙 9g，牛膝 12g，桂枝 6g，苁蓉 12g，鹿角片 9g，佛手片 6g。7 剂。

9 月 29 日四诊，腰腿痛仍觉，皮肤清冷及痛觉迟钝较前减瘥，胃纳较振，苔薄白，脉细，再拟益气化瘀，温通督脉。予以外敷三色三黄膏加接骨粉、丁桂散。

处方：炙黄芪 30g，党参、丹参各 12g，当归 9g，川芎 9g，桃仁 9g，细辛 3g，白术、白芍各 9g，杜仲 9g，地龙 9g，牛膝 12g，桂枝 6g，苁蓉 12g，鹿角片 9g，佛手片 6g，锁阳 9g。7 剂。

10 月 6 日五诊，椎管探查术后近 4 个月，腰腿痛渐减，两下肢肌肉渐丰，胃纳如常，苔薄白脉细，再拟上法。予以外敷三色三黄膏加接骨粉、丁桂散。

处方：炙黄芪 30g，党参、丹参各 12g，当归 9g，川芎 9g，桃仁 9g，细辛 3g，白术、白芍各 9g，杜仲 9g，地龙 9g，独活 9g，苁蓉 12g，川牛膝、怀牛膝各 12g，鹿角片 9g，佛手片 6g，锁阳 9g。7 剂。

10 月 13 日六诊，腰腿酸痛经治减瘥，两下肢筋力渐增，已能扶持行走 10 分钟左右，苔薄白，脉细。再拟上法。予以外敷三色三黄膏加接骨粉、丁桂散。

处方：炙黄芪 30g，党参、丹参各 12g，当归 9g，川芎 9g，桃仁 9g，细辛 3g，白术、白芍各 9g，杜仲 9g，地龙 9g，独活 9g，苁蓉 12g，川牛膝、怀牛膝各 12g，炒广皮 6g，砂仁 3g，生地黄、熟地黄各 12g。7 剂。

八、经验与体会

1. 动静结合、筋骨并重——前屈滚腰法以扩大椎管容积

林定坤教授主张在疾病发生之时，患者需要运动与静养相结合。动者要有针对性和适应性，不能无原则地运动，而是通过动来缓解神经的压迫和强化腰椎周围的肌肉。静就是要适当休息，尤其是急性发作期，更需要减少负重和行走。同时适当的静，也是培养精气的重要手段，除身体静养外，也强调心静，心静才能神安，体内的修复能力才能增强。

林教授认为腰部的肌肉韧带和椎骨关节是一整体，不可分割。椎间盘的病变，很可能伴有肌肉韧带的病变，腰椎管狭窄者，腰大肌及骶棘肌常萎缩。在诊断腰椎管狭窄症时须"筋骨并重"。其多年的临床经验总结，发现前屈滚腰法确实可改善椎管的有效容积，减轻对马尾神经的压力，协同训练腰、腹肌肉力量，平衡协调肌肉韧带组成的动态结构与骨关节组成的静态结构，做到动静结合、筋骨并重，对腰椎管狭窄症有良好的疗效。

前屈滚腰法作为林教授治疗腰椎管狭窄症的首要治疗方法，集医者的手法和患者的练功方法而成。该法主要包括 3 个方面：第一，卧位（俯卧或侧卧）手轻推柔腰背部肌肉；第二，平卧并腿抬高以锻炼腰腹和下肢肌力；第三，屈髋收腹滚腰以调椎管。

首先，患者俯卧位，老年和体质较弱者采用侧卧位。患侧在上，医者立于患者的侧方。以推、揉、搓等手法疏理椎旁肌肉和棘上韧带（膀胱经和督脉），然后掌根部揉按腰部和骶后部，使腰部的肌肉发热，同时轻轻地左右摇摆腰椎和骨盆，禁用按压的手法使腰椎前凸。

其次，患者平卧，左右并腿伸直膝关节，并腿抬高约 60°，然后屈髋屈膝，收腹使大腿尽量向腹壁处靠拢。此时，医者在患者的侧方，左右手分别托于患者的项背部和大腿后侧，将患者的上半身向上抬，同时将大腿向上压，完成"滚腰"的动作。部分患者可因伴下肢放射性疼痛，或身体柔韧度不够，或下肢、腹肌力量不足等难以做到并腿直腿抬高，可改为屈腿下进行。

2. 内外兼治

内治法与外治法并用，达到内调气血与外治筋骨的作用。林教授认为，中医学中腰为肾之

府，腰的功能反映肾气的盛衰。腰腿痹病，不仅要治疗腰部的筋骨，还要内治与之相关之气血，达到内外环境的统一协调。腰椎管狭窄症者，大部分为本虚标实证。虚者肝肾亏虚也，标者多以内生之痰瘀为主，或伴风寒，或寒湿，或湿热。治疗时，分不同的阶段调治筋骨的同时，内治则须补虚为主，兼祛诸邪，派生出诸如益气活血、温肾化痰、温经散寒、清利湿热等法则。在此法则的指导下，应用中药内服、手法、练功或针灸等疗法，以提高体质、消除神经水肿、改善血运、促进神经炎症吸收及加快神经自我修复能力。

内外法并用，是林教授常常强调的。手法和针灸，都是外治法，但都能内调气血外治筋骨，但作用的靶点不一样。手法能改善腰椎管的形态的病理，这是非常有用的。而针灸的长处则不同，针刺的止痛作用已经得到证实。而灸法，则取之温补能力强，对于虚弱者和虚寒者尤其重要，其作用的靶点，则是针对椎管内的血运和炎症反应。

林教授认为，老年人椎管狭窄患者中，许多人身上还兼有许多内科疾病。本身的内服药很多，内服药用起来有许多禁忌，尤其是西药。因此，外治法显得特别重要。而在内治法中，大部分患者都用中药汤剂，在腰椎管狭窄症的病机方面，详细辨证，结合整体情况随机处方用药。常用的方剂有益气养经汤加减（生黄芪、当归、赤芍、地龙、川芎、桃仁、红花、怀牛膝），如伴气滞血瘀、风寒湿热等实证，则辅以行气化瘀、温经散寒、清热利湿之法，加用柴胡、香附药对以理气，麻黄、桂枝药对以散寒，牛蒡子、僵蚕药对以化痰湿，虫类药以破痰瘀，黄柏以泻湿热等。病程较长，久病及肾，入络成瘀或痰瘀互阻，故在疾病中期，重视顾护肝肾以温肾化痰，如温肾化痰汤加减（熟附子、肉桂、干姜、黄芪、巴戟天、杜仲、茯苓、白术、僵蚕、白芥子、地龙、牛膝、当归、炙甘草）。

3. 医患合作——重视对患者的健康教育和患者的自我调节

林教授非常重视患者日常的康复训练及生活起居。其强调医患合作，医生必须认真指导患者行练功康复锻炼，同时患者应主动配合，掌握练功步骤。医生要对患者讲解其病情，还要教会患者有益的生活起居，以及强化腰部功能的训练，即练功方法。只教不算，教会了才算。而患者对医生有强的信任感及依从性，才能主动学习，并持之以恒，达到控制发病的目的。对于腰椎管狭窄者，要重视加强腰背肌、腰大肌和腹肌的肌力和协调性，这是维持腰椎稳定的基础，故在临床上须强调腰肌和腹肌的协同训练以加强肌力；此外，进行练功等活动之时，切不可行增加椎管狭窄的动作。为此，林教授设计的前屈滚腰法，是需要医患共同完成的，在这种治疗或练功过程中需要医患的深度合作，也增进了医患的感情。

4. 慎重选择手术，严格把握手术适应证

林教授认为，中老年腰椎管狭窄症患者应慎重选择手术、严格把握手术适应证。一般先采用保守治疗，且大部分有效，特别是对于腰椎管轻到中度狭窄、症状相对轻，初次发作，高龄，体弱多病者。然而，严重、复杂的狭窄也不是保守治疗的禁忌，如多节段的狭窄，其保守治疗效果与狭窄节段多少并无关系；对于伴有退变性滑脱或侧弯明显者，也可采用保守疗法，如通过行腰椎动力位片了解屈伸度对失稳的影响，以针对性地采用保护体位，降低腰椎失稳进一步加重的风险。对于患者而言，即使保守治疗效果不佳，再选择手术治疗仍可获得明显疗效；但是，多节段狭窄者无论采用保守治疗还是手术疗法都比单节段狭窄者效果差。对于顽固性疼痛或合并腰椎失稳者，经以上治疗或硬膜外封闭等消炎止痛保守方法无效、有马尾神经损伤表现者，则常考虑手术治疗，去除压迫的病理因素是主要的，必要时重建脊柱稳定和承载功能。

第十节　腰椎滑脱症

腰椎滑脱症（lumbar spondylolisthesis）是指腰椎椎体间因先天或外伤等因素椎弓根峡部骨性连接发生异常而发生的椎体间的前后移位，并由此引起的以腰痛及下肢神经根性痛为主的症候群。根据椎弓根峡部的完整性与否可分为真性滑脱及假性滑脱。其中无椎弓根峡部不连，一个或数个椎体向前或向后移位，滑脱程度一般在30%以内者，称假性滑脱；椎弓根峡部不连所致的腰椎滑脱症，称为真性滑脱（图2-39）。腰椎滑脱好发于第5腰椎和第4腰椎，女性发病率高于男性，发病率约为5%。本病属传统医学"腰痛"或"痹证"范畴。

一、分　　型

1976年，Wiltse与Newman-Maenab根据其病因将腰椎滑脱分为先天发育不良性、峡部病变性、退行性、创伤性和病理性5种。

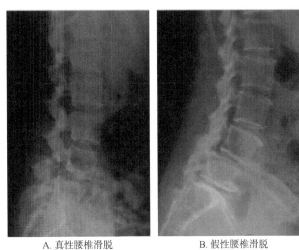

A. 真性腰椎滑脱　　　　B. 假性腰椎滑脱

图2-39　腰椎滑脱

1. 先天发育不良性腰椎滑脱

由于骶骨上部、小关节突发育异常或第5腰椎椎弓缺损，从而缺乏足够的力量阻止椎体前移。峡部可以是正常的，也可能狭长而薄弱，甚至断裂。由于先天性异常的存在，行走后会发生滑脱，这种类型的腰椎滑脱通常小于30%，仅少数滑脱严重，同时可伴有移行椎、骶裂、浮棘、菱形椎等其他下腰部畸形，有遗传因素。

2. 峡部病变性腰椎滑脱

其基本病变在关节突间椎弓峡部，可分峡部疲劳骨折、峡部狭长而薄弱及峡部骨折等3个亚型。仅有峡部病变而椎体向前滑移者又称峡部崩裂。

（1）峡部疲劳骨折：最常见于50岁以下者。与患者进行剧烈活动和长时间处于背伸的坐位有关。背伸时，腰椎峡部要承受更大的压力和剪切应力，由于峡部疲劳骨折而分离或吸收，使上位椎体向前滑出。

（2）峡部狭长而薄弱：峡部重复多次的疲劳微小骨折，其愈合时使峡部延长但未断裂，同时允许椎体前移。现多数学者认为狭长的峡部是先天发育不良所致，并将其归入第一类。薄弱的峡部最终会断裂，但在 X 线片或术中发现残根的长度要大于正常人，这一点与单纯的峡部疲劳骨折不同。

（3）峡部骨折：严重的创伤，可同时伴有椎体滑脱，但更常见的是仅有腰椎峡部崩裂而无滑脱。

3. 退行性腰椎滑脱

由于长时间持续的下腰不稳或应力增加，相应的小关节发生磨损、退行性改变。关节突逐渐水平化，加之椎间盘退变、椎间不稳、纵韧带松弛，从而逐渐发生滑脱，但峡部仍保持完整，故又称假性滑脱，退行性滑脱发病多见于 50 岁以后，女性的发病率是男性的 3 倍，多见于第 4 腰椎，其次是第 5 腰椎。滑脱程度一般在 30%以内。

4. 创伤性腰椎滑脱

创伤引起椎体的各个结构如椎弓、小关节、峡部等骨折，不是峡部孤立骨折，椎体前后结构连续性破坏导致滑脱。

5. 病理性腰椎滑脱

肿瘤、炎症或全身及局部的其他病变，如佩吉特病、梅毒病变、骨质疏松等，累及椎弓，峡部，上、下关节突，使骨质破坏，或是椎间盘韧带结构的病变破坏了局部的稳定性，造成椎体后结构稳定性丧失、发生滑脱。

腰椎手术后，破坏脊柱之后结构而发生滑脱，又称医源性滑脱或获得性滑脱。有学者报告腰骶融合术后，因应力上移，于上位腰椎发生峡部疲劳骨折的病例。

二、临床表现

1. 症状

大多数的腰椎滑脱早期没有症状，常在体检时无意发现。出现症状时主要表现为下腰痛，有时伴有臀部和腿部疼痛。其程度多数较轻，疼痛与腰椎的活动有关，腰部负荷加大时腰腿痛加重，卧位时减轻，可有缓解期。腰痛初为间歇性，以后可呈持续性，严重影响正常生活，休息不能缓解，部分患者疼痛可波及小腿和足部，并伴行走无力，少数可有马尾神经损伤的症状，如会阴部麻木、小便潴留或失禁。若合并腰椎间盘突出症，则可表现为坐骨神经痛症状。

2. 体征

通常生理曲度加大，棘突、棘间或棘突旁可有压痛，可触及明显的阶梯，腰部前屈可无受限，受累神经根支配区域的肌力、感觉减退，甚者可出现一侧或双侧的下肢肌张力减低，肌力下降，并伴轻至中度的肌肉萎缩。有马尾神经损伤者可出现会阴部麻痹、肛门括约肌松弛等。

三、诊断要点

腰椎滑脱症的诊断包括症状、体征及影像学表现。

1. 影像学表现

（1）X 线片：拍摄腰骶正侧位和斜位片。可显示腰椎峡部裂、椎间滑移程度、椎间隙的宽度及骨质增生等情况。侧位片是重要的诊断手段，可观察并测量滑脱的程度。Meyerding 分类：Ⅰ度滑脱的移位为 0%～25%，Ⅱ度滑脱移位为 25%～50%，Ⅲ度滑脱移位为 50%～75%，Ⅳ度滑脱移位＞75%。近年来，也有学者提出将滑脱移位＞100%者称为Ⅴ度滑脱。

斜位片可清晰显示椎弓峡部图像，此位置正常椎弓附件投影形似"猎狗"，狗嘴为同侧横突，狗耳朵为上关节突，狗眼为椎弓根纵断面，狗颈为峡部，狗身为同侧椎板，前后腿为同侧及对侧下关节突，狗尾为对侧横突。椎弓根崩裂时，峡部可见一带状裂隙，称"狗带项圈征"。腰椎过伸过屈位X线片可显示滑脱椎体随体位改变而出现进一步的位移改变。

（2）椎管造影、CT、MRI检查：可清楚显示椎管狭窄、硬膜囊受压的情况，滑脱明显者碘柱呈阶梯状，有时中断。CT在切层时要沿椎弓根行径切层，否则容易引起漏诊。CT尚可显示椎管狭窄的情况，以及受累节段的椎间盘的膨出等情况。MRI有助于观察腰椎神经根受压情况及各椎间盘的退变程度。

2. 诊断思路

（1）要点

1）下腰痛，有时伴有臀部和腿部疼痛。其程度多数较轻，初为间歇性，以后可呈持续性，疼痛与腰椎的活动有关，腰部负荷加大时腰腿痛加重，卧位时减轻，可有缓解期。少数可有马尾神经损伤的症状。

2）影像学检查所见与临床表现相符。

3）临床诊断依靠症状、体征和X线片，尤其是腰椎左右斜位片，通常并不困难，必须明确：①椎弓崩裂、脊椎滑脱与腰痛的关系，是否为腰痛的原因。②是否有神经根或马尾神经受压的症状。

（2）鉴别诊断：需与能够引起腰痛和下肢放射痛的腰部其他疾病，如腰椎间盘突出症、腰椎管狭窄症、腰肌急慢性损伤、椎管内肿瘤、多发性神经根炎等相鉴别。除临床症状外，X线片是否有峡部裂与椎节滑脱，是鉴别的特征。

四、治　疗

有相当一部分峡部裂和Ⅰ度滑脱者并无症状，一般不需要治疗，但需避免重体力劳动，并加强腹肌锻炼；对症状轻微的Ⅰ度滑脱，采用非手术治疗；如伴有明显的腰痛并伴有神经支配区域异常，则需要手术治疗。

1. 手法治疗

手法治疗原则是改善腰肌高张力状态，恢复腰椎稳定，改善腰椎承重力线。但手法务须刚柔和缓，轻快稳妥，力度适当，切忌强力按压和扭转腰部，以免造成更严重的损害。适用于Ⅰ度腰椎滑脱症或退行性滑脱症。

2. 中药内服

（1）肾精不足证：治宜补肾益精。方用左归丸加减。

（2）痰湿痹阻证：治宜除湿化痰，温经通络。方用独活寄生汤加减。

（3）气虚血瘀证：治宜益气养血，活血化瘀。方用补阳还五汤加减。

3. 手术治疗

腰椎峡部骨裂引起腰椎滑脱其病理改变是不可逆的，产生疼痛后，经过非手术治疗，部分是可以缓解的，但相当一部分患者只是短时间的缓解；随着时间的推移，滑脱可能加重，伴随椎管和神经根出口的狭窄也渐加重，有时引起持续性的神经牵拉和压迫，症状不能解除，需用手术的方法来解决。手术原则是减压、复位、融合和稳定脊柱。

（1）手术适应证

1）Ⅱ度以下，顽固性腰背痛，或原有症状加剧，经保守治疗后不能缓解。

2）下肢出现神经症状或马尾压迫综合征。

3）病程长，进行性滑脱者。

4）无或有症状，滑脱大于 50%，处于生长发育期的青少年。

（2）常用的手术方法

1）神经减压术：减压是缓解重度腰椎滑脱症患者症状的有效手段，所采取的主要方法有全椎板或半椎板切除、节段性开窗等，而减压范围包括椎间盘、黄韧带、侧隐窝和增生的关节突。

2）脊柱融合术：坚强的生物性融合是获得长期稳定性的重要保障，脊柱融合方法按植骨部位可分为椎间融合、后外侧融合和椎体环周融合等。

3）脊柱内固定术：目前多采用椎弓根钉内固定方式（图 2-40）。

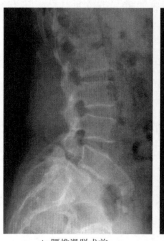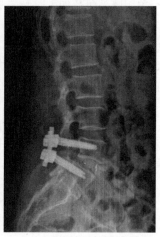

A. 腰椎滑脱术前　　　　　　　　　　B. 腰椎内固定术后复位

图 2-40　腰椎内固定术

4）峡部关节处直接修复术：峡部修复术方式多样，现常用术式包括 Buck 法、改良 Scott 法、椎弓根钉-椎板钩法等，受患者解剖变异的影响，各有其适用范围。

5）微创手术治疗：近年来，随着微创脊柱外科技术的进一步发展，管道下腰椎固定融合术、经皮腰椎体间融合术、腹腔镜下腰椎滑脱前路手术等腰椎滑脱症的微创术式在临床上的应用日益广泛。

五、预防与调理

手术治疗后约 3 个月内，多数患者需要腰围保护；术后少做腰部扭转、弯腰及负重活动。

第十一节　膝骨关节炎

膝骨关节炎（knee osteoarthritis）是指膝关节软骨出现原发或继发性退行性改变，并伴有软骨下骨质增生，从而使关节逐渐被破坏及产生畸形，影响膝关节功能的一种退行性疾病。疾病整个过程涉及关节软骨、软骨下骨、韧带、关节囊、滑膜及关节周围肌肉。它开始表现为膝关节软骨生化代谢的异常和结构上的损害，进而发生退行性改变，产生纤维化、缝隙、溃疡及整个关节面的缺损，导致关节疼痛和功能丧失。在 50 岁以上人群中，骨关节炎在导致长期残疾的疾病中仅次于心血管疾病，排名第二。膝骨关节炎女性较男性多见，尤其多见于中老年肥胖女性。女性发病多开始于 40 岁，男性发病多开始于 50 岁；其中 55～60 岁发病率最高，70 岁以上发病率几乎达到 80%～90%。本病属中医的"痹证""骨痹""膝痹"等范畴。

一、病　因

原发性膝骨关节炎的发病原因目前尚不清楚，其可能为多因素作用的结果。

1. 年龄

临床发现，本病的发生率随年龄的增长而上升，特别是到中老年期，患病率明显升高。可能与下列因素有关：①中年以后神经肌肉功能逐渐减退，由于运动不协调而导致关节损伤。②随着年龄的增长，骨中无机盐的含量进行性增高，导致骨的弹性和韧性减低。同时供应关节的血流量减少，关节软骨因营养减少而变薄、基质减少、纤维化，使关节内负重分布发生改变，关节面及关节软骨易受损伤。③绝经前后的妇女，由于雌激素失衡而使骨质丢失增加，发生骨质疏松。

2. 损伤和过度使用

损伤和过度使用是较为公认的原因之一。

3. 肥胖

国外有人统计发现，37 岁时超过标准体重 20% 的男性，其患原发性膝骨关节炎的危险性较标准体重者高 1.5 倍，而女性肥胖者患病的危险性较标准体重者高 2.1 倍。也可能与关节负重增大和肥胖引起的姿势、步态、运动习惯等有关。

4. 遗传

许多继发性膝骨关节炎有明显的遗传倾向。

5. 其他

其他引起膝骨关节炎的原因还有关节软骨基质的改变、骨内压升高等。

在多种原因单独或共同作用下，膝骨关节炎病理变化主要包括关节软骨变化、软骨下骨质改变、滑膜病变、肌肉的改变等。关节软骨是膝骨关节炎最早病变的部位。病理改变主要是早期关节软骨表面的胶原纤维退化及后期软骨面的磨损，软骨间质的破坏不断发展而导致关节功能逐步丧失。其次就是软骨下骨的改变，骨关节炎时，软骨剥脱，软骨下骨质暴露，骨髓内血管和纤维组织增生，产生新骨，形成硬化层，硬化区在压应力作用下，骨质发生微骨折、坏死及囊性变，继而软骨边缘出现骨赘新生物，软骨下骨髓内骨质增生，囊肿形成。

滑膜病变在膝骨关节炎进程中起重要作用。滑膜和关节囊在骨关节炎初期虽无变化，但后期剥脱的软骨附着在滑膜上，刺激滑膜增生肥大，关节滑膜受脱落软骨碎片的刺激而充血、水肿、增生、肥厚、滑液增多；肥大的滑膜或形成皱襞，嵌夹在关节间，造成关节交锁、滑膜卡压等引起滑膜炎。滑膜炎促使血管增生及释放大量炎性介质，进一步降解软骨，如此周而复始，造成恶性循环。

《素问·脉要精微论》指出："膝者，筋之府，屈伸不能，行则偻附，筋将惫矣。"《张氏医通》指出："膝为筋之府……膝痛无有不因肝肾虚者，虚则风寒湿气袭之。"倘若素体禀赋不足，或后天失养，内伤七情等导致正气虚弱，而风、寒、暑、湿、燥、火、痰、瘀等淫邪入侵，蕴积搏结于骨节而发生骨关节痹病。因此，膝痹证病本在肝肾虚，病标在风寒湿阻，瘀血闭阻，属本虚标实之证。

二、临床表现

膝骨关节炎（图2-41）主要表现为膝关节疼痛和功能障碍。关节疼痛在早期可仅表现活动时隐痛，随着患者病情的发展，疼痛逐渐加重，性质改变为胀痛，在上下楼、下蹲、起立时明显，严重时在静止状态也可有疼痛发作。有的表现为在行走过程关节腔内砾轧音、关节打空、绞索；有的表现为关节僵直。严重的膝骨关节炎患者还可伴有关节肿胀、周围水肿、肌肉萎缩等。关节功能障碍包括关节僵硬、不稳、屈伸活动范围减少，步行能力下降等。关节僵硬是指经过休息，或长时间处于某一体位后，自觉活动不利，特别是起动困难，胶滞。不稳有伸膝支撑稳定力量减弱和侧向不稳，表现为步态摇摆。屈伸活动范围减少常常由于膝关节疼痛肿胀，被迫轻度屈曲位以增加关节腔内容积，久之则腘绳肌痉挛，伸直受限。

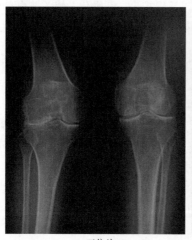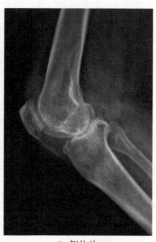

A. 正位片　　　　　　　　　　　　　　B. 侧位片

图2-41　膝骨关节炎正侧位 X 线片

三、诊断要点

膝骨关节炎诊断多采用美国风湿病学会 1995 年的诊断标准。

1. 临床诊断标准

①前月大多数时间内有膝痛。②有骨擦音。③晨僵<30 分钟。④年龄≥38 岁。⑤膝检查示骨性肥大。

满足①②③④或①②⑤或①④⑤者可诊断为膝骨关节炎。

2. 临床、实验室和放射学诊断标准

①前月大多数时间内有膝痛。②X 线片示关节边缘有骨赘。③关节液检查符合骨关节炎。④年龄≥40 岁。⑤晨僵<30 分钟。⑥关节活动时有骨响声。

满足①②或①③⑤⑥或①④⑤⑥者可诊断为膝骨关节炎。

3. 鉴别诊断

本病需与风湿性关节炎、类风湿关节炎、膝关节非特异性滑膜炎、髌骨软化症、色素绒毛结节性滑膜炎等相鉴别。

（1）风湿性关节炎：有链球菌感染史，并常于再次接触链球菌感染时而复发，也表现为游走性。活动期血沉增快，抗"O"阳性。X线检查多无异常发现。

（2）类风湿关节炎：可发生于任何年龄，女性多于男性，游走性，有晨僵现象，好发于四肢小关节，类风湿因子多为阳性，久发病例X线片常见关节骨质疏松及不同程度骨质破坏。

（3）膝关节非特异性滑膜炎：表现为反复出现的膝关节积液，浮髌试验阳性。关节肿胀程度与疼痛不一致，肿胀常很严重，但关节疼痛相对较轻。X线片仅显示软组织肿胀。

（4）髌骨软化症：也属于退行性疾病，重点累及髌股关节，表现为上下楼梯、下蹲起身膝前疼痛，髌骨研磨试验阳性，髌骨内侧关节面常有压痛，X线髌骨轴位片可见髌股关节间隙狭窄，关节面不光滑。

（5）色素绒毛结节性滑膜炎：多见于膝关节、髋关节、踝关节，表现为受累关节反复肿胀，全身无症状，血沉不高，X线片早期仅可见软组织肿胀，晚期可见边缘骨性破坏，关节液穿刺呈暗红色或咖啡色。

四、治　疗

1. 手法治疗

（1）轻度捏拿法：嘱患者仰卧，患肢取中立位，如果膝关节不能完全伸直，应在腘窝处垫实，以稳定膝关节的位置，避免造成膝关节医源性损伤。术者站于患侧施术。捏拿从上至下，手法宜轻宜柔，频率不宜高，对髌骨上下缘、内外侧缘做顺理肌筋手法，以达宣通气血、舒筋活络、缓解痉挛的功效。

（2）抱膝按揉法：患者仰卧位，患肢屈曲约100°，术者迎患腿侧坐。双手掌部在患肢两侧相对环抱揉按，力量适中，由轻到重，速度不应快，以患者舒服为度。经约1分钟揉按后，术者立于患侧帮助患者进行膝关节伸屈活动，不可过于勉强，逐步加大伸屈幅度，经数次伸屈活动后，嘱患者尽量将膝关节伸直，术者扶按髌骨，沿髌股关节面做上下、左右慢慢按压推拉、研磨等手法。然后使患者尽量放松患肢，使患肢尽量伸直，如伸直不完全者，术者双手掌扶于膝关节使之徐徐加压使其伸直，然后再帮助患者练习屈曲活动。伸直和屈曲的程度因人而异，逐渐加大幅度。本法对髌股关节起到模造作用，同时有舒筋活血、剥离粘连、消炎止痛、恢复关节功能等作用。

（3）运膝法：患者仰卧位，术者站于患侧，嘱患者屈髋、屈膝各90°，术者一手扶住膝关节固定患肢位置，另一手握住小腿下端，沿顺时针方向画圆。画圆的幅度均由小到大，速度稍慢，手法和缓轻柔。然后再做逆时针旋转，要领同前。此手法旨在使小腿带动膝关节活动，有促进关节血液循环、缓解膝关节筋肌痉挛、松解膝关节周围粘连、恢复膝关节功能等作用。

2. 针灸疗法

针灸疗法可分为针刺法、灸法、刺络拔罐法、火针温灸拔罐法、水针穴位注射法等。

3. 中药内服

（1）瘀血阻滞证

1）主症：膝痛日久，反复发作，绵绵难愈，或痛而剧烈，或麻而不仁，或不痛而麻，或伴手足无力，肢体偏瘫，舌质淡暗，或有瘀斑，苔白腻，脉细滑或涩。

2）治则：活血化瘀，祛痰通络。

3）方药：身痛逐瘀汤加减。

（2）阳虚寒凝证

1）主症：膝部肿胀，膝关节内有积液，膝部酸痛沉着，活动不便，疼痛缠绵，阴雨天气加重，舌质淡红，苔薄白腻，脉濡缓。

2）治则：祛风胜湿，温经通络。

3）方药：独活寄生汤加减。

（3）肾虚髓亏证

1）主症：膝部酸痛反复发作，无力，关节变形，伴有耳鸣，潮热，入夜蒸蒸而热，腰酸，盗汗，夜来多梦，色干红，苔少或薄，脉细数。

2）治则：滋阴清热，补益肝肾。

3）方药：清骨散、知柏地黄丸。加减：纳呆便溏则加茯苓 30g，白扁豆 10g，山药 15g 以健脾利湿。

4. 中药外治法

应用中药外治关节局部病变的相应部位，方法简便易行，无明显副作用，对减轻或缓解疼痛及改善关节的活动功能有良好的效果。

中药熏洗：使用金桂外洗方（半风荷 60g，入地金牛 60g，生川乌 30g，生草乌 30g，宽筋藤 30g，海桐皮 30g，大黄 18g，桂枝 18g），用于关节炎后期关节强直拘挛、疼痛麻木等。借助药力和热疗综合作用于患膝，改善局部血液循环，消除关节周围炎症。

5. 功能锻炼

（1）股四头肌舒缩锻炼法：膝关节疼痛较重或关节积液时，多主张限制患肢活动或不负重活动，在疼痛能耐受的情况下，尽早行股四头肌舒缩锻炼。

（2）膝关节伸屈活动法：患者坐在床边，将膝置于床旁，然后尽量伸直膝关节，保持伸直位，有酸胀感时、缓慢屈曲膝关节，反复进行锻炼。

（3）直腿抬高锻炼法：患者仰卧位，先屈膝关节并将腿部抬起，然后伸直膝关节并保持有酸胀感地屈曲膝关节，反复进行锻炼。上述方法每日 3～5 次，循序渐进，直到能正常行走。

6. 西医治疗

（1）口服药物：对乙酰氨基酚、非甾体抗炎药（NSAID）、阿片类药物等。

（2）注射药：①糖皮质激素，关节腔注射长效糖皮质激素可缓解疼痛、减少渗出。疗效持续数周至数月，但在同一关节不应反复注射，注射间隔时间不应短于 4～6 个月。②透明质酸（玻璃酸），非药物疗法和单纯止痛疗效不佳的膝骨关节炎可采用关节腔内注射透明质酸类制剂治疗。对减轻关节疼痛、增加关节活动度、保护软骨均有效，治疗效果可持续数月。对轻中度的膝骨关节炎具有良好的疗效。每周 1 次膝关节腔内注射，4～6 周为 1 个疗程。注射频率可以根据患者症状适当调整。③NSAID，肌内注射起效快，胃肠道反应不明显。

（3）局部外用药：①NSAID，局部外用 NSAID 制剂，可减轻关节疼痛。不良反应小。②辣椒碱，辣椒碱乳剂可消耗局部感觉神经末梢的 P 物质，减轻关节疼痛和压痛。

（4）骨关节炎慢作用药（DMOAD）及软骨保护剂：此类药物一般起效较慢，需治疗数周才见效，故称骨关节炎慢作用药。具有降低基质金属蛋白酶、胶原酶等活性的作用，既可抗炎、止痛，又可保护关节软骨，有延缓骨关节炎发展的作用。但目前尚未有公认的理想的药物，常用药物有氨基葡萄糖、双醋瑞因、硫酸软骨素、双膦酸盐等，可能有一定的作用。

7. 手术治疗

（1）关节镜清理手术

1）手术适应证：症状明显，时间短，保守治疗不佳者，或明确有膝关节游离体。临床表现和X线片明确诊断为骨关节炎，关节间隙狭窄不明显，关节力线排列基本正常，中度症状骨关节炎。

2）关节镜清理术：涵盖了关节内冲洗、半月板成形、纤维化软骨清理、关节修整或打磨、部分滑膜切除、游离体摘除、滑膜皱襞成形、外侧支持带松解等术式。

（2）软骨移植术

1）手术适应证：有症状的位于股骨关节面的全层软骨损伤，患者年龄为15～55岁，软骨损伤为Outbridge分级Ⅲ～Ⅳ级，有学者建议病损范围<2cm²。

2）手术方法：①术前准备，完善膝关节MRI检查确认病灶位置大小；确认手术适应证。②髌内缘做弧形切口，屈曲暴露膝关节病灶，圆头磨钻打磨病灶，小环钻取出病灶骨质至软骨下骨15～25mm。③小环钻取非负重区软骨带软骨下骨相应长度的骨柱，植入软骨缺损区。④术后可马上进行全范围关节活动，需2～3周免负重，随后2周部分负重，负重30～40kg。

（3）胫骨高位截骨术

1）手术适应证：年龄<55岁，体形无肥胖，要求活动量大，术前活动度屈曲达到90°，屈曲挛缩<15°，内翻<10°，单间室关节炎，膝关节稳定性好。

2）手术方法：①外侧闭合胫骨高位截骨术（closed wedge high tibial osteotomy，CWO），取膝外侧纵行切口，切口位于腓骨小头与胫骨结节之中线，打开近端胫腓关节，近端截骨于关节面下2cm，平行于关节面进行，保留内侧部分骨皮质；远端斜行截骨按术前设计角度进行，外翻折顶，以Giebel槽式钢板固定。②内侧撑开胫骨高位截骨术（open wedge high tibial osteotomy，OWO），取膝内侧纵行切口，在X线透视下以修整的自体髂骨植骨，楔形骨块外缘高度为5～13mm，另取部分碎骨植入截骨间隙以MAY解剖型钢板固定。术前设计截骨角度以患膝术后胫骨股骨角达到外翻9°为度。

（4）全膝关节置换（图2-42）

1）手术适应证：老年人有膝关节疼痛、功能障碍，有或无膝关节畸形，严重影响工作、生活，保守治疗无效。

2）手术方法：①恰当暴露关节；②假体大小应尽量符合原来的解剖直径，保证假体精确对位对线；③保证软组织平衡；④伸直间隙、屈膝间隙相等；⑤胫骨平台后倾0～10°；⑥股骨6°外翻截骨，垂直胫骨干截骨，胫骨平台中立位，平行踝关节运动轴；股骨假体适当外旋；⑦保持髌骨运动轨迹良好，无拇指试验阴性；⑧采用现代骨水泥，保证假体与骨之间稳妥的水泥界面；⑨采用鸡尾酒混合镇痛液关节腔周围浸润注射；⑩术后多模式镇痛，保证患者早期功能锻炼。

（5）膝关节单髁置换术（图2-43）

1）手术适应证：单间室的骨关节炎或骨坏死；放射学检查提示对侧间室可以保留且髌股关节未受累或只是轻度退变。术前至少有90°的活动度，屈曲挛缩小于5°，内翻畸形小于10°，外翻畸形小于15°；患者休息时疼痛轻微；对于患者年龄较大，身体一般状况不良，不愿意行全膝置换时也可行单髁置换术。

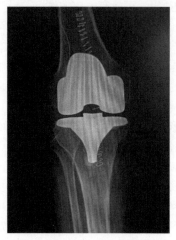

图 2-42　全膝关节置换术后 X 线片

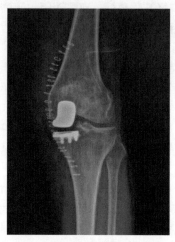

图 2-43　膝关节内侧单髁置换术后 X 线片

2）手术方法（牛津单髁）：屈膝位，取膝关节正中纵切口，髌骨内侧入路，暴露关节腔，检查前后交叉韧带是否完整，髌股关节面及内外侧间室关节面病变程度。如前后交叉韧带不完整，髌股关节及外侧间室病变严重，可以考虑术中改为全膝关节置换。将内侧股骨髁、髁间窝和胫骨平台增生的骨赘切除，将内侧半月板切除。定位器定位后行股骨和胫骨截骨，术中保持力线 0°或轻度内翻，截骨过程中避免损伤侧副韧带与交叉韧带。然后进行试模测试，胫骨试模应能覆盖周围皮质骨。试模调试达到软组织平衡后，植入假体并骨水泥固定，术区脉冲冲洗，留置负压引流管，逐层依次缝合伤口。

五、预防与调理

提高目标人群对膝骨关节炎的认识，改善患者的生活方式，通过信息的交流，促进目标人群自愿采纳有利于健康的行为和生活方式，消除或减少膝骨关节炎的危险因素，从而预防疾病，使患者达到最佳的健康状态。适量运动可保护关节，如游泳、打太极拳和步行等，尽量减少上下楼梯，以减轻膝关节的负荷。老年人多走路、晒太阳，不可过度负重；避免受凉受潮，避免久坐，尤其不宜长久屈膝大于 90°；肥胖患者应减肥，以减轻负重，避免过多下蹲，座椅位置升高，如厕时使用坐厕；天气变化时注意膝关节的保暖。总之注意保持健康的生活方式有利于膝骨关节炎的病情缓解和控制。

膝骨关节炎患者首先出现膝关节疼痛、僵硬，随着病程的进展疼痛加重，伴有功能受限，畸形，下肢力线改变，关节活动范围减少，最终因疼痛，畸形，功能受限接受关节置换手术治疗。然而随着社会医疗保障的提高与普及，膝骨关节炎纳入慢病管理，很多患者在关节炎早期就得到了有效的治疗，减轻了痛苦，生活质量得到很好的改善。

六、名医、专家经验方

1. 补肾活血胶囊治疗增生性膝骨关节炎（邓晋丰）

组成：补骨脂 21g，杜仲 21g，骨碎补 30g，熟地黄 30g，血竭 9g。

功效：补益肝肾，活血通络。

主治：增生性膝关节炎。

方解：本方以杜仲、补骨脂补肝肾、强筋骨为主药，配以骨碎补补肝肾、强筋骨，并能活血通络；熟地黄滋阴补肾；血竭活血通络除痹。

加减：剧痛不已者加延胡索 10g、三七 3g、细辛 3g 定痛。肢体麻木者加地龙 20g、伸筋草 15g 舒筋活血。下肢肿胀者加防己 10g、木瓜 24g、薏苡仁 24g 利湿。肢冷欠温者加肉桂 1g、制附子 15g（先煎）温阳。

2. 三棱莪术汤治增生性膝骨关节炎（袁浩）

组成：三棱 15g，莪术 15g，熟地黄 15g，肉苁蓉 5g，丹参 18g，巴戟天 15g，淫羊藿 15g，两面针 18g，全蝎 3g，蜈蚣 1 条，党参 18g，甘草 10g。

功效：补肝肾，强筋骨，活血通经止痛。

方解：方中巴戟天、淫羊藿、熟地黄、肉苁蓉补肾填精，强筋壮骨。三棱、莪术、丹参破瘀行血。全蝎、蜈蚣、两面针祛风通络止痛。党参、甘草益气健脾。诸药合用，则攻补兼施。虽莪术、三棱药力峻猛，亦无破血之虞。而本病多以肝肾亏虚寒凝互见，故服用本方同进，以四生汤熏洗患膝，以温热散寒，内外兼治，共奏温通化瘀之功。

3. 健膝蠲痹汤治增生性膝骨关节炎滑液渗出（施杞）

组成：生黄芪 15g，防己 12g，羌活 12g，姜黄 12g，当归 12g，茯苓、赤芍、红花各 12g，薏苡仁 15g，老鹳草 12g，制南星 9g，牛膝 12g，炙甘草 9g。

功效：活血祛瘀，通络散结止痛，利水渗湿。

主治：膝关节骨质增生形成的骨关节炎，滑液渗出增加者。

方解：方中黄芪、防己、羌活益气利水胜湿；姜黄、当归、赤芍、红花活血通络；茯苓、薏苡仁利湿；老鹳草、制南星、牛膝祛痰散结，止痛活血；甘草和中。诸药合用则活血通络，利水胜湿，散瘀止痛。故可使骨关节炎滑膜渗出之肿胀消退，疼痛解除。

七、单 方 验 方

1. 蠲水汤

组成：白花蛇舌草 30g，土茯苓 30g，黄柏 15g，车前草 20g，赤芍 15g，泽泻 30g，夏枯草 15g，透骨草 18g，刘寄奴 12g，王不留行 12g，全蝎 9g。

功效：清热解毒，祛瘀蠲水。

主治：膝关节退行性改变合并滑膜炎。

用法：水煎服，连服 6 天，停 1 天。

2. 加味弃杖散

组成：熟地黄 30g，丹参、黄芪、白芍各 20g，砂仁 6g，炙甘草 10g。

功效：滋补肝肾，益气活血。

主治：膝骨关节炎纯属肝肾亏虚气血瘀滞者。

用法：水煎服。

3. 地鳖杜仲汤

组成：炙地鳖、乌蛇肉、生甘草各 9g，白蒺藜、骨碎补 15g，厚杜仲、红梅梢、生苡仁各 30g，生黄芪 12g。

功效：活血补肾，消肿止痛。

主治：老年性退行性膝关节炎。

用法：水煎服。

八、病案精选

邓晋丰医案——辨证治疗肝肾不足，风湿阻络之膝骨关节炎

杨某，女，66 岁。

主诉：双膝反复肿痛 12 年，加重 3 个月。

病史：12 年前无外伤下出现双膝疼痛，渐渐加重，劳累及天气变化时加重，休息及天气变暖可好转，3 个月来症状加重，下楼及下蹲时疼痛加剧。入院时症见腰膝酸软疼痛，膝肿胀，下楼及下蹲时酸痛加剧，面色白，夜尿多，舌淡，苔薄白，脉弦细。X 线检查示双膝关节间隙狭窄、软骨下骨板硬化和骨赘形成。检查见双膝肿胀以右侧为甚，浮髌试验（+），活动时有摩擦感。

诊断：膝痹（膝骨关节炎风湿阻络证）。

辨证：肝肾不足，风湿阻络，属本虚标实。

治法：补益肝肾，祛风化湿，通络止痛。

方药：右归饮加减。

熟地黄 24g，山萸肉 10g，肉苁蓉 8g，红花 6g，川牛膝 10g，杜仲 15g，补骨脂 10g，枸杞 6g，当归尾 8g，没药 3g，独活 6g，菟丝子 10g，汉防己 10g，木瓜 10g，薏苡仁 24g。

外用如意金黄膏祛风化湿，通络止痛，配合频谱照射、股四头肌锻炼。经治疗后 1 周消肿，3 周后疼痛明显缓解而出院。

九、经验与体会

膝骨关节炎的发病，是一个慢性渐进性的病理过程，其规律是双膝轮流发病，急性期和缓解期交替，疼痛程度螺旋式上升。治疗的目的是止痛和维持膝关节的活动功能，同时预防肌肉萎缩。治疗的关键是药物治疗、物理及器械治疗、功能锻炼三方面。治疗的特点是动静结合。功能锻炼与药物治疗、内服药和外用药都具有同等重要的作用。所谓动静结合是指急性期适当制动，缓解期进行有计划、有目的的锻炼。药物治疗应抓住膝痹"本虚标痹"的特点，在急性发作期以治"痹"为主，用祛风湿、清热、祛瘀、通经止痛之法，并结合外敷、熏洗、理疗等方法，促进滑膜炎症吸收，必要时采用穿刺抽液加压包扎法缩短滑膜炎症的吸收时间（难以消除的滑膜炎，才用激素封闭治疗）。缓解期的治疗对减少复发有很大帮助。

膝骨关节炎的发病机制尚不明确，中西医各种治疗方法都有一定疗效，但都未能达到根治的目的，症状反复发作是本病的特点之一。西医治疗，如消炎止痛药物、激素局部封闭等，虽然疗效显著，但副作用较大，如消炎止痛药物对胃肠道有刺激、激素滥用致内分泌失调及骨坏死、骨质疏松等，停药后容易复发，而中医中药治疗膝骨关节炎副作用小，疗效较巩固，易为患者接受。而且中医根据辨证施治的原则，在急性期过后，治疗原则改为补益肝肾，强筋健骨，舒筋活络：偏于肝肾阴虚者，以滋养肝肾，通络止痛为法，用左归饮或六味地黄丸，加乌梢蛇、地鳖虫、全蝎、蜈蚣等；偏阳虚者以温肾壮阳，温经通络为法，用右归饮或附桂八味丸加减。只要坚持上述治疗，就可以进一步巩固疗效。此外，中医强调功能锻炼，对不同的职业、不同的人群，应采用不同的方法，如对白领阶层，平素少运动的人，应加强锻炼，如太极拳、慢跑、骑自行车、游泳等；而对体力劳动者，平素负荷过重的人，应多做膝部按摩，注意局部保暖，加强职业保护等。

第十二节 冻 结 肩

冻结肩（frozen shoulder）是因肩关节周围肌腱、腱鞘、滑囊和关节囊等软组织慢性炎症粘连，限制肩关节活动，引起肩部疼痛、活动障碍的病症。本病属传统医学"痹证"范畴。因多发生在 50 岁左右，故称"五十肩"；因其主要特征为肩部活动障碍，故亦称为"凝肩"或"冻结肩"；也有文献称为肩关节周围炎，简称肩周炎。中、老年人多发，发病率约为 2%～5%。

一、病 因

本病病因尚不甚清楚，可能与下列因素有关：①肩部活动减少，可因冠心病、颈椎病神经根痛等引起肩部疼痛、活动受限；②肩关节损伤，如肩袖撕裂、骨折、脱位，固定时间太长；③组成肩关节囊的结构因退变而产生无菌性炎症、粘连，如冈上肌腱炎、肱二头肌长头腱鞘炎；④相邻滑囊产生炎症粘连，如肩峰下滑囊炎、肩胛下肌滑囊炎。上述因素单独或联合作用，促成肩关节囊粘连。

Depalma（1983 年）将本病的病理过程分为三期：①急性期或称冻结前期，关节囊本身粘连，其下部皱襞因互相粘连而消失，使肩外展受限，肱二头肌腱鞘亦有粘连而滑动困难，肩痛渐重。②冻结期或称粘连期，关节囊及其周围结构，如冈上肌、冈下肌、肩胛下肌、喙肱韧带挛缩，滑膜充血、肿胀，失去弹性，关节几乎冻结，不能活动、疼痛持续。③缓解期或称恢复期，约经半年至 1～1.5 年时间，炎症逐渐好转，疼痛缓解，肩关节活动亦渐恢复，但往往最后活动范围不如病前。

二、临 床 表 现

冻结肩多发生于单侧，双肩同时发生者只有大约 8%，女性患者多于男性。起病缓慢，少数可有轻微外伤，慢性病程者开始症状轻微，为慢性疼痛不适，患者常未特别注意，后来逐渐加重，活动多时更痛。肩痛可放射到手，但无感觉障碍。症状时重时轻地发展，病程半年至 1 年时最重。严重者可影响夜间睡眠。急性发作时不敢侧卧于患侧，穿衣困难，患侧之手不能洗脸、梳头，不能摸背，肩部肌肉痉挛，以后出现肌萎缩，一年半之后疼痛减轻。在疼痛的基础上出现肩部活动受限亦逐渐加重，在发病 1 年左右时最重，主动与被动活动皆受限，约持续 1.5～2 年而自行好转。少数患者可突然发病，肩部疼痛严重者，盂肱关节几乎完全不能活动。

三、诊 断 要 点

1. 摸口试验（mouth wrap around test）

正常手在外展上举时，中指尖可触至对侧口角。根据受限程度可分为三类：轻度，仅触及对侧耳翼；中度，仅触到顶枕部；重度，达不到顶枕部。

2. 摸背试验（hand to shoulder blade test）

或摸肩胛，为肩内收、内旋动作，正常中指尖可经背后触及对侧肩胛下角。轻度受限者可屈90°，中指能过背中线；中度受限者达不到背中线；重者仅能过同侧腋后线。

3. 体征

压痛点不太固定，可在肩前方的喙突外侧肱骨结节间沟、肩峰下及肩峰后等处。可见肩胛肌、冈上肌、冈下肌及三角肌萎缩。

4. 辅助检查

①实验室检查应排除类风湿关节炎等，同时排除代谢综合征。②X线检查早期阴性，日久可显示骨质疏松，偶有肩袖钙化。须注意颈椎、臂丛、胸部疾病的检查。

5. 鉴别诊断

大多数患者多因关节囊粘连引起本病。本病需要与肩袖损伤等疾病相鉴别，肩袖损伤的患者肩关节被动活动多为正常，仅表现为主动活动受限。必要时进行肩关节MRI检查可以明确诊断。

四、治 疗

治疗手段分为保守治疗及手术治疗。

（一）保守治疗

1. 手法治疗

手法松解方法很多。有常规按摩逐渐松解法，适用于早期或活动受限较轻者，每日稍加松解，以保持肩关节有一定的活动范围。严重者可以用麻醉下松解法，建议在肌间沟麻或全麻下，术者左手扶肩部，右手持上肢做伸屈、外展，逐渐增加幅度，目的在于撕开关节囊与肱骨头、肱二头肌长头腱与腱鞘及关节周围组织的粘连；如果手法治疗后关节肿胀明显，可以抽出积血，注入普鲁卡因、泼尼松龙混悬液止痛，次日起协助患者做肩部活动。但此法必须经由有经验的医师执行；对骨质疏松者慎用，勿用暴力，避免骨折、脱位或造成臂丛神经损伤。

2. 针刺疗法

对疼痛明显的患者，针灸治疗能取得较好的疗效，常用穴位有肩俞、曲池、丰隆、阳陵泉等。

3. 中药内服

本病以肝肾不足为本，经络阻滞为标，方可用独活寄生汤加减。

4. 外治法

可用通络祛痛膏、五子散等外敷。

5. 西药治疗

口服非甾体抗炎药消炎镇痛。

6. 物理治疗

可予以频谱、冲击波等治疗。

7. 封闭治疗

首选关节腔内液压扩张法，用利多卡因5ml＋复方倍他米松注射液1ml＋生理盐水15～20ml进行扩张。操作要点是药液须注射入关节腔，达到扩展关节囊的效果。痛点局限者，可用利多卡因+泼尼松龙混悬液做局部浸润。如肩峰下、关节囊、肱二头肌腱鞘等，以减轻疼痛，松解粘连，便于患肩活动。

（二）手术治疗

一般不需要手术治疗。但对粘连重、影响活动、上述方法治疗无效、年龄较轻、要求改善活动范围者，可考虑肩关节镜探查、关节囊松解、肩峰下滑囊切除、肱二头肌长头肌腱炎清理等操作。如果合并肩袖损伤，可以镜下修补缝合固定。冻结肩一般不主张进行切开手术。

（三）功能锻炼

指导患者进行患肢功能锻炼，如梳头、揽腰、爬墙、画圈等。

五、预防与调理

冻结肩属于中医"痹证"范畴，多与正气不足，加上风、寒、湿邪入侵有关，所以防寒保暖对预防冻结肩的发生很重要。此外，鼓励患者积极进行功能锻炼对恢复患肢功能，预防复发有着重要的作用。

冻结肩是慢性、具有自愈倾向的疾病，多数病例可不治自愈。但少数患者因疼痛重、病程久，得不到及时有效的治疗，会遗留肩关节部分活动功能受限而影响日常生活。因此，医生及时有效的治疗以及患者积极功能锻炼是不可缺少的关键因素，可以松解粘连，增加关节活动度，减少后遗症的发生。

第十三节　肩袖损伤

肩袖（rotator cuff）又称旋转袖，由冈上肌、冈下肌、肩胛下肌和小圆肌的肌腱共同组成，呈一个袖套状包绕肱骨头，维持盂肱关节的稳定，同时提供肩关节活动时所需的动力（图2-44）。肩袖止点附着于肱骨大结节和肱骨解剖颈的边缘，其内面与关节囊紧密相连，外面为三角肌下滑囊。肩袖组织中冈上肌附着于肱骨大结节最上部，经常受肩峰骨刺或喙肩韧带的磨损，是肩袖组织力学上的薄弱点，冈上肌止点解剖结构上也属于乏血管区。当受到外力损伤或长期磨损

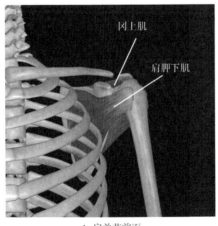
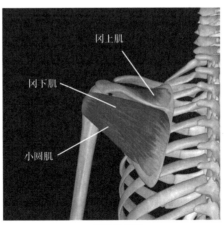

A. 肩关节前面　　　　　　　　　　　　　　B. 肩关节后面

图2-44　肩袖解剖结构

时，肩袖组织特别是肩袖肌腱止点区域容易发生退变或者撕裂。破裂损伤后肢体的重力和肩袖牵拉以及局部缺乏血运导致长期的肩痛及力量减弱。本病属于中医学"肩部筋伤"范畴，是中老年人最为常见的肩痛原因之一。

肩袖损伤的发病率在不同年龄组有显著差异，Sher 等对无症状的志愿者进行肩关节 MRI 检查，发现随着年龄增长，肩袖损伤的发病率明显上升。40 岁以上的人群发病率为 4%，40～60 岁的人群发病率为 28%，60 岁以上的人群发病率为 54%。多数患者无明显外伤史，主要由与年龄相关的退变、血管因素、撞击等引起的，但某些外伤，如肩关节脱位在老年人中也容易引起肩袖撕裂。

一、病　　因

肩袖损伤的病因有退变学说、血运学说、撞击学说及创伤学说四种主要论点。

1. 退变学说

国外许多学者发现并报道了肌腱组织会随着年龄增长而出现退变表现。肌腱止点变性降低了肌腱的张力，成为肩袖断裂的重要原因。肌腱的退化变性、肌腱的部分断裂以及完全性断裂在老年患者中是常见病因。

2. 血运学说

科德曼（Codman）最早描述冈上肌腱止点的远端 1cm 区域是无血管区域，而这一无血管区域也是肩袖撕裂最常发生的部位。

3. 撞击学说

肩关节撞击综合征（impingement syndrome of the shoulder）的概念首先由内尔（Neer）于 1972 年提出，其认为 95% 的肩袖断裂是由撞击征引起。冈上肌腱在肩峰与大结节之间通过，肱二头肌长头腱位于冈上肌深面，越过肱骨头上方止于顶部或肩盂上粗隆。肩关节运动时，这两个肌腱在喙肩弓下往复移动。肩峰及肩峰下结构的退变、骨质增生或发育异常，均可导致冈上肌腱、肱二头肌长头腱及肩峰下肌腱的撞击性损伤。肩关节撞击综合征是肩袖损伤的一个重要原因，但不是唯一的因素。

4. 创伤学说

创伤作为肩袖损伤的重要病因已被广泛接受。劳动作业损伤、运动损伤及交通事故都是肩袖创伤的常见原因。

综上所述，肩袖损伤的内在因素是肩袖肌腱随年龄增长而出现的组织退化，以及其在解剖结构上存在乏血管区的固有弱点。而创伤与撞击则加速了肩袖退化和促成了断裂的发生。4 种因素在不同程度上造成了肩袖的退变过程，没有一种因素能单独导致肩袖的损伤，其中的关键性因素应依据具体情况分析得出。

二、损 伤 分 类

肩袖损伤按损伤程度及部位可分为挫伤、部分损伤及完全断裂 3 类。部分损伤又可分为肌腱关节面（深面）损伤和滑囊面（浅面）损伤（图 2-45）。

肩袖挫伤使肌腱充血、水肿乃至发生纤维变性，是一种可复性损伤。肌腱表面的肩峰下滑囊伴有相应的损伤性炎性反应，滑囊有渗出性改变。肩袖肌腱纤维的部分断裂可发生于冈上肌肌腱的关节面侧（下面）或滑囊面侧（上面），以及肌腱内部。不完全性断裂未获妥善处理或未

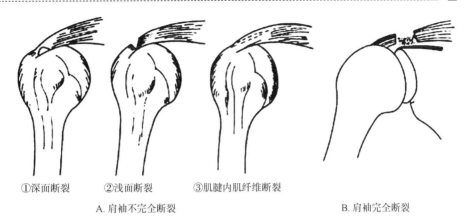

①深面断裂　　②浅面断裂　　③肌腱内肌纤维断裂

A. 肩袖不完全断裂　　　　　　　　　　　　　　B. 肩袖完全断裂

图 2-45　肩袖损伤示意图

能修复时常发展为完全性断裂。完全性断裂是肌腱全层断裂，使盂肱关节与肩峰下滑囊发生贯通性的损伤；此种损伤多见于冈上肌腱，其次为肩胛下肌肌腱及冈下肌肌腱（较少发生）；冈上肌肌腱与肩胛下肌肌腱同时被累及者也不少见。

肌腱断裂后裂口方向与肌纤维方向垂直者，称为横行断裂；裂口方向与肌纤维方向一致者，称为纵行断裂。肩袖间隙的分裂也属于纵行断裂，是一种特殊的损伤类型。根据肌腱断裂的范围又可分为小型撕裂、大型撕裂与广泛撕裂 3 类。

三、临床表现

1. 症状

（1）外伤史：有急性损伤史，以及重复性或累积性损伤史。

（2）疼痛与压痛：常见疼痛部位是肩前方，位于三角肌前方及外侧。急性期疼痛剧烈，呈持续性；慢性期呈自发性钝痛。疼痛症状一般在活动时加重（尤其是做抬肩过头的动作），被动外旋肩关节也会使疼痛加重，休息时可减轻。肩袖损伤患者的特征性表现为夜间疼痛，甚至因疼痛而无法睡眠。压痛多见于肱骨大结节近侧，或肩峰下间隙部位。触诊时将手放在肩关节上方，被动活动肩关节，在一些肩袖损伤的患者中能触摸到捻发感。触诊时须检查肩锁关节和大结节以及结节间沟压痛情况，对应是否存在肩锁关节病变、撞击综合征或肩袖损伤以及肱二头肌长头腱病变。

（3）功能障碍：活动受限以上举受限最常见，特征性表现为主动活动受限而被动活动受限不明显。但肩袖大型断裂者，主动肩上举及外展功能均受限。

（4）肌肉萎缩：病史超过 3 周以上者，肩周肌肉有不同程度的萎缩，以三角肌、冈上肌及冈下肌较常见。

（5）关节继发性僵硬：病程超过 3 个月者，肩关节活动范围有程度不同的受限，以外展、外旋及上举受限较明显。

2. 体征

（1）肩坠落试验（arm drop sign）：被动抬高患臂至上举 90°～120°，撤除支持，患臂不能自主支撑而发生臂坠落和疼痛即为阳性。

（2）疼痛弧征（pain arc syndrome）：患臂上举 60°～120°出现肩前方或肩峰下区疼痛时即阳

性，对肩袖挫伤和部分撕裂有一定诊断意义。

（3）盂肱关节内摩擦音：即盂肱关节在主动运动或被动活动中出现摩擦声或砾轧音，常由肩袖断端的瘢痕组织引起。

（4）肩袖肌腱力量的抗阻检查：Jobe 试验、Lag 试验、抬离征（lift-off）试验、压腹试验（Belly-press）。

冈上肌肌力可通过 Jobe 试验来检查，在肩胛骨平面保持手臂内旋，抗阻力上举力弱或疼痛均为 Jobe 试验阳性，提示冈上肌腱损伤（图 2-46）。

冈下肌、小圆肌等外旋肌群的力量可以通过 Lag 试验来检查，检查时将患者肩关节被动体侧外旋到最大角度，如果撤去外力，无法维持此位置，而迅速内旋则为阳性。

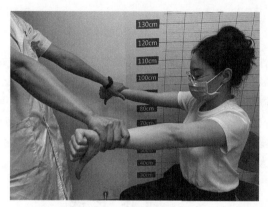

图 2-46 Jobe 试验检查冈上肌肌力

肩胛下肌的内旋力量，可以用抬离征（lift-off）试验或压腹试验（Belly-press）试验来检查，将患者的手放在背后，并往后离开身体，如果撤去外力无法维持此位置而贴住躯干，即为 lift-off 试验阳性（图 2-47）。

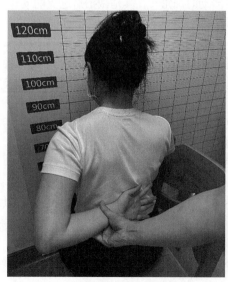 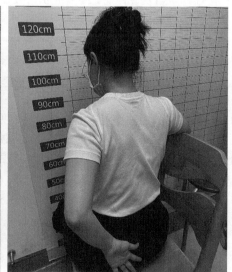

A. 医生辅助患者将手放在背后　　　　　　　B. 患者撤去外力后，手无法贴住后背

图 2-47 lift-off 试验

四、诊 断 要 点

1. 影像学表现

通常肩袖损伤可通过临床表现和影像学检查进行诊断。影像学检查是极为重要的诊断方式。

（1）X 线片：用来评估肩峰形态，肱骨头和肩盂、肩峰的关系，以及鉴别和排除肩关节骨折、脱位及其他骨关节疾患。在正位片上，大结节的硬化、增生或者囊肿，都是肩袖损伤的间接征象。

观察肩峰下间隙，如果间隙明显减小或者肱骨头相对肩盂出现明显上移，都提示巨大肩袖损伤（图 2-48）。

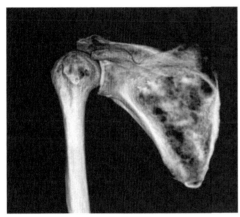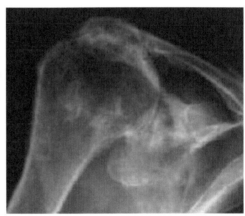

A. CT重建图　　　　　　　　　　　　B. 肩关节侧位片

图 2-48　巨大肩袖损伤的 CT 和 X 线片表现

图 2-48ACT 显示肱骨头上移，肩峰下间隙减小，提示巨大肩袖损伤；图 2-48B 为巨大不可修复肩袖损伤的患者，不仅有肱骨头的明显上移，还出现继发的退行性关节炎改变。

在冈上肌出口位上，可以观察肩峰的形态以及是否存在肩峰下骨刺等。如果存在明显的肩峰下骨刺，也提示可能存在肩袖损伤（图 2-49）。

（2）关节造影：盂肱关节在正常解剖情况下，与肩胛下肌下滑囊及肱二头肌长头腱腱鞘相通，但与肩峰下滑囊或三角肌下滑囊不相交通。若在盂肱关节造影中，出现肩峰下滑囊或三角肌下滑囊的显影，则说明其隔断结构——肩袖已发生破裂，导致盂肱关节腔内的造影剂通过破裂口外溢，进入了肩峰下滑囊或三角肌下滑囊内（图 2-50）。

盂肱关节腔的造影对肩袖完全断裂是一种十分可靠的诊断方法，但对肩袖的部分断裂则不能做出正确诊断。

（3）CT：单独使用 CT 检查对肩袖病变的诊断意义不大。在肩袖广泛性撕裂伴有盂肱关节不稳定时，CT 检查有助于发现肩盂与肱骨头解剖关系的异常及不稳定表现。

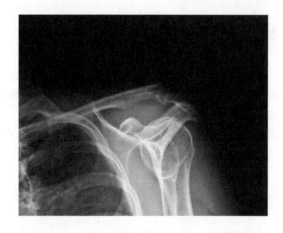 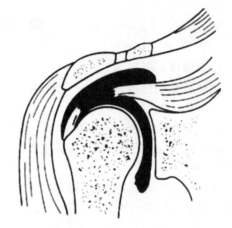

图2-49 冈上肌出口位X线片显示肩峰及肩锁关节 骨质增生，提示可能存在肩袖损伤　　图2-50 肩袖破裂时，盂肱关节造影术造影剂进入三角肌滑囊

（4）MRI：是目前诊断肩袖疾病中最常用的检查方法，其完全无创、软组织分辨力高，而且能多平面成像，可更为直观地观察肩袖肌腱及其损伤情况，包括肩袖肌腱的质量、撕裂的大小、肌腱退缩的程度、二头肌腱病变等。这些信息对于疾病的诊断、治疗计划和判断预后非常关键，故而目前是肩袖损伤最为常用的检查手段。图2-51为肩袖全层撕裂MRI扫描图像。

（5）超声诊断方法：超声诊断也属于非侵入性诊断方法，简便、可靠、能重复检查是其优点。超声诊断对肩袖损伤能清晰分辨，高分辨率的探头能显示出肩袖水肿、增厚等挫伤性病理改变。其在肩袖部分断裂时显示肩袖缺损或萎缩、变薄；在完全断裂时则显示断端和裂隙，并显示肌腱缺损范围。超声诊断对肌腱不完全断裂的诊断优于关节造影，但是B超检查的准确性对操作者的依赖性较强。

（6）关节镜诊断：肩关节镜是一种微创手术检查方法，可以直视肩袖的上下表面，同时可以进行病变的处理，是目前诊断和治疗肩袖损伤的重要手段（图2-52）。

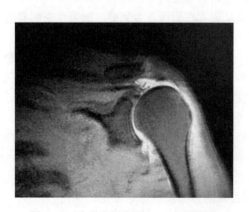 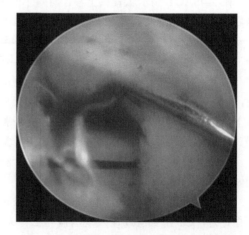

图2-51 肩袖全层撕裂MRI扫描图像　　　　图2-52 关节镜下见冈上肌肌腱全层撕裂

2. 鉴别诊断

肩袖损伤还应与以下常见肩痛疾病进行鉴别。

（1）冻结肩：该病以肩痛、肩关节活动受限为主要表现，初期以肩关节外旋活动受限为主，后期表现为全肩关节活动受限，为自愈性疾病，患者肩关节活动度多逐渐自行好转。

（2）肩锁关节炎：该病疼痛、压痛主要局限在肩锁关节处，肩内收活动时肩锁关节处可诱发疼痛。

（3）肱二头肌肌腱炎：疼痛主要在肱二头肌长头腱及腱沟附近。

五、治 疗

治疗方法的选择取决于肩袖损伤的类型及损伤时间。肩袖挫伤、部分断裂一般先采用非手术疗法。肩袖全层撕裂，长期顽固性疼痛而非手术治疗无效时，可行手术治疗，目前多采用肩关节镜下微创手术治疗，多能取得良好的效果。对于巨大不可修复性肩袖撕裂可考虑相关肌腱转移移位及反式肩关节置换手术。

1. 手法治疗

手法治疗适用于亚急性期或慢性期。医者先于肩峰下做轻揉按手法，继用旋肩的方法，在肩峰、三角肌与肱骨头之间进行间接按摩，以促进炎症吸收与组织修复；再于局部以分拨理筋手法理顺筋络，以行气活血。

2. 中药内服

（1）瘀滞型：多见于肩袖损伤急性期。局部肿痛、压痛，皮肤暗红，舌红，苔薄黄，脉弦略数。治宜活血，通络，止痛。方用舒筋活血汤加减。

（2）虚寒型：多见于肩袖损伤后期。局部酸胀、困累，畏寒喜暖，神疲体倦，舌淡，苔薄白，脉沉细。治宜补气血，温经通络。方用桂枝汤加味。

3. 外治法

急性期可应用活血止痛膏，慢性期可适当选用通络祛痛膏或中药热敷等方法。

4. 西药治疗

口服非甾体抗炎药治疗，如塞来昔布等；疼痛剧烈可考虑局部封闭治疗，但不宜1年内反复多次使用。

5. 手术治疗

肩袖全层创伤性撕裂以及长期顽固性疼痛而非手术治疗无效时，可行肩关节镜探查、肩峰下骨刺成形、肩峰下滑囊清理、肩袖修补术。术后配合适当肩关节功能锻炼，多能取得良好的效果。术前应行肩关节X线片及MRI检查评估肩袖组织的可修补性，对于肩袖撕裂范围过于巨大、回缩及脂肪浸润严重的陈旧肩袖损伤患者，以及过往手术修补失败病例，为改善患者肩关节功能，必要时可行肌腱转移移位或反式肩关节置换手术治疗。

6. 功能锻炼

肩袖损伤初期，肩关节康复锻炼以轻柔缓慢的肩关节活动为主，不宜做强力牵拉、抖动等动作，也不宜做过多的过头上举的锻炼以免加重疼痛，可做弯腰肩关节摇摆画圈等运动。经久不愈的肩袖损伤可能导致肩关节僵硬，功能锻炼应当加强肩关节前屈上举、体侧外旋、内旋等动作的训练。肩袖修补术后的肩关节康复锻炼，应当根据肩袖撕裂的大小及修补缝合方式做循序渐进的肩关节康复运动。

第十四节　肱二头肌长头肌腱炎

肱二头肌长头肌腱起于肩胛骨盂上结节，在肱骨结节间沟与横韧带形成的骨纤维管道中通过。当肩关节后伸、内收、内旋时，该肌腱滑向上方；而当肩关节前屈、外展、外旋时则滑向下方。当上肢在外展位屈肘时，肱二头肌长头肌腱容易磨损，长期的摩擦或过度活动可引起腱鞘充血、水肿、增厚，造成腱鞘滑膜层急性水肿或慢性损伤性炎症，从而导致肱二头肌长头肌腱在腱鞘内的滑动功能发生障碍，出现临床症状，称为肱二头肌长头肌腱炎或腱鞘炎。本病好发于 40 岁以上的中年人，多因外伤或劳损后急性发病，是肩痛的常见原因之一。其临床表现主要为肩部疼痛、压痛明显、肩关节活动受限等。若不及时治疗，可发展成为肩周炎。

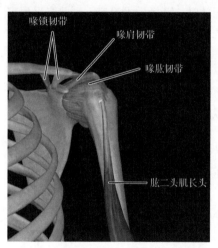

图 2-53　肱二头肌长头肌腱解剖结构

肱二头肌长头肌腱（图 2-53）病变主要由退行性病变及慢性的炎性侵蚀改变引起，会伴随其他结构组织的损伤，如肩袖损伤、肩胛部上盂唇前后位损伤、肩峰下撞击综合征等。近来，对肱二头肌长头肌腱的解剖、在肩关节的功能、肱二头肌长头肌腱炎的发病机制和病理变化、损伤后的治疗方式已经进行了大量的基础研究及临床病例报道。诊断上主要依据详细的病史询问、仔细的体格检查和 X 线、超声、磁共振或关节造影等影像学的辅助检查，关节镜下的检查可以作为确诊依据。症状早期的患者，首选保守治疗，其成功率可达 62%～83%；如果症状持续 3～6 个月仍不能得到有效缓解或者进行性加重，则需要手术进行干预。目前临床上对于肱二头肌长头肌腱病损的治疗方式仍未达成统一。

本病常发生于长期反复过度活动的体力劳动者，可因外伤或劳损后急性发病，但大多是由于肌腱长期遭受磨损而发生退行性变的结果。此外，由于肱二头肌长头肌腱腱鞘与肩关节腔相通，故任何肩关节的慢性炎症均可引起肌腱腱鞘充血、水肿、增厚等改变，从而出现相应的症状。

一、临　床　表　现

1. 症状

肩关节前部疼痛，可向上臂前外侧放射，夜间加剧，肩部活动后加重，休息后好转。急性期不能取患侧卧位，穿、脱衣服困难。

2. 体征

（1）早期肩活动尚无明显受限，但外展、后伸及旋转时疼痛。逐渐加重，肩关节活动受限，患手不能触及对侧肩胛下角。

（2）肱骨结节间沟处压痛明显。

（3）肱二头肌抗阻力试验（Yergason 征）阳性：在抗阻力情况下，屈肘及前臂旋后时，肱二头肌长头肌腱周围出现剧烈疼痛（图 2-54）。

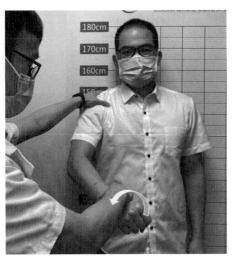

图 2-54　肱二头肌抗阻力试验（Yergason 征）

（4）合并有肩周炎或其他疾病者，疼痛范围广，可见肩关节僵硬及肌萎缩。

二、诊 断 要 点

根据相关病史、临床症状及体征（如 Yergason 征阳性）即可明确诊断。肩部后前位 X 线片常无明显异常。疑为肱二头肌长头肌腱炎时应常规摄肱骨结节间沟切线位 X 线片。部分患者可见结节间沟变窄、变浅、沟底或沟边有骨刺形成。诊断要点如下。

（1）急性发病，肩关节前方疼痛，肩上举或后伸常有疼痛，穿衣、脱衣困难。

（2）肩关节外展、后伸及旋转活动受限且有疼痛。

（3）肱二头肌肌间沟及喙突附近压痛明显。

（4）Yergason 征阳性。

（5）常合并有肩周炎，疼痛广泛，肌肉轻度萎缩，肩关节活动度小，甚至失去活动度，形成冻结肩。

（6）肩部 X 线片提示无明确骨关节结构改变。

三、治　　疗

1. 非手术疗法

非手术疗法治疗肱二头肌长头肌腱炎多可奏效，如减少手部活动，外涂中药红花油等活血消肿药物，贴敷膏药，口服非甾体抗炎药。必要时可做局部封闭治疗，将 0.5～1ml 利多卡因与醋酸曲安奈德的混悬液注射于腱鞘之内，早期者 1 针即可见效，对顽固者可每周 1 次，不超过 4 次。

（1）局部制动：疼痛较重者可用三角巾悬吊前臂；避免过度使用肩关节。

（2）局部封闭：在肱二头肌间沟压痛最明显处，先注入 1%普鲁卡因 5ml，然后将醋酸氢化可的松或泼尼松龙 1ml（25mg）行鞘内注射，每周 1 次，可用 1～3 次。须严格无菌操作，多数疗效显著；有的患者注射 3 日内可因药物反应症状稍有加重。

（3）体育锻炼：疼痛缓解后，即行体育锻炼，防止发生冻结肩。①肩部主动活动，弯腰使患肢放松下垂，做肩部摆动运动，一日多次。②爬墙运动，患手顺墙向上活动，逐渐恢复肩部外展和上举。③滑车带臂上举法，两手分别拉住装在墙上的滑轮绳子两端，上下来回滑动，以恢复肩部外展活动。

（4）推拿按摩：采用揉、拿、捏、搓、颤抖等手法和其他手法，被动活动肩关节，改善局部血供，促进功能恢复。

（5）局部理疗或热敷：有助于炎症消退。

（6）服用消炎止痛药物：可减轻疼痛。新一类的消炎止痛药物效果较好，副作用较小。

2. 手术疗法

手术疗法适用于个别顽固性肱二头肌长头肌腱炎的病例。疼痛严重、关节活动明显受限，经半年以上非手术治疗无效者，可考虑手术治疗。方法是在结节间沟下方将肱二头肌的长头肌腱切断，远侧断端与肱二头肌短头腱缝合，或固定于肱骨上，消除肌腱的摩擦，解除症状。术后，上肢贴胸包扎 2 周，而后开始体育锻炼。

非手术治疗或手术治疗后，一般预后良好。

第十五节　肩峰下滑囊炎

肩峰下滑囊炎是肩部疼痛常见疾病，约占肩周炎发病率的 50%。分为急性期及缓解期，其中急性期以肩峰外侧的疼痛最为明显，疼痛常常可波及三角肌区域，疼痛明显时关节活动受限，尤以外展、外旋最为明显。若治疗不及时，或治疗方式不当，则可能导致滑囊壁增厚、弥漫性粘连及肩峰下滑囊、关节囊及肩袖等软组织无菌性炎症，肩关节粘连较重，活动受限明显，严重影响患者的生活及工作质量。

肩峰下滑囊是人体最大的滑囊之一，成年人的肩峰下滑囊与三角肌下滑囊是相通的，其位于肩峰、喙肩韧带和三角肌等组织的下方，肩袖和肱骨大结节的上方（图 2-55）。直接或间接的急慢性损伤诱发的炎症刺激肩峰下滑囊，从而引起肩部疼痛及肩部活动受限为主要临床表现的一种病症，称为肩峰下滑囊炎。可由直接或间接外伤、冈上肌腱损伤或退行性变、长期挤压和刺激导致。

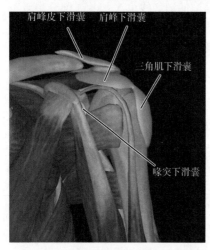

图 2-55　肩关节周围滑囊解剖结构

一、临床表现

1. 症状

疼痛、运动受限和局限性压痛是肩峰下滑囊炎的主要症状。疼痛为逐渐加重，夜间痛较著，运动时疼痛加重，尤其在外展和外旋时（挤压滑囊）。疼痛一般位于肩部深处，涉及三角肌的止点等部位，亦可向肩胛部、颈部和手等处放射。

2. 体征

肩关节、肩峰下、大结节等处有压痛点，可随肱骨的旋转而移位。当滑囊肿胀积液时，整个肩关节区域和三角肌部均有压痛。为减轻疼痛，患者常使肩关节处于内收和内旋位，以减轻对滑囊的挤压刺激。随着滑囊壁的增厚和粘连，肩关节的活动范围逐渐缩小以致完全消失。晚期可见肩胛带肌萎缩。

二、诊 断 要 点

X 线片可发现冈上肌的钙盐沉着。根据症状表现及 X 线片结果，一般诊断无困难。

三、治 疗

首先查明原发病因，施以针对性的处理。急性期的治疗包括休息、给予消炎镇痛药、物理治疗、针灸和将患肢置于外展外旋位，类固醇激素局部注射有较好效果。慢性期除了上述疗法外，要强调不增加疼痛的康复治疗，主要恢复肩关节在三个轴上的运动功能。对经保守治疗无效者，可考虑手术治疗。

1. 手法治疗

肩部软组织受到损伤后，血浆及血小板等会分解出各种物质，形成多种炎症介质，这些炎性介质具有较强的致炎、致痛特性。推拿手法能够加速静脉血液与淋巴液的回流，因此手法不仅可以加快物质运动，也会促进机体对炎症介质的分解、稀释，使局部损伤造成的炎症消退。

2. 针灸疗法

对于肩峰下滑囊炎中医认为是气滞血瘀、经脉不通所导致的疼痛，而针灸治疗可以通过疏通经络、调和阴阳、扶正祛邪缓解疼痛、滑利关节。

3. 中药疗法

中药的治疗方法可有效达到整体调节的作用。

4. 超声引导注射治疗

随着高频超声研究的不断深入及临床的不断广泛使用，现超声引导注射治疗提高了病变部位确定及药物注射的准确性，超声引导下注射治疗优于传统封闭治疗。

5. 手术治疗

对经保守治疗无效，仍然疼痛较为明显者，影响睡眠、生活质量时可考虑手术治疗，包括滑囊切除术、肩峰和喙肩韧带切除术、冈上肌腱钙化灶刮除术等。

肩峰下滑囊炎的治疗在中医理论的指导下取得了一定的成绩，借助现代医学设备对痛点进行精准定位更能有效减轻患者的疼痛，提高患者肩关节的活动度，经治疗后，一般预后良好。

参 考 文 献

薄智云，1999. 腹针疗法[M]. 北京：中国科学技术出版社：116.

邓晋丰，许学猛，2000. 中医骨伤证治[M]. 广州：广东人民出版社：154-158，303.

李成刚，2004. 刘柏龄主任医师腰痛治疗经验[J]. 中国中医药现代远程教育，2（3）：21-22.

刘柏龄，2003. 手法治疗腰椎间盘突出症[J]. 长春中医学院学报，19（3）：13-14.

施杞，1991. 中国中医骨伤科百家方技精华[M]. 北京：中国中医药出版社：389-419.

施杞工作室，2010. 龙华名医临证录：施杞学术经验撷英[M]. 上海：上海中医药大学出版社.

石仰山，邱德华，2008. 石氏伤科：石仰山[M]. 北京：人民卫生出版社.

石印玉工作室，2010. 石氏伤科集验：石筱山、石幼山医案合集[M]. 上海：上海科学技术出版社.

王克敏，孙树新，2003. 名老中医王文斌诊治颈椎病的经验[J]. 中医正骨，15（2）：14.

韦以宗，2012. 中国整脊学[M]. 2 版. 北京：人民卫生出版社.

许金海，莫文，叶洁，2012. 施杞教授从痹论治腰椎间盘突出症验案举隅[J]. 辽宁中医药大学学报，14（9）：74-77.

于栋，张军，唐东昕，2007. 孙树椿教授治疗腰椎间盘突出症经验[J]. 中国中医骨伤科杂志，15（12）：65.

第三章 骨　折

第一节 锁骨骨折

锁骨骨折是临床常见创伤性骨折，占全身骨折的 2.6%～6%，占肩部骨折的 44%～66%；男性患者数量约为女性患者的两倍。较常见于年轻人，受伤原因常为运动伤、交通伤等中等能量或高能量创伤；老年患者常由跌倒等低能量创伤引起。

锁骨外侧 1/3 上下扁平，横断面为椭圆形，其前上缘有斜方肌，前下方有三角肌和喙肱韧带附着，骨折后受肌肉的牵拉，远侧端向前下移位，近侧端向后上移位。内 1/3 较粗，为三棱形，其上方有胸锁乳突肌，前下方有胸大肌部分纤维和肋锁韧带附着，此处骨折少，骨折后多无明显移位。中 1/3 处较细，无韧带、肌肉附着。在中外 1/3 交接部位，仅在后方有锁骨下肌附着，易于骨折，此处完全骨折多有典型移位（图 3-1）。

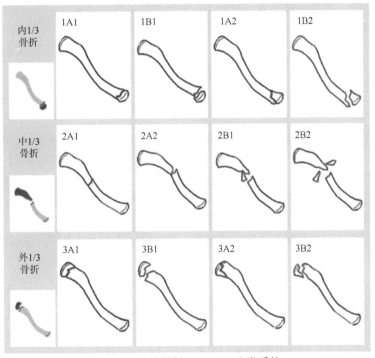

图 3-1　锁骨骨折 Robinson 分类系统

一、分　型

1. 中 1/3 骨折

锁骨骨折中最多见的一种，多为间接暴力所致。骨折常为横断形或斜形，老人多为粉碎性。

骨折移位较大，内侧端向后上方移位，外侧端向前下方移位，并向内侧端重叠移位。儿童多为青枝骨折，向前上方成角。粉碎性骨折由于骨折端的相对移位，常使粉碎的骨折片旋转、倒立，桥架于两骨折端之间，复位不当极易刺破胸膜、血管及神经，造成复合伤，给治疗带来极大的困难。中 1/3 骨折约占锁骨骨折的 80%。

2. 外 1/3 骨折

多由肩部着地或直接暴力损伤所致。骨折常为斜形、横断形，粉碎性较少。若骨折发生于肩锁韧带和喙锁韧带之间，骨折外侧端受肩臂的重力作用，则与内侧端相对分离移位。若骨折发生在喙锁韧带的内侧，骨折内侧端由于胸锁乳突肌的牵拉，可向上移位，而外侧端受肩锁韧带和喙锁韧带的约束，则多无明显改变。若为粉碎性骨折，骨折的移位则无一定规律。外 1/3 骨折约占锁骨骨折的 12%～15%。此型骨折分 3 型，对治疗有一定的指导作用，Allman 分类法：Ⅰ型为微小移位骨折，此型骨折发生于锥状韧带与斜方韧带之间或喙锁韧带与肩锁韧带之间，韧带完整；Ⅱ型为移位骨折，由于喙锁韧带受损，近端锁骨向上移位，远端锁骨无明显移位；Ⅲ型为累及肩锁关节面的骨折，此型骨折少见，通常无明显移位，但很可能与肩锁关节炎有关。锁骨远端骨折的 Rockwood 分类（图 3-2）：Ⅰ型为轻度移位（韧带间的）；Ⅱ型为骨折中度移位，内侧到喙锁韧带，分两个亚型：A. 锥状韧带和斜方韧带附着；B. 锥状韧带断裂，斜方韧带附着；Ⅲ型为关节面骨折。

3. 内 1/3 骨折

临床上很少见。其骨折移位多与中外 1/3 骨折相同，但外侧端由于受三角肌和胸大肌的影响，常有旋转发生。在正位 X 线片上呈钩形弯曲，两断端不对称。

二、临 床 表 现

1. 症状

有明确外伤史，以间接暴力多见。骨折部位肿胀、瘀血、疼痛、患肩及上臂拒绝活动。

2. 体征

（1）锁骨骨折部位肿胀、瘀血，外观可有凹陷畸形，可触及骨擦感，锁骨有叩痛。

（2）幼儿可根据外伤史考虑诊断。检查时，头倾向患侧，下颌部转向健侧，从肘下托起或提拉上肢出现哭闹或痛苦面容，提示可能有骨折。

（3）琴键征阳性：如果锁骨骨折合并肩锁关节脱位，锁骨远端上移，按压锁骨远端时可产生弹性活动感。

三、诊 断 要 点

（1）有明确外伤史，以间接暴力所致多见。

（2）临床表现：同上。

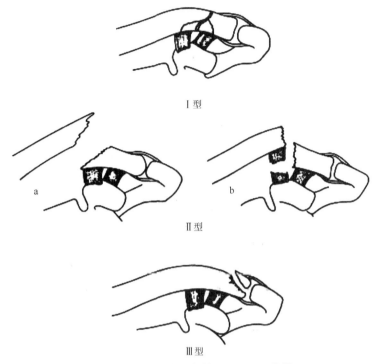

Ⅰ型

a　Ⅱ型　b

Ⅲ型

图 3-2　锁骨远端骨折的 Rockwood 分类

　　患者往往用健侧手托患侧肘部以减少伤肢重量牵拉引起骨折移位的疼痛（图 3-3）。诊断骨折的同时，应详细检查患侧血液循环、肌肉活动及皮肤感觉，以排除锁骨下神经、血管的损伤。

　　（3）X 线片可显示骨折及脱位的类型及移位情况，对疑有喙锁韧带损伤者，可加摄 Zanca 位片（图 3-4）、对称持重时的 X 线片等，必要时还可行 CT 或 MRI 进一步确定诊断和分型。

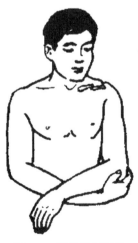

图 3-3　锁骨骨折姿势

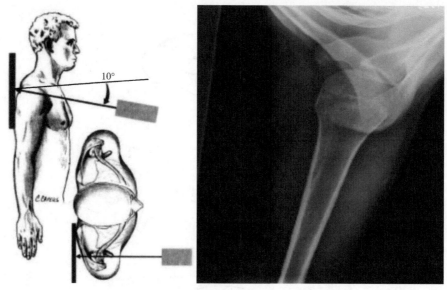

图 3-4 Zanca 位片

四、治 疗

锁骨骨折的治疗须根据骨折类型、患者年龄及患者自身要求采取合适的治疗方法。大多数锁骨骨折可采用保守治疗，按骨折治疗原则进行复位、固定、功能锻炼及药物治疗，即使发生畸形愈合对功能的影响也很小，只是影响美观而已，不具有临床意义。但是对于以下情况须考虑手术治疗：①合并神经血管损伤；②骨折端软组织嵌插，闭合复位失败；③开放骨折；④患者对外形要求较高，特别是年轻女性；⑤多发创伤；⑥锁骨远端Ⅱ型骨折；⑦"漂浮肩"；⑧骨折移位明显，严重压迫皮肤；⑨患者不能配合闭合复位制动；⑩希望快速缓解疼痛且对功能锻炼有较高要求。

幼儿无移位骨折或青枝骨折可用三角巾悬吊患侧上肢。儿童由于骨塑形能力强，一定的畸形在发育中可自行矫正，14 岁以下患儿一般保守治疗，不宜随意采用手术治疗。

1. 复位

（1）幼儿锁骨移位骨折：患儿由家长揽抱或坐位，助手在患儿背后用双手扳住患儿两肩外侧，两拇指顶住肩胛向背后徐徐用力拔伸，使患儿挺胸、肩部后伸，以矫正重叠移位，术者用拇、示、中三指以提按手法，将远端向上向后端提，将近端向下向前按，使之复位（图 3-5）。

（2）少年及成年人锁骨骨折

1）膝顶复位法：令患者坐凳上，挺胸抬头，上肢外旋，双手置于腰部偏下方，术者在背后一足踏于凳缘上，将膝部顶住患者背部正中，双手握其两肩外侧，向背后徐徐拔伸，使患者挺胸、肩部后伸，以矫正骨折端重叠移位。如仍有侧方移位，术者以一手拇、示、中指用捺正手法矫正之，亦可由一助手用膝部顶住患者背部正中，双手握其两肩外侧，向背后徐徐拔伸，待重叠移位矫正后，术者站于患者前面，并以两手拇、示、中指分别捏住两骨折端，将骨折近端向前向下推按，骨折远端向后向上端提，使之复位（图 3-6）。

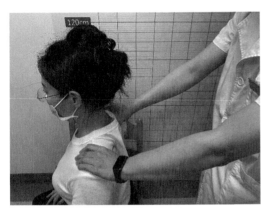

图 3-5 幼儿锁骨骨折整复示范

幼儿难以配合，故以成年人示范

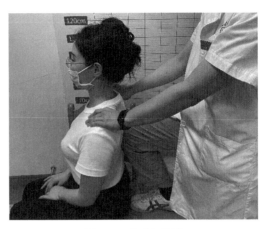

图 3-6 膝顶复位法

2）卧位复位法：对于肌肉发达强壮者，坐位挺胸抬头法如果复位困难，可以让患者平躺，胸背部后放小的软枕，使肩外展，平卧 3～5 分钟后，肌肉自然放松，便于锁骨复位。复位后坐位维持，再按常规包扎固定。

2. 固定

（1）小夹板固定：对无明显移位的锁骨骨折，可予前臂吊带或三角巾悬吊制动即可，移位骨折的固定方法较多，可根据具体情况选择使用。外固定后，如患者双手及前臂有麻木感，桡动脉搏动减弱或消失，表示有腋部神经、血管受压，应立即调整固定的松紧度，直至症状解除为止。睡眠时，取仰卧位，在两肩胛骨之间垫一窄软枕头使两肩后伸，胸部挺起。儿童移位骨折一般固定 2～3 周，成人固定 4 周，粉碎性骨折固定 6 周。

（2）单肩固定法（幼儿锁骨骨折）：幼儿无移位骨折或青枝骨折可用三角巾悬吊患侧上肢，移位骨折手法复位后建议使用单肩固定法。以腋下棉花卷为支点，肱骨远端向躯干内收靠拢，通过杠杆的作用可使肱骨近端向外移位，维持患肩宽度，纠正锁骨骨折成角和重叠移位，用弹性绷带固定向上承托起肘部使患肩上抬，可纠正骨折远端向下移位，并维持复位状态。在单肩固定的材料选择上，用弹性绷带比较适合，由于弹性绷带可随胸廓活动及上身形态的变化而变化，所以可保持患侧上肢良好的固定。此法操作简单，容易掌握。

（3）前臂吊带或三角巾悬吊制动：对无明显移位的锁骨骨折，可予前臂吊带悬吊制动。

（4）"8"字绷带固定。

1）横"8"字绷带固定法：固定时先在患者两腋下各置一块厚棉垫，用绷带从患侧肩后起，经患侧下，绕过肩前上方，横过背部，经健侧腋下，绕过健侧肩前上方，绕回背部至患侧腋下，如此反复包绕 8～12 层，用胶布粘贴绷带末端。包扎后，用三角巾悬吊患肢于胸前（图 3-7）。

2）斜"8"字绷带固定法：亦称"十"字搭肩法、"人"字绷带或单"8"字绷带法固定。固定时先在患者两腋下各放置一块厚棉垫，用绷带从患侧肩后经腋下，绕过肩前上方，横过背部，经对侧腋下过胸前，再经患侧肩前至患侧腋下，如此反复包绕 12 层（图 3-8）。

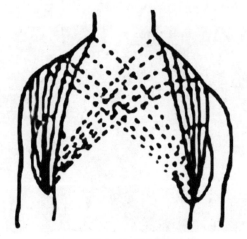

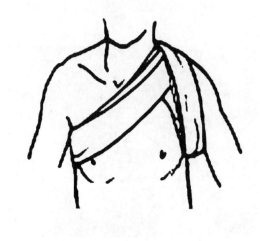

图 3-7 横 "8" 字绷带固定法　　　　　　图 3-8 斜 "8" 字绷带固定法

（5）双圈固定法：将事先准备好的大小合适的两个固定棉圈分别套在两侧肩部，从背后紧拉固定圈，用短布带将两固定圈的后下部紧紧扎住。用另一条短布带松松扎住两圈的后上部，用长布带在胸前缚住两圈前方。胸前及背侧上方两布带的作用主要是防止固定圈滑脱，不能过紧，特别是前侧布带，过紧则使肩部前屈，失去固定作用。最后在患侧腋窝部的圈外再加缠棉垫 1～2 个，加大肩外展，利用肩下垂之力，维持骨折对位固定时，患者应保持挺胸抬头双手叉腰，以防复位后的骨折端重新移位（图 3-9）。移位明显者，可根据移位情况在骨折部放置固定垫和弧形短夹板固定。

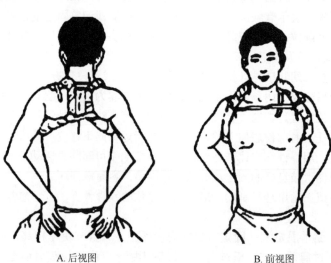

A. 后视图　　　　　　　　　B. 前视图

图 3-9 双圈固定法

（6）多功能肩锁固定带固定法：对锁骨骨折合并有肩锁关节脱位的病例，广东省中医院刘军等人使用多功能肩锁固定带治疗，该方法应用简便，固定确切，有较好的临床疗效。首先将月牙形锁骨垫放置在肩锁骨外端，然后将受伤侧手臂从肩垫下部的臂套套入，将肩垫的上部放在月牙形锁骨垫上，月牙形锁骨垫通过其外表面的定位魔术贴固定在肩垫内侧全软毡面层上，将软性带的外端绕过人体的另一侧后，再穿过肩垫前部外表面上的扣环翻转搭扣固定牢固；然后将腋带绕过腋下固定在肩垫外围，最后将手放入手吊兜内，手肘固定吊带自由穿过第二连接环和第三连接环，利用手肘固定吊带上的魔术带扣翻转固定，至此固定完成（图3-10）。

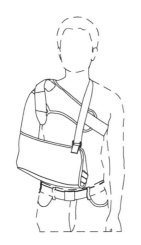
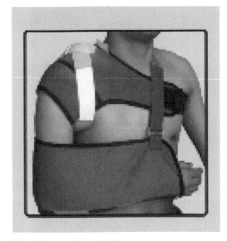

图3-10 多功能肩锁固定带示意图

（7）胶布固定法：用宽胶布沿上臂纵轴，缠住锁骨远端与肘关节，前臂以颈腕带悬吊胸前。如胶布带松动，应随时加固粘绑，以促进骨折及损伤的关节囊及韧带的修复（图3-11）。

（8）其他外固定法：如石膏条固定法、弹性绷带加垫片固定法、各种加压背带及支具、各式肩肘腋带固定法，如Kenny-Howard带等（图3-12）。

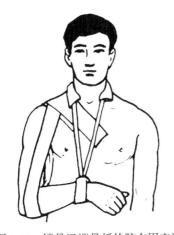

图3-11 锁骨远端骨折的胶布固定法

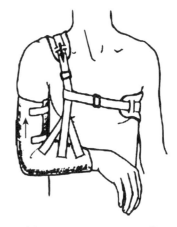

图3-12 Kenny-Howard带

3. 内固定

（1）髓内固定：适用于锁骨中段骨折，选用克氏针或弹性钉插入锁骨髓腔内作为固定材料。

（2）髓外固定：适用于锁骨各部位骨折，复位后使用钢板螺丝钉技术进行固定。

（3）锁骨钩钢板：是一种一侧带横钩的特殊类型钢板，钩朝向外侧，钩住肩峰，内侧钢板上带螺钉孔，可以固定锁骨外侧，把上抬的锁骨外侧下压，适用于锁骨远端骨折。

图3-13为锁骨骨折术前、术后X线片。

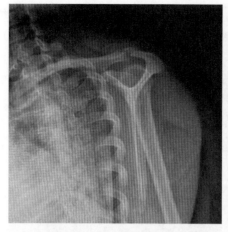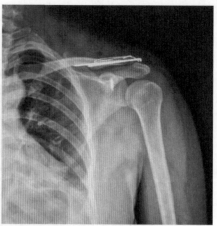

A. 病例一（锁骨远端骨折克氏针张力带内固定）

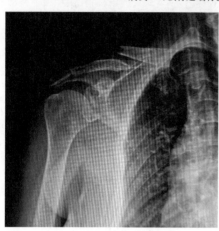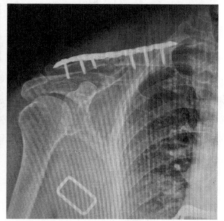

B. 病例二（锁骨中段骨折钢板螺钉内固定）

图 3-13　锁骨骨折术前、术后 X 线片

Kihlström C，Möller M，Lönn K，Wolf O. Clavicle fractures：epidemiology，classification and treatment of 2 422 fractures in the Swedish Fracture Register；an observational study. BMC Musculoskelet Disord，2017，18（1）：82.

4. 辨证治疗

锁骨骨折按骨伤科三期辨证治疗，伤后 2 周以内属损伤早期，血脉受伤，恶血留滞，壅塞于经道，瘀血不去则新血不生。伤后 3～4 周属中期，局部肿胀基本消退，疼痛逐渐消失，"瘀肿虽消未尽，筋骨虽连而坚"。伤后 7 周以上属后期，多出现正气虚损。

（1）血瘀气滞（骨折早期）

证候特点：局部肿胀，疼痛，活动受限，舌质暗，或有瘀斑，舌苔薄白或薄黄，脉弦。

治法：活血化瘀，消肿止痛。

推荐方剂：舒筋活血汤加减。

基本处方：羌活 9g，防风 6g，荆芥 6g，独活 9g，当归 9g，续断 9g，青皮 6g，牛膝 9g，五加皮 9g，杜仲 9g，红花 9g，枳壳 6g。

（2）瘀血凝滞（骨折中期）

证候特点：局部疼痛剧烈，痛有定处，活动明显受限，痛处拒按，舌质暗紫，或有瘀斑，舌苔薄白或薄黄，脉沉涩或脉弦。

治法：舒筋活血，强壮筋骨。

推荐方剂：壮筋养血汤加减。

基本处方：白芍 9g，当归 9g，川芎 6g，川断 12g，红花 5g，生地 12g，牛膝 9g，牡丹皮 9g，杜仲 6g。

（3）肝肾不足，气血虚弱（骨折后期）

证候特点：中年以上患者，并发肩关节周围炎，疼痛缠绵日久，反复发作，包括肝肾阴虚及肝肾阳虚证。

治法：补肝肾，舒筋活络。

推荐方剂：补肾壮筋汤加减。

基本处方：熟地黄 12g，当归 12g，牛膝 10g，山茱萸 12g，茯苓 12g，续断 12g，杜仲 9g，白芍 9g，青皮 6g，五加皮 9g。

5. 功能锻炼

固定后，制动时间依据骨折分型及是否有合并症而不同。初期可做手指、腕、肘关节屈伸活动和用力握拳活动，以促进气血运行，达到消肿止痛的目的。中期逐渐做肩部练功活动，如耸肩活动和肩部后伸的扩胸活动。后期拆除固定，可逐渐做肩关节的各方向活动，重点是肩外展和旋转运动，防止肩关节因固定时间太长而致肩关节周围炎。

6. 其他治疗

（1）中成药：中成药的选用须根据骨伤科三期辨证治疗为原则，适当选择即可。兹列举几种临床较常用的中成药。

1）七厘胶囊。功能：化瘀消肿，止痛止血。适应证：跌扑损伤，血瘀疼痛，外伤出血。用法：口服。用量：一次 2～3 粒，一日 1～3 次。疗程：2 周。

2）独一味胶囊。功能：活血止痛，化瘀止血。适应证：多种外科手术后的刀口疼痛、出血，外伤骨折，筋骨扭伤，风湿痹痛以及崩漏、痛经、牙龈肿痛、出血等。用法：口服。用量：一次 3 粒，一日 3 次。疗程：7 日。

3）六味地黄丸。功能：滋阴补肾。适应证：肾阴亏损，头晕耳鸣，腰膝酸软，骨蒸潮热，盗汗遗精。用法：口服。用量：大蜜丸一次 1 丸，一日 2 次。疗程：2 周。

（2）外敷药：各类活血化瘀、消肿止痛、接骨续筋药膏等外敷中药均可酌情使用，以促进损伤组织修复，但是应注意避免局部皮肤过敏反应。骨折后期还可辨证使用熏洗类药物。

（3）推拿按摩：可在损伤后 3 日开始行手法治疗。手法以舒畅肩关节周围组织血运为主，不可动摇固定部位。

（4）物理治疗：蜡疗、激光、红外线照射、电磁疗法等，可根据患者情况每日予以单项或者多项选择性治疗。

7. 名家名医经验方

（1）林如高——消炎退肿汤治疗锁骨骨折

组成：当归 9g，地骨皮 9g，川芎 4.5g，白芍 9g，木瓜 9g，制乳香 4.5g，生地 9g，泽泻 9g，怀牛膝 9g，砂仁 3g，连翘 9g，炙甘草 3g。

功效：凉血，活血，清热，舒筋。

主治：骨折后皮肤红肿者。

用法：水煎服。

（2）林如高——退癀消肿汤治疗锁骨骨折

组成：川连 6g，生地 15g，知母 9g，防风 6g，黄柏 6g，地骨皮 15g，黄芩 6g，泽泻 9g，地鳖虫 9g，薄荷 3g，甘草 3g，灯心草 9g，茯苓 9g，栀子 6g，车前子 9g，金银花 9g。

功效：凉血清热，消肿镇痛。

主治：骨折筋伤或局部肿痛者。

用法：水煎服。

（3）林如高——活血镇痛汤治疗锁骨骨折

组成：白芍 9g，三七 4.5g，制乳香 4.5g，连翘 9g，骨碎补 9g，制没药 4.5g，防风 6g，炙甘草 3g，枸杞 9g，续断 9g，川芎 4.5g，桃仁 6g，生地 9g，当归 9g，茯神 12g。

功效：养血舒筋，补肾壮骨，化瘀止痛。

主治：骨折、脱位初期，瘀血作痛。

用法：水煎服。

（4）林如高——通窍祛瘀汤治疗锁骨骨折

组成：蝉衣 3g，赤芍 9g，防风 6g，当归 9g，琥珀 6g，双钩藤 9g，甘草 3g，麝香 1g，川芎 4.5g，桃仁 6g，沉香 3g，菖蒲 4.5g，朱砂 6g。

功效：破风养血，通窍活络。

主治：重伤之后，人事不省。

用法：水煎服。

（5）林如高——跌打养营汤治疗锁骨骨折

组成：枸杞 15g，当归 6g，川芎 4.5g，白芍 9g，怀山药 15g，西洋参 3g（或党参 15g），木瓜 9g，砂仁 3g，甘草 3g，骨碎补 9g，续断 9g，熟地黄 15g，黄芪 9g，补骨脂 9g，三七 4.5g。

功效：大补气血，健脾益肾。

主治：骨折中后期，能促进骨痂生长。

用法：每日 1 剂，水煎服。

（6）林如高——壮骨强筋汤治疗锁骨骨折

组成：续断 9g，川芎 6g，骨碎补 9g，当归 9g，红花 3g，熟地黄 12g，桃仁 6g，甘草 3g，补骨脂 9g，煅自然铜 9g，怀牛膝 9g，制乳香 3g。

功效：舒筋，活血，壮骨。

主治：骨折、筋伤的中后期。

用法：水煎服。

（7）林如高——八仙散治疗锁骨骨折

组成：醋煅虎骨（用代用品）60g，醋炒猴骨（用代用品）60g，醋煅龙骨 60g，制乳香 18g，制没药 18g，煅自然铜 150g，酒地鳖虫 60g，血竭 60g。

功效：壮骨续筋，化瘀镇痛。

主治：骨折、脱位中后期，或骨痂生长迟缓者。

用法：共研细末，每服 6g，分上、中、下部汤剂冲服。

上部，羌活 4.5g，独活 4.5g，秦艽 9g，续断 9g，紫荆皮 9g，乌药 6g，骨碎补 9g，赤芍 9g，当归尾 9g，桂枝 6g，木香 3g，甘草 3g，水煎服。中部，乌药 6g，赤芍 9g，青皮 3g，半桃仁 6g，续断 9g，陈皮 3g，半秦艽 9g，甘草 3g，柴胡 4.5g，制香附 9g，骨碎补 9g，醋元胡 6g，红花 4.5g，水煎服。下部，木瓜 9g，杜仲 15g，怀牛膝 9g，乌药 6g，续断 9g，骨碎补 9g，五加皮 9g，羌活 4.5g，独活 4.5g，威灵仙 9g，甘草 3g，水煎服。

五、评述与展望

锁骨骨折的治疗方法目前存在着众多的争论，认识也在不断更新。既往认为锁骨骨折保守治疗愈合率高于手术治疗，但目前研究认为可能并非如此。目前比较统一的意见是对于开放骨折、合并血管损伤、进行性神经受损、漂浮肩、移位的病理骨折以及原始骨折短缩大于 2 cm、合并有多发伤、皮肤受损潜行剥脱、双侧锁骨骨折、无法忍受长时间制动、对外形美观有较高要求以及存在帕金森病、癫痫、颅脑损伤等神经精神疾患的患者，选择手术治疗，其他患者应采用非手术治疗方法。另外，对于不稳定的锁骨远端骨折应尽早手术治疗。

锁骨骨折外固定方法众多，仅闭合复位外固定就多达 200 余种，这也证明没有治疗该病的"金标准"。目前的外固定均难以做到既能维持骨折的良好复位，又使患者感到舒适。因此需要研制更适合于临床使用的外固定器具，一方面需要有较好的生物力学原理维持和促使骨折复位，另一方面需要具有较好的可调节性以满足患者的舒适性，并可减少因压迫过度引起的并发症。这是今后临床研究的一个重点方向。

手术方式主要包括钢板固定和髓内固定两种。钢板可进行加压，有效地控制旋转，对骨折进行牢固固定以利患者进行日常生活，因此目前仍是内固定中相对的"金标准"。髓内固定仅适用于不太粉碎的骨折以及仅存在一蝶形骨块的骨折类型，其中克氏针虽然在基层中广为应用，但很容易发生游移、断裂，不能很好地控制骨折端的旋转，需要牺牲患者早期肩关节功能康复，目前不太建议使用。

微创手术是未来锁骨骨折的发展趋势之一，如用弹性髓内钉微创治疗锁骨骨折，尤其是简单骨折具有创伤小、固定可靠、并发症少、功能恢复快、愈后美观等特点，二次手术简单不需要住院，也减少了治疗费用，值得临床推广。此外，经皮微创的锁定加压钢板和克氏针固定也可作为微创手术的选择。

第二节 肱骨外科颈骨折

肱骨外科颈骨折是发生于肱骨解剖颈下 2～3cm 的骨折，此处为松质骨与硬质骨接壤处，也是较大的肱骨头大小结节移行至较细的肱骨干的地方，在此部位容易发生骨折。肱骨外科颈骨折是肩部常见骨折之一，临床上较为多见，各年龄段均可发生，尤以 60 岁以上老年人多见。国外资料统计该部位骨折约占全身骨折的 4%～5%，占肩部骨折的 26%。老年人肱骨外科颈骨折的发生与骨质疏松有明显的相关性，是老年人骨质疏松骨折的常见部位之一，约占老年人全身骨折的 1/3。肱骨外科颈骨折中医又名"臑骨肩端骨折""臑骨上段骨折"。

一、分 型

1. 裂缝骨折

肩部外侧受到直接暴力或摔倒手掌着地等间接暴力均可引起，但暴力较轻，造成大结节骨裂与外科颈骨折，骨裂多系骨膜下，故骨折多无移位。

2. 嵌插骨折

由间接暴力所致，受伤时上臂处在相对垂直位置，手掌或肘部着地，骨折后肱骨外科颈远端骨皮质嵌插到近端的骨松质当中，多为骨膜下骨折，骨折端比较稳定。

3. 外展型骨折

受外展间接传达暴力所致。如摔倒时上肢处在上臂外展、肘关节屈曲、前臂旋前位时，传导暴力使肩峰卡在肱骨大结节部和肱骨头基底部之间，并以该部为支点，肱骨干成为暴力的杠杆长臂，作用力使前臂被迫外展，同时损伤暴力作用于肱骨上端的应力薄弱点，而发生肱骨外科颈骨折，肱骨近端受冈上肌、冈下肌牵拉，呈轻度外展、外旋位；骨折远端受背阔肌、胸大肌、大圆肌牵拉而向内、向前、向上侧方移位，两骨折端外侧嵌插而内侧分离；或断端重叠移位，骨折远端位于近端内侧，骨折处多向前、内侧突起成角，常伴有肱骨大结节撕脱骨折。

4. 内收型骨折

受内收间接传达暴力所致。摔倒时上肢处在内收位，手掌撑地，应力集中在肱骨外科颈内侧引起骨折，肱骨近端受冈上肌、冈下肌牵拉，呈轻度外展、外旋位，肱骨大结节向肩峰靠拢，骨折线多由外上方斜向内下方，骨折端内侧相互嵌插，或骨折远端向外侧方移位，或有短缩重叠移位。因背阔肌、胸大肌、大圆肌和三角肌的牵拉，使骨折远端向上短缩移位和向外、向前成角移位，两骨折端内侧嵌插而外侧分离，或骨折处形成向外，或向外、向前角。

5. 肱骨外科颈骨折合并肩关节脱位

往往由上肢外展外旋间接暴力所致。除引起外展型嵌插骨折外，若暴力继续作用于肱骨头，可使肱骨头冲破关节囊向前下方移位而造成肩关节前脱位。

肱骨外科颈骨折类型如图 3-14 所示。

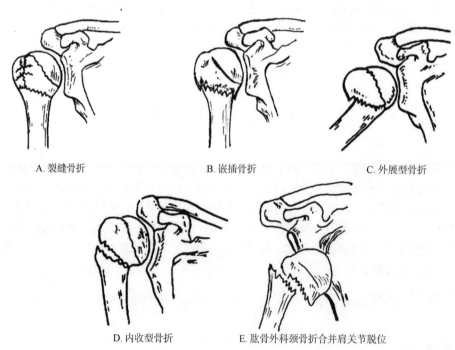

A. 裂缝骨折　　　　　B. 嵌插骨折　　　　　C. 外展型骨折

D. 内收型骨折　　　E. 肱骨外科颈骨折合并肩关节脱位

图 3-14　肱骨外科颈骨折类型

肱骨外科颈骨折属于肱骨近端骨折，目前国际上肱骨近端骨折广泛采用的分类方法为 Neer

分类，此分类方法主要考虑到以骨折的部位和骨折的数目来区分严重程度，大致是按骨骺的闭合线将肱骨近端分为肱骨头（以解剖颈为界）、大结节、小结节、肱骨干（以外科颈为界）四部分，分类的主要依据是以骨折移位的程度来区分一到四部分骨折：即以骨折块移位大于 1cm 或成角畸形大于 45°为标准进行分类。如肱骨近端骨折，即使包括几处骨折，只要未超过上述的明显移位的标准，说明骨折部位尚有一定的软组织附着连接，尚保持一定的稳定性，这种骨折为轻度移位骨折，属于一部分骨折。二部分骨折是指某一主骨块与其他三个部分有超出上述标准的明显移位。三部分骨折是指有两个骨折块彼此之间以及与另两部分之间均有明显的移位。四部分骨折是肱骨上端四个主要骨折块之间均有明显移位，形成四个分离的骨块，此时肱骨头呈游离状态并失去血液供应，日后容易引起骨坏死（图 3-15）。

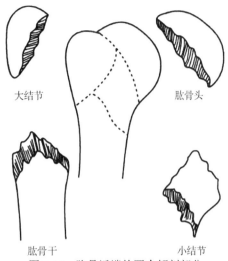

图 3-15 肱骨近端的四个解剖部分

二、临床表现

1. 症状

伤后肩部疼痛、肿胀、功能障碍。

2. 体征

（1）局部肿胀有时扩及整个肩部及上臂，但肩部仍呈膨隆饱满状态。

（2）纵轴叩击痛明显。

（3）在腋窝下有时可触及移位骨折端。

（4）除无移位骨折外，伤肢肩关节运动均有明显障碍。

（5）上臂内侧或前方可见散在瘀斑。

三、诊断要点

（1）有直接或间接暴力的外伤史。

（2）临床表现：同上。

（3）拍摄正位及穿胸位 X 线片可确定骨折类型及移位情况。

四、治 疗

肱骨外科颈骨折治疗应遵循动静结合、内外兼治、筋骨并重和医患合作的原则，根据骨折不同类型采用不同的处理方法。肱骨外科颈骨折的治疗效果直接影响肩关节的功能，治疗原则是争取骨折早期复位，合理可靠的骨折固定，早期功能锻炼，促进肩关节功能恢复，减少关节僵硬的发生。肩关节是全身活动度最大的关节，肩关节一定程度的僵硬或骨折畸形愈合，由于代偿的功能，一般不会造成明显的关节功能障碍，所以对肱骨外科颈骨折的治疗，原则上应注重功能恢复，而无须过分追求解剖复位。

无移位的裂缝骨折或嵌插骨折不需整复，仅用三角巾悬吊伤肢于胸前 1～2 周即可。外展型骨折有嵌入，而仅有轻度成角及侧方移位者，可不复位。骨折嵌入较多，骨折端较稳定，亦可用三角巾将患肢悬吊于胸前 2～3 周。如骨折嵌入不多，稳定性较差者用上臂超肩关节小夹板固定 2～3 周即可。以上三种类型骨折，做好固定后，即可做早期的患肢功能锻炼。对移位较大的骨折严重影响肩关节功能活动者，则需要做骨折复位、有效固定，特别对青壮年伤员应使骨折移位整复满意。对于有软组织嵌入骨折端，难以手法复位，或治疗时间较晚已不能用手法整复的青壮年患者，应行手术切开复位治疗。

1. 复位

（1）手法复位

1）适应证：①外展型骨折；②内收型骨折；③肱骨外科颈骨折合并肩关节脱位；④肱骨外科颈陈旧骨折畸形内收或外展型骨折。

2）操作方法：手法复位时间越早越好，整复应在局部麻醉或臂丛麻醉下进行。患者坐位，肘关节屈曲至 90°，前臂中立位，肩关节外展 45°（外展型）或 70°（内收型），前屈 30°。用一宽布带绕过患肢腋窝，一助手紧拉布带。另一助手双手分别握住患肢肘部和腕部，沿患肢纵轴方向进行拔伸牵引，以矫正短缩移位和旋转移位，然后根据骨折类型采用不同的复位方法。

外展型骨折：助手使患肢处于外展 45°做拔伸牵引，术者双手环抱骨折端，四指紧扣骨折远端，拇指按压着骨折近端，采用内外推端的手法，把骨折的远端向外拉，近端向内挤，同时嘱助手在拔伸下内收上臂，使患肢肘部到达患者胸前，以矫正骨折远段向内成角移位和向内的侧方移位。术者改下蹲位，用双手四指扣紧骨折远端或骨突处，将骨折端向后推挤，同时助手在牵引下将患肢上臂前屈上举过肩甚至超过头顶，以矫正骨折向前成角及向前方移位。复位后患肢在牵引下，术者双手握持断端，令助手将上臂徐徐放至外展 10°～20°，再沿患肢上臂纵轴向近端推顶或叩击肘后之尺骨鹰嘴处，使两骨折端互相嵌插，加强骨折整复后的稳定性（图 3-16）。

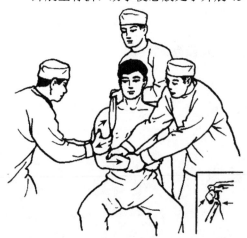

图 3-16 外展型骨折的整复

内收型骨折：助手将患肢处于外展 70°位，伤肢拔伸牵引，术者两拇指压住骨折部向内推，同时助手使患肢加大外展至超过 90°以矫正向外的成角及骨折远段向外的侧方移位。接着术者一手置于患肩后部，固定骨折近端，另一手顶住骨折远端的前侧并向后推压，助手在拔伸下将患肢上臂逐渐前屈达 90°，以矫正向前成角及向前侧方移位。术者再用双手固定好已复位的骨折端，由助手将患肢上臂向近侧端推顶，或叩击肘后的尺骨鹰嘴处，使两骨折端互相嵌插，然后逐渐将患肢放下，做伤肢固定（图 3-17）。

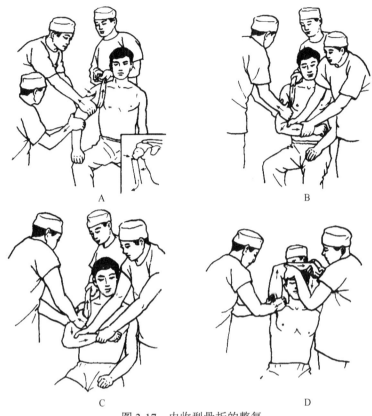

图 3-17　内收型骨折的整复

肱骨外科颈骨折合并肩关节脱位：先整复肩关节前脱位，再整复骨折端的移位。整复时如果强力对抗牵引，使位于两骨端之间的肱二头肌短头、喙肱肌及破裂的关节囊呈紧张状态，闭合了脱位复位之通路，不容易使肱骨头复位。因此，助手先将患肢置于外展 80°～130° 的位置上，便于术者两拇指从患侧腋部的前、后方伸入腋窝，向上、向后、向外顶住肱骨头的前、下缘，两手 2～5 指按住近肩峰处以作支点，再把伤肢在无牵引力下外展至约 40°，拇指将肱骨头向外、上推压，使关节脱位整复成功。然后术者从腋下摸清骨折情况，如有侧方移位，再按外展或内收型骨折的整复法整复骨折。整复后术者双手握持骨折端做临时固定，令助手沿患肢纵轴方向向近端推顶或叩击尺骨鹰嘴处，使两骨折端嵌插，防止再移位。

肱骨外科颈陈旧骨折畸形内收或外展型骨折：3 周以上有畸形连接而对功能有明显影响者，可在麻醉下施行手法折骨。患者仰卧，一助手固定骨折近端肢体，术者或另一助手在擒拿骨折远端的同时，将骨折远端进行连续性摇摆、转动，然后将远近两折段进行对抗的短轴旋转，将未完全愈合的纤维骨痂折断，再按内收或外展型骨折进行手法复位。

（2）针拨复位

1）适应证：难以复位、不稳定性肱骨外科颈骨折，可采用手法加针拨复位法治疗。

2）操作方法：患者取仰卧位，臂丛麻醉后常规消毒，用两根骨圆针分别于肱骨头上方前内、前外两处斜行打入肱骨头作把手，在电视 X 线机监测下，用一根 3～5mm 的克氏针插入骨折间隙。两助手拔伸牵引，术者左手握住针栓，固定肱骨头，右手抓住插入折端的克氏针，做撬拨，使骨折复位。骨折对位满意后，在肱骨干上段距骨折线 3cm 处外、后侧钻入 2～3 根 3.0mm 的克氏针，穿过上下断面并钻入肱骨头内，针尾埋于皮下，最后拔除针栓和撬拨针。

（3）切开复位

1）适应证：对于少数肱骨外科颈骨折并肱骨头脱位，手法复位失败，或在青少年有合并骨骺分离，软组织夹在断裂的骨折端，难于复位与固定时，须做切开复位。部分骨折移位明显，肩关节功能严重障碍的青壮年患者，为最大限度恢复其功能，亦应考虑手术治疗。

2）操作方法：采用肩前内侧切口，切开皮肤、皮下组织，并将其向外侧牵开，在三角肌与胸大肌筋膜联合部，分开三角肌前缘部分肌纤维连同头静脉向内侧牵开。然后在三角肌上缘距其附着处平面大约 0.5～1cm 处横行切断其纤维并向外翻转，暴露骨折断端，清除血肿或新生骨痂，以免影响骨折端正确复位。骨折复位后，用 3～4 根克氏针在前外两侧穿过肱骨干骨皮质，斜行交叉穿过骨折断面，直至进入肱骨头为止，不可穿过肱骨关节软骨面，将两针尾弯曲，埋于皮下，再缝合皮肤。术中要保护关节囊，勿做切开，避免影响肩关节功能。术后用三角巾将患肢悬吊于胸前，不超 3 周后拔除克氏针。

2. 固定

肱骨外科颈骨折复位后做适当的固定，以维持骨折对位和利于骨折端的愈合。固定的方法有外固定和内固定，其中外固定的方法又有小夹板固定、石膏固定、支架固定等。

（1）小夹板固定：肱骨外科颈骨折，属近关节骨折，复位后外固定容易再移位，但采用超肩关节的小夹板固定，能有效地抵消肌力的牵拉，维持骨折的稳定性（图 3-18）。

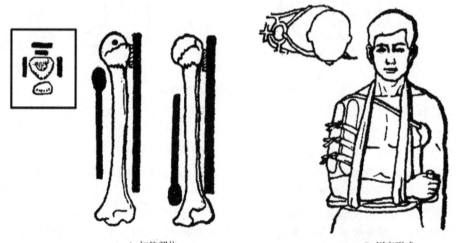

A. 加垫部位　　　　　　　　　　　　　　B. 固定形式

图 3-18　肱骨外科颈骨折的小夹板固定

常用杉树皮的木质层作小夹板的材料。其优点是：①有一定的硬度和弹性；②杉树皮具有较好的通透性，有疏风除湿的作用。用杉树皮制成小夹板共 4 块，每块的宽度为上臂最大周径的 1/5，但前后夹板的上段超肩关节以上的部位可稍窄些，将两端剪成椭圆形，使其更适合肩部的外形。每块小夹板的长度如下：前、后及外侧夹板的上端从肩锁关节上 5cm 起，下端到达肘关节上（以不妨碍肘关节活动为原则）；内侧夹板从腋窝至肱骨内上髁。如为外展型骨折则在外侧夹板的远端、内侧夹板的近端安放一压垫，使上臂形成一个内收的趋势。同样的方法，在前后侧夹板中运用加压固定的原理安放压垫，以矫正骨折的向前成角和向前移位。如为内收型，夹板形式同上，仅将夹板上段相当于骨折远端处加一平垫，形成与外展型夹板相反的三点加压固定，前后侧夹板的压垫安放同外展型骨折，肱骨外科颈骨折合并肩关节脱位的压垫安放与内收型骨折相同。

包扎方法：先在骨折处外敷药物，包扎上 2～3 层绷带，由肘部至肩部，名内衬绷带，其作用是起到衬垫作用，以防夹板擦破皮肤，维持外敷药物的位置。再按骨折类型将内外前后侧夹板安放在患肢恰当的位置，在夹板中段缠绷带 2～3 层，维持夹板的位置。然后将外、前、后 3 块夹板上端在肩部上方做 3 个"8"字的交叉重叠包扎。具体操作是在前夹板上端经胸部绕过腋窝到后侧夹板，包扎 1 圈后在后侧夹板内缘向前侧夹板的外缘做一个"8"字固定，再在后侧夹板内方斜向外侧夹板的前方经后方向前夹板的前缘做两个"8"字的包扎。这样 3 个"8"字可以加强夹板上段的固定力。在夹板下段缠绷带包扎，包扎要将全夹板包扎，以保证夹板的压力均匀，最后检查调节夹板的松紧度。包扎完毕，将患肢用三角巾或肩肘吊带悬吊于胸前。

（2）石膏固定：青壮年患者可用肩穗形石膏加压塑形固定，对无移位或嵌入成角未超过 15°者，不复位，以塑形石膏托固定 2～3 周。老年患者，用超肩关节石膏夹固定。上石膏前要在肩部和上肢部包以衬垫，石膏量度为超肩关节约 10cm 起经肩峰到达肘窝止，按所需要的长度反复重叠、反折厚约 12 层。把量度好的石膏泡浸温水后按固定的体位塑形，边做边用手涂抹，使之平整，最后用绷带包扎好。

（3）支架固定：对一些骨折移位严重，复位后固定不牢者，可配合外展支架固定或加皮肤牵引，将肩关节置于外展、前屈位，其角度视移位的程度而定。2 周左右骨折端初步连接时可拆除外展支架，改小夹板固定。

1）肱骨外科颈骨折的患者，骨折复位后难以固定，既要早期功能活动，又要使骨折有效对位，可运用外固定支架术治疗。取臂丛麻醉，骨折手法复位，然后用 3.0～4.0mm 的克氏针，在电视 X 线机透视下从肱骨上段外侧经骨折线向肱骨头处钻入固定骨折端，但注意不要打穿肱骨头和固定肩关节，在肱骨中下段避开桡神经垂直肱骨干拧入两枚螺纹针，外侧用一单杆钢架将克氏针和螺纹针连接固定。

2）内固定：肱骨外科颈骨折的内固定方法多种多样，有经皮克氏针内固定，髓内钉内固定，切开复位钢板内固定等。应视患者年龄、体质、骨折情况、切口大小等不同而选用相应的内固定物（图 3-19）。

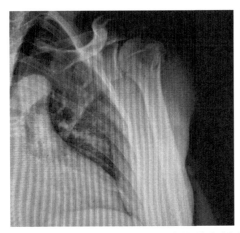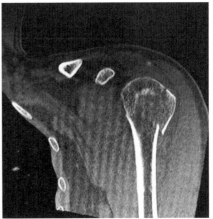

A. 术前X线片（左）、CT图像（右）

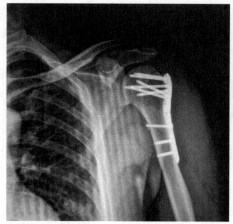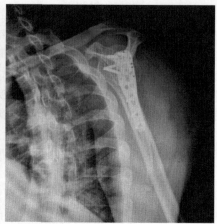

B. 术后X线片

图 3-19　切开内固定术治疗肱骨外科颈骨折

3) 人工肩关节置换：对四部分骨折伴有肱骨头粉碎或脱位、关节面破坏大于40%、有明显的骨质疏松，判断肱骨头无修复可能，肱骨头缺血坏死概率较大者，均采取一期人工关节置换手术。

3. 辨证治疗

以骨折三期辨证原则为基础，早期宜行气活血，中期宜续筋接骨，后期宜补肝肾。

（1）早期：指骨折后1~2周的时间。血脉受阻，气滞血瘀。清代陈士铎说："内治之法，必须以活血化瘀为先，血不活则瘀不能去，瘀不能去则骨不能接。"所以，在治疗时必先用活血化瘀之药，以达到祛瘀生新的目的。

证候特点：肩部肿实，胀痛，叩击痛，肩部散在瘀斑，肤温微热，舌红边有瘀斑，苔黄干，脉弦紧。

治法：行气活血，化瘀止痛。

推荐方剂：桃红四物汤。

基本处方：桃仁10g，红花10g，生地黄20g，赤芍15g，川芎10g，当归尾10g，甘草6g。每日1剂，水煎服。

加减法：如体质壮实，伴有大便不通，舌红苔黄，脉弦数，可合大黄10g，芒硝10g以通泄大便，攻逐邪实，排除积滞；局部疼痛剧烈加木香10g（后下），五灵脂10g，延胡索15g以行气化瘀；瘀血化热，肩部骨折处红肿灼热，口干加蒲公英15g，金银花20g，天花粉20g以凉血止血，清热祛瘀；对年老体弱，脏腑本虚，脾胃虚弱，或产后虚弱者，不能过用破血活血，祛瘀攻下之法，须量人虚实而用，宜四物汤加党参15g，茯苓15g以益气健脾，或加三七10g，丹参15g以活血祛瘀。

（2）中期：指伤后3~4周的时间。外科颈骨折经1~2周的治疗，肿胀逐步减轻或消退，骨折处初步连接，疼痛明显减轻，但筋骨酸软，时有作痛，瘀血尚未祛尽，经脉还未通畅。

证候特点：肩部轻度肿胀，瘀斑消退，骨折端有轻度压痛，叩击痛，舌淡红苔薄白，脉弦。

治法：活血祛瘀，接骨续筋。

推荐方剂：和营止痛汤。

基本处方：赤芍15g，当归10g，川芎10g，苏木20g，陈皮6g，桃仁10g，续断20g，骨碎补20g，乳香6g，没药6g，木通12g，甘草6g，三七10g。每日1剂，水煎服。

加减法：气虚体弱者，加党参15g，黄芪15g以补气活血；筋骨关节拘挛，活动不灵者加地龙 10g，五爪龙 15g 以消除凝滞，加强活血舒筋通络之效。

（3）后期：指骨折经早、中期治疗后，瘀血祛除，筋骨续接，已近愈合，但骨折尚未坚强，并常有气血虚弱，筋肉萎缩，肢体乏力，关节僵硬的时期。

证候特点：肩部骨折处无压痛，肿胀消退，肌肉萎缩，肢体乏力，肩关节活动受限，舌淡苔少，脉细缓。

治法：补益肝肾，益气活血。

推荐方剂：左归饮。

基本处方：熟地黄 20g，山药 30g，山茱萸 15g，枸杞子 30g，菟丝子 20g，杜仲 30g，鹿角胶 10g（烊服），龟甲胶 8g，熟附子 10g，茯苓 40g，甘草 6g。每日 1 剂，水煎服。

加减法：本方滋补药较多，如脾胃不济，可去鹿角胶、龟甲胶、熟地黄，加白术 15g、党参 15g、陈皮 10g 以理气健脾；口干苦，夜睡不宁加黄柏 10g、知母 10g 以滋阴降火；关节凝滞，活动不畅加五爪龙 15g、鸡血藤 30g 以舒筋活络。

4. 功能锻炼

骨折复位和固定后，应立即开始做适当的功能活动，如肩部固定时间过长或锻炼不恰当、不及时，尤其是老年患者易产生肩部软组织粘连，肩关节僵凝，必须做长时间的后续治疗，才能好转。

锻炼方法：早期骨折刚行整复固定，伤肢肿痛，先练习五指用力伸展，再用力握拳，腕关节背伸掌屈，内收外展活动和前臂旋前旋后活动。早期骨折没有连接之前，不要做禁忌运动，如外展型骨折上臂禁忌外展动作，内收型骨折禁忌内收动作。但随着肿胀消退，疼痛减轻，1 周后可做耸肩运动，患者以健手托着患肢肘部做上下范围的耸肩练习，并继续进行握拳、伸屈腕关节。2～3 周内使伤肢自然下垂，身体略前倾，做小范围的画圈活动，早期运动范围可较少，随着肿痛消减，运动量应逐渐加大。待 4 周后或骨折临床愈合，立即拆除外固定，健、患两肩关节同时前屈，也可用健手扶着患侧手，同时上举，后伸，外展。再经治疗 2～3 周，若肩关节活动恢复仍未理想，可继续加强锻炼，采用爬墙式、拉锯式、梳头式等运动。

5. 其他治疗

（1）中成药

1）七厘胶囊：化瘀消肿，止痛止血。用于活血化瘀等诸证，适用于骨折早中期，局部肿痛，活动不利。口服。成人一次 3 粒，一日 3 次。疗程 1～2 周。

2）接骨七厘片：活血化瘀，接骨止痛。适用于跌打损伤，续筋接骨，血瘀疼痛。一次 5 片，一日 2 次，温开水或黄酒送服。疗程 1～2 周。

3）伤科七味片：祛瘀消肿，活血止痛。用于跌打损伤，骨断血瘀。口服，一次 2 片，一日 3 次。极量为一次 4 片，一日 3 次。疗程 1～2 周。

（2）针灸：运用温针群刺法治疗肱骨外科颈骨折后期或术后肩关节活动功能障碍。刺患肩部僵硬软组织，并行红外线灯照射，配穴合谷、阳陵泉、阿是穴等针刺治疗，取针后活动肩关节。

（3）按摩：运用推拿按摩中的理筋手法既能宣通气血，又能直接对患肩部之筋络进行按摩推拿而起到舒展与放松肌肉筋络的作用，并能解除损伤引起的反射性痉挛，是骨折后期肩关节活动障碍的一种治疗手段。

外科颈骨折后期，往往有关节粘连。按摩时先用手指或手掌在肩上轻轻回旋揉动，或用手掌、大小鱼际、掌根在皮肤上摩擦，力量要均匀，如此反复约 20 分钟，松解粘连，软化瘢痕，手法动作要轻巧。然后术者一手固定关节，一手握住远端的肢体，缓慢、均衡、持续地做适当的被动屈伸或外展内收运动，以患肩感觉微痛为度，切忌暴力。如此反复多次，每次活动的次数可逐步增加。

（4）中药膏外敷：外科颈骨折后使用外敷药物直接敷贴在骨折端，使药物发挥作用，达到祛瘀消肿、止痛、生骨的目的。

（5）熏洗

1）海桐皮汤

组成：海桐皮 15g，透骨草 15g，乳香 10g，没药 10g，当归 8g，川椒 10g，川芎 10g，红花 3g，威灵仙 10g，白芷 10g，甘草 5g，防风 10g。

用法：清水煮沸或用滚水冲后熏洗，每日 2～3 次。

适应证：骨折中后期关节屈伸不利，疼痛不止。

2）上肢损伤洗方

组成：透骨草 20g，威灵仙 15g，苏木 10g，钩藤 30g，桂枝 10g，鸡血藤 30g，络石藤 30g。

用法：清水煮沸后先用热气熏蒸肩部，待水温稍减后用药水浸洗患处，每日 2 次，每次约 30 分钟。

适应证：骨折去除固定后关节强直拘挛、酸痛麻木。

（6）物理治疗

1）电脑骨折愈合仪：骨折固定稳定后如果存在骨质疏松、骨折延迟愈合等，可选择电脑骨折愈合仪等理疗仪器以促进骨折愈合，每日 1～2 次，每次 30 分钟。

2）电脑中频治疗仪：用于骨折早期和中期镇痛、促进局部血液循环，每日 1～2 次，每次 20 分钟。

五、评述与展望

肱骨外科颈骨折多见于老年人，是一种常见的损伤，诊断上并不难，一般经 X 线检查即可明确诊断，正确拍摄肩部创伤系列片，对于指导临床分型，正确复位，分析受伤机制，提高疗效很重要。对于肱骨外科颈骨折是否合并肩关节脱位，必须诊断清楚，以免造成治疗上的错误。初学者或部分骨伤科医生，可能把外科颈骨折时血肿致关节间隙增宽现象误诊为骨折合并肩关节脱位型，不断进行手法整复，只会加重对局部的损伤。其实外科颈骨折伴有肩关节半脱位，是因为关节囊、肌肉松弛，无弹性，张力低，且外伤出血，使肱骨头与肩盂间隙增宽所致，但关节囊是完整的，它不属于脱位的范畴，没有必要采取治疗措施。虽然正位上有类似脱位现象，但轴位或穿胸位 X 线片可得到明确的诊断。

肱骨外科颈骨折中原有分型即无移位、内收、外展、骨折合并脱位已不能很好地解释部分骨折的移位情况，而且根据原分型对移位骨折整复难以获得满意的对位，有些甚至适得其反，因此越来越多学者主张在原有分型基础上应增加 2 型，即前屈型和后伸型，而且后伸型在临床中占大多数。

肱骨外科颈骨折治疗方法较多，有闭合复位小夹板外固定、闭合穿针固定、手术切开复位内固定、甩肩疗法、肩"人"字石膏固定、外固定支架治疗、肩关节融合术和人工肱骨头置换术等方法。采用甩肩疗法，可将骨折治疗的复位、固定、练功三大原则融为一体，但应用时有一定的局限性，如对移位明显的骨折难以复位，甩肩时引起疼痛，患者不容易接受等，所以甩肩法最适宜闭合骨折无移位型或只有轻度移位的患者。骨折切开复位钢板螺钉内固定，手术暴露大，如肱骨头上软组织剥离多会影响局部血供，操作较复杂，术后固定时间长，需要二次手术取内固定，还容易引起瘢痕挛缩而严重影响肩关节功能。外展支架固定伤肢于外展位及将前臂置于"敬礼"位，对前成角外展型骨折有效，但对内收前屈型骨折会引起再移位，适用范围不广泛。

所以治疗时必须根据骨折的类型和程度，结合患者年龄、职业等因素，采取相应的治疗方法。肱骨外科颈位于松质骨和硬质骨交界处，有大量的肌肉和软组织包绕，血运丰富，骨折后的再塑和愈合能力强，对新鲜闭合性骨折采用手法整复超肩关节夹板固定能达到满意的复位和固定，方法简单，疗效可靠，应作为治疗该病的首选方法。

骨折因整复不当导致复位失败的原因在于术者手法不精，要领没掌握好，没达到"手随心转，法从手出"的境界，如拔伸牵引力度不足，重叠未矫正之前整复侧方移位，前成角未予纠正，小夹板固定时包扎技术不过关，引起骨折再移位等。

治疗难点是骨折合并脱位的整复和肩关节功能康复。肱骨外科颈骨折合并肩关节脱位是一种复杂而严重的损伤，闭合治疗难度大，要求极高。肱骨外科颈骨折，是接近关节的骨折，骨折后局部血肿与附近软组织容易发生粘连，骨折移位直接影响结节间沟的平滑，使肱二头肌长头腱发生粘连，从而严重影响肩关节的活动。肱骨外科颈骨折就其骨折愈合而言，各种疗法差异不大，而对肩关节功能的影响有着明显的差别。骨折后肩关节早期耸肩，环形的运动，对防止和减轻肩关节周围粘连很有帮助。因此，尽早地按步骤进行肩部功能锻炼，是骨折治疗成功的关键。现代研究应从手法轻柔，损伤少，固定牢固，患者易接受，又不影响功能活动的治疗方法入手，这是今后如何继承和发扬中医传统医疗特色的主要研究课题。

第三节　肱骨干骨折

肱骨干骨折是指肱骨外科颈以下至内外髁上2cm处的骨折。肱骨干骨折在临床上较为常见，约占全身骨折的总数的 3%～5%，可发生于任何年龄，但多见于青壮年，骨折好发于骨干的中1/3 及中下 1/3 交界处，下 1/3 次之，上 1/3 最少。中下段骨折容易合并桡神经损伤，中医古籍称之为"臑骨骨折""胳膊骨折"。

一、分　型

1. 上 1/3 骨折

由于该段骨质较为坚硬，该段骨折多由直接暴力引起，如棍棒打击、重物挤压和机器缠绞等，折线多为横断或粉碎。肱骨干上 1/3 骨折（三角肌止点以上）时，骨折近端因胸大肌背阔肌和大圆肌的牵拉而向前向内移位，骨折远端因三角肌、喙肱肌、肱二头肌和肱三头肌的牵拉而向上向外移位（图 3-20）。

2. 中 1/3 骨折

该段骨质与上 1/3 骨质相似，其骨质较为坚硬，发生骨折时的暴力类型及骨折线的形态均较为相似。肱骨中 1/3 骨折（三角肌止点以下）时骨折近端因三角肌、喙肱肌的牵拉而向外向前移位，骨折远端因肱三头肌、肱二头肌的牵拉而向上移位（图 3-20）。

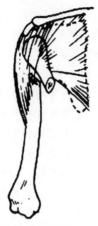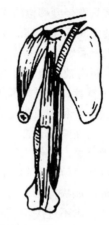

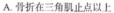
　　　A. 骨折在三角肌止点以上　　　　　　　B. 骨折在三角肌止点以下

图 3-20　肱骨干骨折的移位

3. 下 1/3 骨折

肱骨干下 1/3 较为薄弱，该段骨折都由间接暴力引起，折线多为斜形或螺旋形，如跌扑时手掌或肘部着地，暴力传至肱骨下 1/3 而发生骨折，姿势错误的猛力投掷，以及掰腕由于动作不协调，当旋转暴力超过了肱骨干所承受的限度时，即可造成旋转骨折，投掷所致的肱骨干骨折又称投掷骨折或投弹骨折。肱骨干下 1/3 骨折时，骨折远端移位的方向可因前臂和肘关节的位置而异，远端内旋骨折的成角往往还与暴力的方向有关，如来自外侧的直接暴力可使骨折断向内成角。

二、临　床　表　现

1. 症状
伤后患臂疼痛、肿胀明显、活动功能障碍，患肢不能抬举。

2. 体征
局部有明显环形压痛和纵向叩击痛，无移位的裂缝骨折和骨膜下骨折者，患臂无明显畸形，但绝大多数均为移位骨折，患臂有短缩、成角或旋转畸形，有异常活动和骨擦音，骨折端常可触及。

三、诊　断　要　点

（1）有明确外伤史。

（2）临床表现：同上。

（3）X 线正侧位片可明确骨折的部位、类型和移位情况，并有助于鉴别是否为骨囊肿、骨纤维异常增殖症及成人非骨化性纤维瘤等所致的病理性骨折。

四、治　　疗

无移位的肱骨干骨折，仅用夹板固定 3～4 周，有移位的肱骨干骨折应实行手法整复和夹板固定，必要时可行手术治疗。

1. 复位

手法复位：患者坐位或平卧位，骨折移位较小者不必麻醉，移位较大者可在局部麻醉或高位臂丛神经阻滞麻醉下进行复位。一助手用牵引带通过腋窝向上提拉，另一助手握持前臂在中立位向下，沿上臂纵轴徐徐用力拔伸，牵引力一般不宜过大，否则容易引起断端分离移位，待重叠移位完全纠正后，可根据骨折不同部位的移位情况进行复位。

（1）上 1/3 骨折：在助手维持牵引下，竖着两拇指抵住骨折远端后外侧，其余四指环抱近端的前内侧，将近端托起向外使断端微向外成角，继而拇指向外推远端向内即可复位，术者可用一手拇指抵住骨折近端的前内侧，一手拇指抵住骨折远端的后外侧，两拇指同时用力将两骨折断端按捺平复（图 3-21A）。

（2）中 1/3 骨折：在助手维持牵引下，竖着以两手拇指抵住骨折近端外侧推向内。其余四指环抱远端，内侧拉向外时两骨折断端内侧平齐并微微向外成角。然后两拇指再向内推纠正成角使两骨折断端平复归原，术者可用一手拇指抵住骨折近端的前外侧，另一手拇指抵住骨折远端的后内侧，两手同时用力按捺，使两骨折断端平复归原，纠正移位后术者捏住骨折部，助手徐徐放松牵引，使断端相互接触，微微摇摆骨折远端从前后内外以两手掌相对挤压骨折处，矫正残余侧方移位，若感到断端摩擦音逐渐减小直至消失，骨折处平直，表示已基本复位（图 3-21B）。

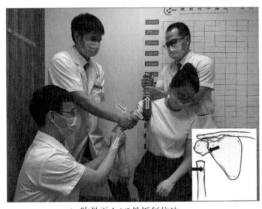
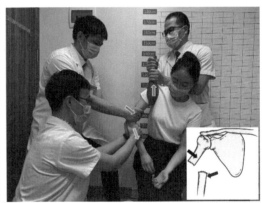
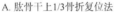

A. 肱骨干上1/3骨折复位法　　　　　　　　　　B. 肱骨干中1/3骨折复位法

图 3-21　肱骨干上、中 1/3 骨折复位法

（3）下 1/3 骨折：多为螺旋形或斜形骨折，复位时仅需轻微力量牵引骨折断端，可留少许重叠，术者用按捺手法矫正成角畸形，再用两手掌将两斜面相对挤紧纳正，对螺旋形骨折应分析是内旋暴力还是外旋暴力所造成的，复位时可握住骨折远端用与旋转暴力方向相反的轻轻的旋转手法以矫正旋转畸形。

骨折断端如有分离移位，切忌拔伸牵引，可在矫正侧方移位后，用纵向推挤使两骨折断端紧密接触。

2. 固定

（1）小夹板固定：有前、后、内、外侧夹板（图 3-22），其长度视骨折部位而定，肱骨干上1/3 骨折要超过肩关节固定，下 1/3 骨折要超肘关节固定，中 1/3 骨折则不超过上下关节固定，同时应注意前侧夹板下端不能压迫到肘窝，以免影响患者血运及发生压迫性溃疡。如果侧方移位及成角畸形已经完全矫正，上 1/3 骨折则在骨折近端的前侧、内侧各放置一长方形固定垫，在骨折远端的后侧、外侧各放置一长方形固定垫；中 1/3 骨折，则在骨折近端的前侧、外侧各放置一长方形固定垫，在骨折远端的后侧、内侧各放置一长方形的固定垫，以防骨折断端重新移位（图 3-23）。若仍有轻度侧方移位，可采用两点加压法放置固定垫，若仍有轻度成角，可采用三点加压法放置固定垫，使其逐渐复位。若粉碎性骨折的碎骨片复位不能满意，复位时也可用固定垫将其逐渐压回，但应注意固定垫厚度要适中，防止局部皮肤压迫性溃疡和坏死，在桡神经沟部不要放置固定垫，以防桡神经受压而发生麻痹，包扎后肘关节屈曲 90°，以带柱托板或三角巾将前臂置于中立位，患肢悬吊于胸前。

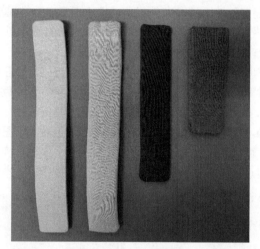

图 3-22　小夹板固定

长木板（25.5cm×3.8cm×0.3cm）2 块；超肩、肘关节固定时，可用小孔系布带的中木板（19cm×3.8×0.3cm）、短木板（16cm×4cm×0.3cm）各一块

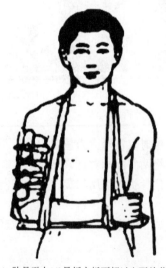
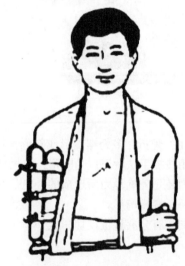

A. 肱骨干中1/3骨折夹板不超过上下关节　　　　　B. 肱骨干下1/3骨折夹板超肘关节

图 3-23　肱骨干骨折固定法

固定期应定期做 X 线透射或拍摄照片检查骨折断端是否有分离移位，若发现骨折断端分离，应在夹板外加用弹性绷带或宽 4～5cm 的橡皮带上下缠绕肩、肘部，或采用环绕肩肘部的宽布

带固定后再用夹板固定，使骨折断端受到纵向挤压而逐渐接触，并卧床休息 2 周或加用铁丝外展架以克服患肢重量的悬垂作用，固定时间成人 6～8 周，儿童 3～5 周，肱骨中下 1/3 骨折迟缓愈合和不愈合的后发部位固定时间可适当延长，必须在临床症状消失、X 线片复查有足够骨痂生长之后，才能解除固定。

（2）石膏固定：常常应用悬垂石膏进行治疗，悬垂石膏最适用于肱骨干骨折移位并有短缩或斜形和螺旋形骨折的治疗。

3. 手术治疗（图 3-24）

（1）开放骨折：是必须通过手术方法进行紧急处理的重要指征，特别是多发损伤的患者，在权衡轻重缓急情况后，应及早进行开放伤口的外科手术治疗，术前切记应对患者进行抗破伤风血清的预防注射，对伤口污染严重者警惕厌氧菌感染的可能，应行厌氧菌的涂片检查，如果有条件还可以进行细菌培养和抗生素的敏感测验以利损伤恢复，处理后做到合理用药。

（2）闭合骨折：适用于多段骨折手法不能达到满意复位、肱骨干骨折合并同侧肘关节和肩关节骨折需早期活动者，任何类型的骨折合并血管损伤，肱骨远端螺旋形骨折合并桡神经损伤，（在悬垂石膏或手法复位后桡神经麻痹加重者需手术探查并行内固定），以及骨折不愈合或畸形愈合影响功能者。手术方式可选用钢板内固定、髓内钉固定或外固定支架固定。

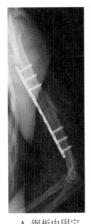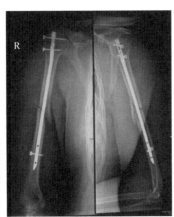

A. 钢板内固定　　　　　B. 髓内钉固定

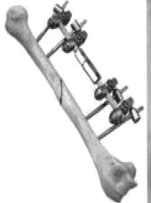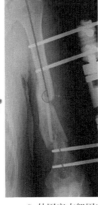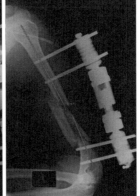

C. 外固定支架固定

图 3-24　钢板内固定、髓内钉固定、外固定支架固定示意图

4. 辨证治疗

骨折初期瘀滞肿痛，治以活血祛瘀，消肿止痛，内服可选用和营止痛汤或肢伤一方加钩藤，若肿痛较甚者可加祛瘀止痛药，如三七或云南白药，合并桡神经损伤者可加用通经络药，如威灵仙、地龙等，外敷可选用双柏散或消瘀止痛膏等。中期治宜和营生新，接骨续损，内服可选用新伤续断汤或肢伤二方，外敷接骨膏或接骨续筋膏。后期治宜补肝肾，养气血，壮筋骨，内服可选用肢伤三方或健步虎潜丸，骨折迟缓愈合者应重用接骨续损药如土鳖虫、自然铜、骨碎补、杜仲等，解除固定后外用骨科外洗一方、骨科外洗二方或海桐皮汤等煎水熏洗患肢。

5. 功能锻炼

固定后患肢即可做伸屈指、掌、腕、关节和耸肩活动，前臂和手肿胀较甚者，应每日进行用力握拳及轻柔抚摸，肿胀消退后做患肢上臂肌肉舒缩活动，以加强骨折端在纵轴上的挤压力，防止骨折断端分离；若发现骨折断端分离，术者一手按患侧肩部，一手托肘部，沿纵轴轻轻相对挤压，每日一次，使骨折断端逐渐接触，并相应延长带柱托板或三角巾悬吊时间直至分离消失，骨折愈合为止。中期除继续初期的练功活动外，应逐渐进行肩肘关节活动，练功时不应使骨折处感到疼痛，以免引起骨折重新移位或产生剪切力、成角及扭转应力而影响骨折愈合。骨折愈合后应加大肩肘关节活动范围，如做肩关节外展内收抬举活动及肘关节屈伸活动等，并可配合药物熏洗，按摩，使肩、肘关节活动功能早日恢复。

第四节　肱骨髁上骨折

肱骨髁上骨折又名"臑骨下端骨折"，是指肱骨髁上约 2cm 处的骨折。肱骨下端较扁薄，髁上部处于松骨质和密骨质交界处，前有冠状窝，后有鹰嘴窝，二窝之间仅为一层极薄的骨片，该处又是肱骨自圆柱形往下移行为三棱形的应力弱点，故易发生骨折。肱骨内外髁前倾，与肱骨纵轴形成 30°～50°的前倾角，此角改变时会影响肘关节的屈伸度。当前臂旋后，上肢伸直，上臂和前臂纵轴呈 10°～15°外翻的携带角时，携带角的改变使肘部呈内翻或外翻畸形，肘内翻是本病最常见的后遗症。肱动、静脉和正中神经从上臂下段内侧转向肘窝前侧，桡神经通过肘前外方分成深浅二支进入前臂，深支与肱骨外髁部较接近，尺神经位于肱骨内上髁后方的尺神经沟，骨折严重移位时会引起上述血管神经损伤。肱动脉损伤或受压造成筋膜间隙综合征，是本病最严重的合并症。

肱骨髁上骨折占小儿骨折的 26.7%，多见于 3～12 岁儿童，尤多见于 5～8 岁；是小儿最常见的骨折之一，占肘部骨折的大部分，男多于女，左侧多于右侧，成年人和老年人亦可发生。老年患者约占本病患者的 0.04%。

一、分　型

（1）Ⅰ型：无移位（图 3-25A）。

（2）Ⅱ型：骨折部分移位（前侧皮质张开，后侧皮质完整）（图 3-25B）。

（3）Ⅲ型：骨折完全移位（骨皮质完全分离）（图 3-25C）。

1. 伸直型骨折（图3-26）

目前最常用Gartland分类。此分型基于骨折端的影像学表现。具体分型见图3-25。

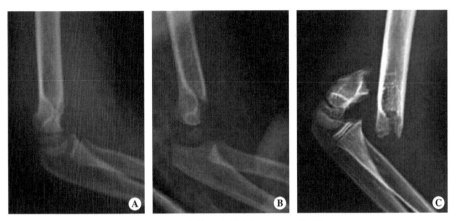

图3-25 肱骨髁上骨折Gartland分类

A. Ⅰ型，无移位的横行骨折；B.Ⅱ型，轻度移位骨折；C. Ⅲ型，斜形骨折合并严重的移位和旋转

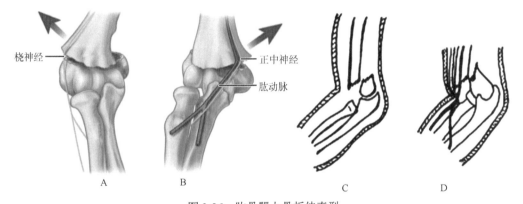

图3-26 肱骨髁上骨折伸直型

A. 骨折损伤桡神经；B. 骨折损伤正中神经或肱动脉；C. 骨折远端向外上移位；D. 骨折远端旋转移位

　　跌倒时肘关节处于微屈或伸直位，手掌先着地，暴力自地面向上传达至肱骨下段，将肱骨髁推向后上方，身体的重力将肱骨干推向前方，这种剪力作用于骨质结构薄弱的肱骨下端造成骨折。骨折线多由前下方斜向后上方，也有横行或粉碎性。骨折严重移位时，骨折近端前移，穿破肱前肌，甚至损伤肱动脉和正中神经。当肘关节呈外翻位时，身体重心沿肱骨纵轴向外偏移，骨折远端向尺侧移位，尺侧骨皮质被挤压而产生塌陷、嵌插或粉碎，内侧骨膜剥离，骨折线多由外下斜向内上，甚至骨折远端内侧皮质略高出骨折线，使骨折复位固定后仍容易向尺侧倾斜，这是肘内翻形成的病理基础。当肘关节呈内翻位时，身体重心使肱骨干的外侧偏移，骨折远端向外侧移位，严重时可遗留肘外翻。侧方移位严重，可损伤桡神经或尺神经，但多为挫伤或牵拉伤。当手掌撑地而固定时，躯干及上臂发生相对旋转，同时由于附于髁部的前臂肌群的牵拉，骨折远端可发生旋转移位。尺偏型骨折远端多为旋前（旋内），桡偏型骨折多为旋后（外旋）。

2. 屈曲型骨折（图3-27）

　　跌倒时，肘关节处于屈曲位，肘尖先着地，直接暴力经尺骨鹰嘴把肱骨髁由后下方推向前上方，骨折线由后下方斜向前上方，骨折远端向前向上移位，骨折端向后成角，很少合并血管神经损伤。骨折端亦可发生侧方移位和旋转移位而分成尺偏型和桡偏型。受伤姿势与骨折类型密切相关，但非绝对。

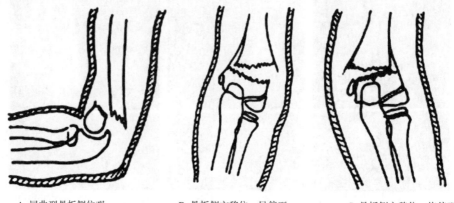

A. 屈曲型骨折侧位观　　　　B. 骨折侧方移位，尺偏型　　　　C. 骨折侧方移位，桡偏型

图 3-27　肱骨髁上骨折屈曲型

二、临床表现

1. 症状

伤后肘部疼痛，肘关节活动功能受限。

2. 体征

无移位骨折，肘部疼痛、肿胀，肱骨髁上处环形压痛，纵向挤压痛或肘内外翻时引痛，肘关节活动功能障碍；移位骨折，肘部肿痛较明显，肿胀严重时出现张力性水疱，肱骨髁上部有异常活动和骨擦音，但肘后三角关系正常。

（1）伸直型骨折：肘部呈半伸直位，肘后突起呈靴形畸形，肘前方可扪及突出的骨折近端。X线片显示骨折远端向后上移位，骨折线多从前下方斜向后上方。

（2）屈曲型骨折：肘后呈半圆形畸形，在肘后可扪及突出的骨折近端。尺侧偏移时，肘尖偏向内侧，外侧可扪及骨折近端，桡侧偏移时，肘尖偏向外侧，内侧可扪及骨折近端。X线片显示骨折远端向前上方移位，骨折线多从后下方斜向前上方。

三、诊断要点

（1）有明确外伤史。

（2）临床表现：同上。

（3）X线片可明确骨折的移位方向和程度，确定骨折的分型。

四、治　疗

及时准确的复位，切实有效的固定，合理的练功，适当的体位，必要的用药，是治疗肱骨髁上骨折的基本原则。尽快地恢复患肢的功能，防止肘部畸形是治疗的目的。骨折的复位是治疗的关键。尽早复位，能有效减轻伤患肢的过度肿胀，纠正或防止血管神经损伤等合并症的发生。准确复位，是预防肘内翻畸形的前提。手法复位、夹板固定是肱骨髁上骨折首选的治疗方法。其复位要求较高，尽可能达到解剖复位，尤其要彻底纠正骨折远端的尺偏、尺嵌、尺倾和内旋移位，并允许在纠正这些移位时出现轻微的"矫枉过正"。

无移位骨折可置患肢于屈肘 90°位，用颈腕带悬吊，或上臂内外二夹超肘固定，或肘部"8"字绷带固定 2～3 周。移位骨折必须进行手法复位、夹板固定。肿胀较甚者，在整复时可先施行挤压消肿，使局部肿胀消退，再进行手法复位。肘部有张力性水疱者，应在无菌操作下，将疱内渗出液体抽吸干净，或用针头刺破，然后再进行复位。开放性骨折者，应在清创后先行手法复位，再缝合伤口。肱骨髁上骨折并发血液循环障碍者，必须紧急处理，首先应在麻醉下整复移位的骨折，并行尺骨鹰嘴牵引，以解除骨折端对血管的压迫。若血液循环改善，仍应密切观察。若无明显改善，应立即手术探查。"5P"征，尤其是前臂和手指的剧痛和手指的被动伸指疼痛，是手术的指征。彩色 B 超可以为诊断提供依据。肱骨髁上骨折合并神经损伤者，一般多为挫伤所致，骨折移位整复后，在 3 个月内多能自行恢复，不应过早地进行手术探查，但在治疗过程中应密切进行观察。

1. 复位

（1）手法复位

1）复位的时机：在伤后 6～8 小时内，越早越好。此时复位容易，手感清晰。若时间超过 24 小时，肿胀明显，须待肿胀高峰期后 1 周～2 周进行延期复位。对肿胀严重，骨折移位明显者，则可先行牵引，1 周左右再行复位。超过半个月骨折移位明显者，需在麻醉下进行折骨复位。

2）复位的准备：整复前必须仔细阅读 X 线片，研究和制定整复方案，包括具体的手法术式和步骤，固定器材的准备及是否需要麻醉等。新鲜骨折一般不用任何麻醉，因为局麻和臂丛麻醉均难以奏效，而全麻则过于复杂，还可能会错过早期复位的时机。消除儿童心理恐惧，耐心解释取得家长配合更为重要。

3）复位的方法和步骤：①触摸辨认，关键在于辨认肱骨外髁和髁上骨嵴的连续性和弧度，前者判断骨折前后移位，后者判断骨折的内外移位。若肘部靴形或半圆形畸形已纠正，而外髁和髁上骨嵴不能连续，则考虑骨折端的旋转。还要了解肘尖是否内偏和内倾，内髁和肘尖的间距是否明显变短，以判断是否存在着尺偏和尺嵌。触摸辨认用于了解骨折的动态变化和复位效果，而且还可以弥补 X 线的一些不足，如旋转和尺嵌畸形。②擒拿扶正，肢体的体位对肱骨髁上骨折转轴影响很大。根据 X 线片和手法判断，骨折远端旋前者，前臂保持于旋后位；相反，采用旋前位。由于骨折在受伤机制、肌力牵拉和保护性体位等影响下，远端多数向前旋转，故肢体多置于旋后位。第一助手一手握患肢腕上部，一手握前臂近肘部，并维持一定的力度。第二助手固定好肩关节。③拔伸牵引，是手法复位的主要方法。根据移位的大小，施加适度的牵引力。根据骨折原始移位的方向，行纵向的顺势牵引，尺偏者宜外展牵引，桡偏者宜内收牵引。同时施以内外推端法。④内外推端，术者以四指双向扣住骨折近端，两拇指推顶骨折远端，在纠正重叠移位的牵引力共同作用下，纠正侧方移位。若患儿年幼，也可一手握住骨折近端，拇、示、中三指分别卡住远端外内后三点，在内外推端的同时（或之后）施以提按升降法。⑤提按升降，术者以上述的手法，纠正骨折的前后移位。伸直型骨折按近端提远端，同时配合牵引和屈肘；屈曲型骨折，提近端按远端，同时牵引伸肘。若伸直型骨折由于矫枉过正变为屈曲型骨折，则应在牵引下提按，把骨折远端推回后方，重新变成伸直型骨折再行轻柔提按，切勿粗暴而重蹈覆辙。⑥屈伸展收，此法在牵引、提按、推端等法中同时运用，根据骨折的移位方向或屈或伸，或外展或内收。此外，骨折基本复位后，轻微反复数次屈伸展收，用以纠正残余移位，使骨折端进一步吻合。屈伸展收也用于陈旧性骨折的折骨复位。⑦对抗旋转，将骨折端远近两段（不超关节）相对短轴旋转，以解决肱骨髁上骨折的旋转畸形，俗称"拧手帕"。肱骨髁上骨折远端多数旋前（内旋），具体操作时，第一助手使患肢前臂旋后，术者一手握近端使肱骨干旋内（旋前），一手拇、示指扣住外内髁同时旋外（旋后），两助手顺着术者作用方向做擒拿扶正。也用于陈旧性骨折的折骨、复位。⑧摇摆转动，一助手牢固骨折近端，术者或另一助手把骨折远端进行连续性摆动和转动。用于陈旧性骨折的折骨复位。

对于完全移位的肱骨髁上骨折，手法复位按一定的顺序才能获得满意的效果。遵循骨折"原路返回原则"。

（2）牵引复位

1）指征：①骨折远端尺偏、尺嵌、尺倾、尺碎，斜形或粉碎性骨折，经手法复位夹板固定后仍不理想或极不稳定；②肱骨远端骨骺分离尺偏（Salter Ⅱ型）；③旋转移位明显，手法复位效果欠佳；④严重肿胀完全移位；⑤严重开放性骨折伤口感染、外敷药致皮肤过敏性皮炎等不宜手法复位。

2）方法：①骨牵；②皮牵；③骨牵+皮牵。伸直型骨折采用尺骨鹰嘴骨牵，前臂屈肘 90° 皮牵，可行水平牵引，也可上举屈肩悬吊牵引。婴幼儿用巾钳牵引。屈曲型骨折一般移位不大，可用微屈肘皮牵，用胶布或海绵布条。根据年龄大小、骨折移位程度确定牵引重量，牵引重量一般为 1～3kg。

3）注意事项：①尺神经损伤，入针时要严格按操作规程，仔细定位，由内向外入针。术后观察指动情况。骨折移位和牵引致神经的牵拉伤，夹板压垫致神经的压迫伤，尤其在尺偏型骨折中容易出现。患儿一般不能主诉症状，体检多难配合，更需引起高度重视。一旦出现神经损伤，应及时调整治疗措施，大多都能恢复。②牵引虽然具有复位效应，但仍需手法配合，尤其是骨折时间较长者。③1 周后的小儿肱骨髁上骨折应属陈旧性骨折。因骨折愈合快，需及时行 X 线复查，一般每周 2 次为宜。根据年龄和 X 线结果确定牵引时间，一般为 2～3 周。④注意骨牵加皮牵的牵引方向。屈肘前臂皮牵往往使患肢往上抬起，同时，由于牵引弓等重力作用，水平牵引重量轻时力线常向下偏移，造成骨折端向后移位向前成角之势。故伸直型骨折牵引力线比水平线要高 30°左右，尺偏型骨折牵引力线应外翻 15°左右。其他类型如此类推。

（3）切开复位：肱骨髁上骨折为关节外骨折，一般愈合后遗留关节功能障碍的仅为极少数。切开复位则易损伤关节，易造成功能障碍、骨化肌炎等严重后遗症。故应严格掌握其切开指征。只有在严重开放损伤和肱动脉损伤这两种情况下，才采用早期切开复位。对于多次手法复位效果仍不甚满意，而对位要求较高的极个别病例（如肱骨髁远端骨骺分离等），也可以考虑择期切开复位。对于陈旧性骨折畸形愈合而无法进行手法折骨者，估计日后会影响肘部功能和外观，也可以尽早切开复位内固定。

2. 固定

（1）小夹板固定：复位后行四夹板超肘关节固定，伸直型宜深屈肘于 100°～110°位固定，屈曲型宜半屈肘于 40°～60°位固定。骨折远端内旋者可加后侧长夹屈肘 90°位前臂旋后。夹缚后用颈腕带悬吊肘部。深屈肘时可行肘 "8" 字绷带固定。按骨折移位方向，注意准确地加垫。伸直型肘后加梯形垫，内侧加垫应置内髁突，往下容易压迫尺神经，往上容易压迫肱动脉，并防止压疮，最好使用棉花垫。外固定后常规观察血运指动感觉等情况。

（2）石膏固定（图 3-28）：肿胀高峰期过后，根据实际情况，也可考虑用石膏固定。

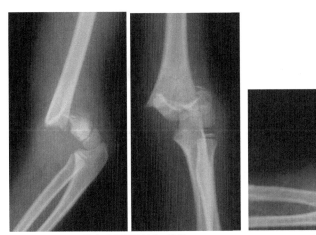
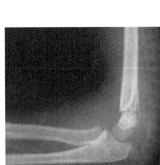
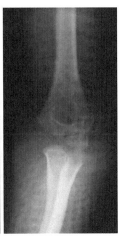

A. 伸直型骨折整复前X线片　　　　　　　　　B. 整复并石膏固定后X线片

图 3-28　肱骨髁上骨折石膏固定

（3）内固定（图 3-29）：对于个别有手术指征的病例，切开复位后行克氏针交叉内固定。条件许可，也可在电视 X 线透视下行闭式经皮克氏针内固定术。

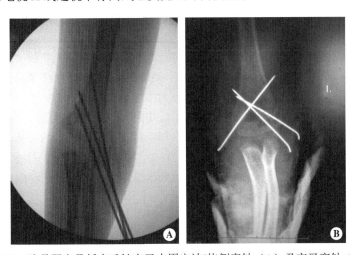

图 3-29　肱骨髁上骨折克氏针交叉内固定法[桡侧穿针（A）及交叉穿针（B）]

Vaquero-Picado Alfonso，González-Morán Gaspar，Moraleda Luis，Management of supracondylar fractures of the humerus in children.EFORT Open Rev，2018，3：526-540.

3. 辨证治疗

按中医骨伤三期辨证施治。并结合小儿生理特点因人施治。

（1）早期

证候特点：伤后 1～2 周，伤肢疼痛较甚，明显肿胀，甚至出现张力性水疱，肤温较高，可伴口干、尿黄、纳差、大便干结、低热、烦躁，舌尖红，苔薄黄干，脉弦滑数。

治法：活血凉血，消肿止痛，兼利水疏风。

推荐方剂：小儿骨Ⅰ方。

基本处方：三七 3～6g，丹参 6～12g，赤芍 3～9g，木通 3～6g，丹皮 6～12g，生地黄 6～

12g，白茅根 9～15g，桃仁 3～12g，蝉蜕 3～6g，土牛膝 9～15g。

加减法：开放性骨折加蒲公英 5～15g；烦躁惊风加白芍 5～15g，珍珠末 1.5～3g（冲服）。

（2）中期

证候特点：伤后 3～4 周，伤肢疼痛肿胀较轻，肤温正常，或纳差，舌淡红，苔薄白或厚，脉缓。

治法：和营生新，接骨续筋，健脾和胃。

推荐方剂：小儿骨Ⅱ方。

基本处方：续断 6～12g，骨碎补 6～12g，怀牛膝 6～12g，茯苓 9～15g，苏木 9～12g，土鳖虫 3～9g，地龙 3～9g，黄芪 6～15g，白术 3～9g，大枣 5～15g。

加减法：疼痛较重者，加三七 3g 加强理气止痛之效。

（3）后期

证候特点：伤后 4～5 周，伤肢肿痛消失，关节活动受限，伴纳差、气短、头晕、四肢无力，舌淡，苔薄少，脉弱。

治法：补气血，壮筋骨，舒筋络。

代表方剂：小儿骨Ⅲ方。

基本处方：白芍 9～15g，桑寄生 9～15g，五加皮 9～15g，杜仲 6～12g，熟地黄 6～15g，党参 6～15g，山药 6～15g，钩藤 6～15g。

加减法：胃纳差加麦芽 15g、谷芽 15g 健脾开胃；偏热者加太子参 10g 滋阴清热。

4. 功能锻炼

骨折复位固定后即可进行功能锻炼。早期（2 周内）行握拳伸指和屈伸腕关节等活动，中期（3～4 周）行耸肩等活动，后期解除外固定后应积极主动地进行肘关节屈伸活动。功能活动应遵循以主动练功为主，被动活动为辅，严禁强力推拉。应区分有利和不利的主动活动，伸直型宜多做屈肘活动，屈曲型宜多做伸肘活动。早、中期限制肩外展内旋活动，防止肘内翻。另外，要消除患儿恐惧心理，避免其保护性抑制而影响练功的效果。当肌力基本恢复后，可逐步行提物、拉凳并做抗阻力的肌肉收缩（等长收缩）。医生对家长的指导，对患儿的劝导，使患儿能"早动、渐动、会动"，保证肢体功能完全顺利地恢复而避免过度运动所造成的继发损伤，是后期治疗肱骨髁上骨折的重要内容。

5. 其他治疗

（1）中成药

1）七厘散：化瘀消肿，止痛止血。用于跌扑损伤，血瘀疼痛，外伤出血。口服，一次 1～1.5g，一日 1～3 次。外用，调敷患处。疗程 1 周。

2）跌打丸：活血散瘀，消肿止痛。用于跌打损伤，筋断骨折，瘀血肿痛，闪腰岔气。口服，一次 1 丸，一日 2 次。疗程 1～2 周。

3）接骨七厘片：活血化瘀，接骨止痛。用于跌打损伤，续筋接骨，血瘀疼痛。口服，一次 5 片，一日 2 次，黄酒送下。疗程 1～2 周。

（2）按摩　早期伤肢局部高度肿胀，可按压消肿，以便整复。中期骨折稳定，可局部点按肘关节前后以疏通经络，并可轻度被动屈伸肘关节。后期骨折临床愈合，去除外固定后主动练功的同时可轻柔按摩肘关节，以利关节功能恢复。各期的按摩，均应轻柔，"不痛"为宜，"疼痛"为忌。

（3）熏洗

1）活络舒筋洗剂

组成：艾叶 15g，海桐皮 20g，威灵仙 15g，苏木 15g，生川乌 10g，生草乌 10g，川红花

10g，大黄 20g，三棱 15g，莪术 15g，川椒 15g，白芍 10g，桂枝 15g，没药 10g，乳香 10g，冰片 5g。

功效：活血舒筋，通瘀止痛。

2）海桐皮汤

组成：海桐皮 6g，透骨草 6g，乳香 6g，没药 6g，当归 5g，川椒 10g，川芎 3g，红花 3g，威灵仙 3g，甘草 3g，防风 3g，白芷 3g。

功效：活血舒筋，通瘀止痛。

以上熏洗剂煎至沸腾半小时后，先趁热以厚毛巾覆盖伤肢熏之，待降低至合适的温度时再浸泡患部，每日 2～3 次。

（4）外敷：双柏膏。

组成：侧柏叶 2 份，黄柏 1 份，大黄 2 份，薄荷 1 份，泽兰 1 份。

功效：活血解毒，消肿止痛。

主治：骨折初期局部肿痛，有热瘀互结之势者尤为适用。

用法：外敷患部，同时进行包扎固定，24 小时换药一次，皮肤过敏者停止使用。

（5）外搽：在局部手法按摩或物理治疗的时候，可配合用冯了性风湿跌打药酒等外搽，有止痛消肿、舒筋活络之功效。

（6）物理治疗：可以使用中药离子导入、电脑中频等，以舒筋活络，祛瘀消肿，促进关节功能恢复。

五、名家、名医论坛

1. 邓晋丰关于肱骨髁上骨折旋转移位的整复和固定

邓氏认为，肱骨髁上骨折旋转移位可以引起肘内翻。所谓旋转移位实质上是骨折远端旋前移位，肘关节侧位 X 线片显示骨折远近端的宽度不一致，呈近端宽远端窄现象，即远折端有旋前移位。外伤暴力可以引起旋转移位，复位手法不当也可以引起旋转移位。肱骨髁上骨折旋转移位的矫正方法是在肘关节屈曲 80°～90° 位，助手握骨折近端极度旋前，术者一手捏住骨折远端极度旋后，另一手握前臂同时外翻肘关节，即可矫正远折端旋前移位。

邓氏主张超肘腕关节夹板固定，才能有效地固定肱骨髁上骨折，因为腕关节屈伸活动可通过前臂伸屈肌群牵动骨折远端而影响骨折的稳定性。用石膏托作超肘腕关节固定效果优于小夹板，操作更简便。

肱骨髁上骨折前臂应固定于旋前位还是旋后位呢？邓氏主张前臂旋前位固定，理由有如下几点：①做肱骨髁上骨折切开复位时发现前臂旋后肘内翻增加，前臂旋前位内翻减少。②肘关节屈曲前臂旋前时，尺骨半月切迹关节面向内翻，其外侧缘向上翘起顶住肱骨滑车，使骨折端接触紧密，增加骨折的稳定性。③肘关节屈曲前臂旋前时，肘关节囊外侧及肱桡肌都处于紧张状态，使骨折远端不易向尺侧倾移。

2. 陈渭良——治疗肱骨髁上骨折的经验

（1）复位的方法：佛山正骨十四法。陈渭良认为，肱骨髁上骨折的治疗关键仍在于及时准确复位。其创建的正骨十四法用于肱骨髁上骨折的闭合复位，疗效显著，根据骨折类型施以不同的手法和力度，如伸直型骨折，骨折线由前下斜向后上方，拔伸屈肘和推顶的力度可以加大，一般不会出现矫枉过正；而横行骨折或旋转移位，则应以纵向拔伸为主，屈肘和提按不可用力过度，以免造成折端向前方移位。屈伸展收、对抗旋转、摇摆转动用于陈旧性骨折的折骨复位，从广义上更大大丰富和发展了传统的正骨手法。

（2）复位的标准：解剖复位与宁桡勿尺。尽可能达到解剖复位，若经复位仍达不到最高境界，轻微的"宁桡勿尺"也不失为一种理想境界，即宁桡偏勿尺偏，宁桡倾勿尺倾，宁桡（外）旋勿尺（内）旋。对于尺偏型的骨折，更允许轻微地"矫枉过正"。

（3）及时处理严重损伤。若失去急诊复位时机，伤肢虽然处于肿胀高峰期，但骨折严重移位，甚至潜在开放骨折，由于牵拉或压迫血管出现"无脉症"或神经障碍，应紧急大致复位，并密切观察，再根据情况行延迟复位或骨牵等处理。

（4）早期骨牵纠正旋转移位。任何旋转移位都是骨折远端与近端的相对移位，旋转方向有时难以确定，但无论如何旋转，早期骨牵均能有效地纠正。严重移位尤其是尺偏尺嵌型、高度肿胀甚至皮肤广泛张力性水疱，外敷药致皮肤严重过敏，开放性损伤等有旋转移位者，骨牵是首选的复位方法。

（5）早期手术矫正肘内翻畸形。对于肘内翻畸形，多数专家主张待骨骺发育定型，8～12 岁再行手术矫形。这是基于骨骺损伤造成骨骺发育不平衡而引起肘内翻的理论而设计的。但临床上仅根据 X 线片，甚至 CT、MRI，都难以判断骨骺是否损伤及其损伤程度。目前骨骺损伤在临床上仍无法诊断。骨骺损伤造成肘内翻的学说越来越被人们怀疑。因而肘内翻矫形手术不必等到骨骺发育定型才进行。而骨折远端的尺倾、尺嵌、尺偏和内旋，是造成肘内翻的确切因素。而且这些因素往往早在骨折复位固定后仍未得到彻底解决而形成日后的肘内翻。早期矫正肘内翻，既能对造成肘内翻的骨折移位如内旋进行及时的复位，又避免长期畸形所带来的肘关节劳损、肌力下降和肱骨内髁发育短小等问题。因此，肘内翻矫形手术越早越好。

（6）一板一带治疗肘关节僵硬。肱骨髁上骨折个别患者后遗较严重的关节僵硬。在排除骨化性肌炎、骨折畸形愈合等情况下，对于屈而不能伸者，行初步手法松解后，用杉树皮行上肢后侧长夹固定，使患肢伸直；对于伸而不能屈者，行颈腕带悬吊，并时时收紧，使肘关节保持最大限度的屈肘。间歇地去除夹板或吊带，进行主动练功。前臂适量牵引下进行主动活动，也是安全而有效的方法。

六、评述与展望

目前，对肱骨髁上骨折的治疗，有手法闭合整复外固定，手术切开复位内固定和闭合复位穿钉内固定三种不同的方法。绝大多数医家和学者主张闭合整复加小夹板固定，其疗效较高，医源性损伤较轻，后遗症较少，是主要的治疗方法。

闭合治疗虽然有绝对优势，但仍存在着许多亟待解决的问题。一是肱骨髁上骨折的旋转问题。旋转的存在近来虽然逐渐被人们所重视，并被认为骨折远端内旋内倾是肘内翻的重要因素，但对旋转的分型，即内旋还是外旋，认识仍模糊不清。尽管有学者根据局部解剖在 X 线片上的表现做了深入研究，但由于骨折类型的多样化和复杂化，X 线投照及体位等因素的变化，使临床运用有一定程度的困难。用手法辨认其旋转方向，更受到技术水平和伤肢肿胀程度的限制。对旋转的治疗也缺乏成熟和系统的整复和固定方法。旋转移位除了后遗肢体外观上旋转畸形外，是否还会影响肘内翻和前臂的旋转功能，大多数学者持肯定的观点，但仍有不同的意见。二是对肘内翻畸形的病理机制虽然有了基本统一的认识，但如何预防肘内翻的发生仍未有公认的方法。我们比较推崇手法的发挥，对尺侧不稳定性骨折采用延迟再次复位，彻底纠正尺偏、尺嵌、尺倾和内旋移位，也重视体位问题，并采取一些特殊体位。骨牵不失为一种纠正尺倾和旋转的最好方法，但需要无菌和安全操作，患者不易接受，一般在手法和固定效果不佳或无法进行的情况下才使用。过度牵引有时能解决单纯手法复位稍欠满意的困难，但引起的骨折愈合减慢，肘关节功能恢复时间延长，甚至神经牵拉损伤等问题不容忽视。三是手法复位问题，对于完全移位Ⅳ型骨折，是先纠正侧方移位，还是先纠正前后移位，各派医家根据自己的经验使用。"骨折的手法治疗不但不是一种粗糙的不可靠的技术，而且可以归结一门科学"（约翰·查理）。如何培训正骨医师，娴熟地掌握手法技巧，做到"手随心转，法从手出"（《医宗金鉴》），并从生物力学等理论上深入研究，是一项长期而紧迫，严峻而神圣的使命。四是固定问题。是小夹板固定，还是石膏固定，是伸肘固定，还是屈肘固定，是旋前固定，还是旋后固定，都有相反的观点。从预防肘内翻角度出发，石膏伸肘位固定效果会好些，但对骨折断端的稳定性远不如小夹板固定和屈肘固定。许多学者都主张旋前位固定，但旋前引起的骨折远端内旋，又是造成肘内翻的重要因素。从解剖上看，旋前位使肱桡肌、外侧韧带及骨膜紧张，产生肘外翻压力，但旋前肘伸肌腱紧张，外髁向内侧旋转偏移。从复位来看，内旋移位既然要外旋复位，为何又要内旋固定？我们的意见是，固定的功能是维持复位的效果，什么样的固定能维持骨折最佳对位对线，就用什么样的固定。但原始骨折为远端内旋移位者，应前臂旋后固定。我们认为，Salter 氏理论只限于实验研究。骨折后由于受伤机制（旋前）、伸肌腱群牵拉外髁（内旋）、前臂自然体位（内旋）三种因素共同作用，骨折远端绝大多数处于内旋移位，故应旋后位复位，旋后位固定。

闭合复位闭合穿针内固定，对于维持良好的骨折对位，降低肘内翻发生率有明显的效果。但操作难度大，并可能会出现钢针感染、皮肤糜烂。如果掌握不当，还会出现医源性损伤。因而，必须选择使用。

手术切开复位内固定虽然能够获得满意的骨折解剖对位，但不能降低肘内翻的发生率。手术的合并症如关节粘连、骨化肌炎、骨感染等造成的关节损害多难于恢复。手术唯一的指征是肱动脉损伤，但对于严重型肱骨髁上骨折，如合并严重的血管神经损伤、严重开放性骨折及手法失败者，有的医家仍主张早期切开复位，以增强骨折的稳定性，减少骨折的合并症。术式的改良（如肘外侧入路）、内固定物的更新（如骑缝钉），使疗效得到了提高。

第五节　肱骨髁间骨折

肱骨髁间骨折是青壮年严重的肘部损伤之一，但50～60岁患者也时常可见。肱骨髁间部为松质骨，局部血运丰富，骨折容易愈合，但伤后出血肿胀较甚，软组织损伤严重，局部皮肤易产生张力性水疱，同时骨折块粉碎骨折线侵犯关节面，不但整复困难，且要求较高，固定亦不稳，若治疗不当常造成创伤性关节炎或遗留肘关节活动功能障碍。

一、分　　型

1. 伸展型

当跌倒时，肘关节处于伸展位，手掌和人体重力向上、下传导并集中在肱骨髁部，暴力作用与尺骨向上撞击，使肱骨内外髁分离向两侧分裂，即造成骨折，骨折近端向前移位，骨折远端分裂成两块或多块，并向后方移位。

2. 屈曲型

肘关节在屈曲位时直接撞击地面，也可能由尺骨鹰嘴向上撞击所致，尺骨鹰嘴断面呈三角形，当暴力传导至该部时，尺骨鹰嘴犹如楔子撞击内外髁间的滑车沟，导致两髁间分离移位，而肱骨下端向后移位。

3. 具体分型

Jupiter 双髁骨折分类将肱骨髁间骨折分为 7 种类型，能帮助制订手术计划（图 3-30）。①A 型：高"T"形骨折，骨折线在鹰嘴窝上界或近侧；②B 型：低"T"形骨折，骨折线经过鹰嘴窝，通常正好在滑车的近侧，远侧骨折块较小；③C 型：骨折线呈"Y"形，通过双柱的斜形骨折线，在鹰嘴窝交汇，再形成垂直的骨折线；④D 型：骨折线呈"H"形，内侧柱的骨折线在内上髁的上方和下方，外侧柱的骨折线呈"T"形或"Y"形，滑车成游离骨块并且有发生缺血性坏死的危险；⑤E 型：骨折线偏向内髁，呈内侧"λ"形，最近骨折线从内侧柱穿出，外侧柱骨折线在外上髁远侧穿出；⑥F 型：骨折线偏向外髁，呈外侧"λ"形，与没有内侧柱骨折的"H"形骨折相似；⑦多平面骨折：包括标准的肱骨远端"T"形骨折，伴有另外一种骨折线在冠状面的骨折。

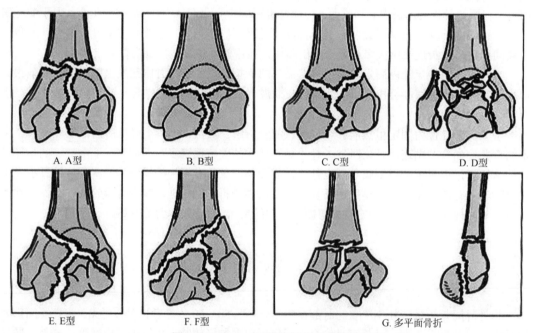

A. A型　　　　B. B型　　　　C. C型　　　　D. D型

E. E型　　　　F. F型　　　　G. 多平面骨折

图 3-30　Jupiter 双髁骨折分型示意图

胡永成，马信龙，马英，2014. 骨科疾病的分类与分型标准. 北京：人民卫生出版社.

二、临 床 表 现

1. 症状

伤后肘部剧烈疼痛，压痛，广泛肿胀明显并可伴有畸形。

2. 体征

局部压痛，严重时可出现皮下瘀斑，肘关节呈半屈曲位，前臂旋前，体检时鹰嘴后半部突出，可触及骨折块活动和骨擦感，肘后三角骨性标志紊乱，肘关节屈伸活动功能障碍。

三、诊 断 要 点

（1）有明确的外伤史。

（2）临床表现：同上。

（3）肘关节的正侧位 X 线片不但可以明确诊断，而且对于骨折类型和移位程度的判断也有重要意义，对合并肘关节其他部位的损伤亦可显示。

四、治 疗

肱骨髁间骨折属于关节内骨折，基于肘关节在上肢活动中的重要性，要求尽可能达到解剖复位和良好的固定，使骨折得到良好的愈合，并减少创伤性关节炎和关节僵硬。无移位骨折处理简单，夹板或石膏板固定就可以达到目的。有明显移位的骨折手法复位困难，外固定也难以维持稳定，通常须采用悬吊复位和固定或须切开复位内固定。手术技巧的提高和内固定钢板的改进，手术解剖复位和内固定，使以往难以解决的粉碎性骨折恢复良好的功能成为可能，肱骨髁间骨折的内出血使肘部容易出现肿胀瘀斑，早期肘部周围软组织的保护，防止出现出血、水疱等破损，为进一步整复或手术提供了条件。围手术期中药内服外敷对促进肿痛消退有良好的作用。

1. 复位

（1）手法整复超肘夹板固定：对于移位轻的骨折可使用牵引方法纠正短缩和成角、旋转移位，再用推按端提夹挤等，纠正侧方移位和分离移位，肘部放衬垫后用 L 形夹板或石膏板固定。

（2）尺骨鹰嘴牵引：适用于骨折移位明显，尤其是肿胀明显、皮肤水疱明显或年老多病，不能耐受手术者。悬吊牵引较水平牵引更快消肿，牵引后 1～2 日复查 X 线片，以了解骨折对位情况。在充分牵引纠正缩短移位后，加用手法对分离的内外髁进行夹挤，然后在内外侧加用小夹板，如果过牵可出现远近端分离，可减少牵引重量。牵引 1 周后可进行主动屈肘功能锻炼，在牵引状态下活动，促进内外髁骨块趋于复位，关节面趋于平整和恢复肘关节部分功能。牵引4～6 周后，解除牵引，改用小夹板或石膏托板固定至临床愈合，此法不适合内外髁有翻转移位的骨折；牵引过程中拍摄 X 线片，如 2 周内骨块对位差，移位大于 2cm，可改用手术治疗。

2. 固定

手术切开复位钢板内固定：适用于有移位的骨折，尤其是粉碎性骨折，内外髁翻转骨折手法和牵引复位不满意者，以及陈旧性骨折移位都是手术的适应证。内固定材料的选择可以根据不同的骨折类型分别选用"T"形、"Y"形或重建钢板等（图 3-31），术后行功能位上肢石膏固定，3～4 周后拆除石膏进行功能锻炼。

3. 辨证治疗

骨折初期肿胀疼痛较甚，治宜活血祛瘀，消肿止痛，可内服和营止痛汤加减，肿胀严重，血运障碍者加三七、丹参，并重用祛瘀、利水、消肿药物如白茅根、木通之类，如血运障碍严重，疑为筋膜间隔区综合征者，若患者体质无虚象，宜服大剂活血祛瘀药，可用抵当汤，外敷跌打万花油或双柏散。如局部有水疱，可在刺破或穿刺抽液后外敷跌打万花油，或生肌玉红膏；中期适宜和营生新、接骨续损，可内服续骨活血汤，合并神经损伤者应加补气活血通经活络之

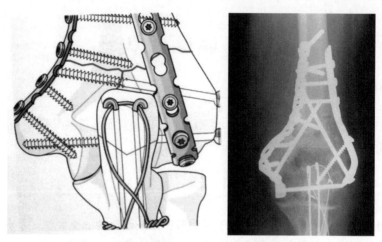

图 3-31 肱骨髁间骨折手术示意图及术后 X 线片

品，如黄芪、地龙、威灵仙等；后期治以补气血，养肝肾，壮筋骨，可内服补肾壮筋汤，解除夹板固定后用舒筋活络、通利关节的中药熏洗，合并损伤性骨化者用散瘀和伤汤熏洗患肢。

4. 功能锻炼

在骨折复位固定后，即可开始做伸屈手指、腕关节及握拳活动，尺骨鹰嘴牵引者，3～5 日后即可开始练习肘关节的自动伸屈活动，一般自 10°～20°范围起，以后逐渐加大活动范围。

第六节 肱骨外髁骨折

肱骨外髁骨折，在儿童肘部骨折中较常见，肱骨外髁骨折亦称肱骨外髁骨骺骨折，肱骨外髁骨骺分离，其发生率仅次于肱骨髁上骨折，占儿童肘部损伤的 60.7%，男女之比为 3.3∶1，左侧多于右侧。

肱骨外髁骨折的骨折块包括肱骨小头与肱骨滑车之桡侧壁、肱骨下端桡侧干骺骨折片以及肱骨外上髁骨骺。骨折块很大部分由软骨组成，患者年龄越小则软骨越多，在 X 线片上显示仅为肱骨外髁骨头的骨化中心和干骺端骨折片，软骨不显影，事实上骨折块相当大，几乎等于肱骨下端骨头的一半，故在临床上对骨折块的大小要给予充分的估计。

肱骨外髁骨折属于关节内骨折，存在不愈合及继发生长发育畸形的可能。

一、分 型

1. 根据骨折线的解剖位置（图 3-32）

（1）MilchⅠ型：骨折线起于干骺端，斜行穿过骨骺横穿外侧髁骨骺的骨化中心，终止于肱骨小头滑车间沟。骨化中心和干骺端的骨桥连接会引起生长抑制，年龄非常小的儿童尤为如此，所幸只有不到 20%的肱骨生长发生在远端。

（2）MilchⅡ型：这种骨折最常见。骨折线起于干骺端的后外侧，有大小不等的骨碎骨片，骨折线往往穿过骨骺下达滑车深部，不穿过外侧骨骺或骨化中心，因此骨折线终末部分恰好经过内外髁的骨化中心间的骺软骨区。

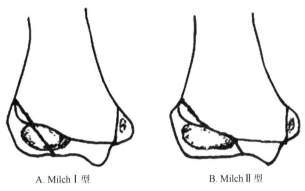

A. Milch Ⅰ型   B. Milch Ⅱ型

图 3-32 Milch Ⅰ型和 Milch Ⅱ型

2. 按骨折块的移位程度

根据其移位程度可分为三度（图 3-33）。Ⅰ度骨折无相对移位，关节面完整。因为滑车是完整的，所以鹰嘴无侧方移位。Ⅱ度骨折，骨折线完全通过关节面，这时骨折块更易移位，鹰嘴可向内侧移位。Ⅲ度骨折，髁骨折块旋转，并向外侧、近侧移位，使鹰嘴和桡骨头脱位。

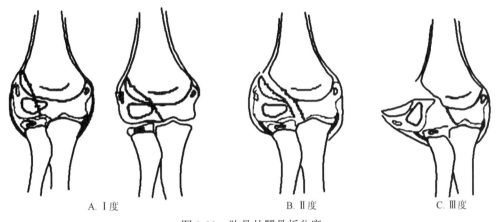

A. Ⅰ度   B. Ⅱ度   C. Ⅲ度

图 3-33 肱骨外髁骨折分度

二、临床表现

1. 症状

骨折后肘部外侧肿胀，疼痛和不敢活动。骨折脱位型肿胀最严重。

2. 体征

肘外侧出现皮下瘀斑，肘部外侧有明显压痛，甚至可以发生肱骨下端周围性压痛，移位性骨折，肘外侧可扪及活动的骨折块，并可触及骨擦音，肘关节活动丧失。

三、诊 断 要 点

（1）有明确的外伤史。

（2）临床表现：同上。

（3）X 线片可见骨折线，由于儿童肘部有多个二次骨化中心，骨骺愈合时间不一，不同年龄的肘部 X 线所见不同，常需复查健侧肘关节正侧位加以对照，对Ⅲ度骨折者要注意检查有无桡神经或尺神经牵拉损伤后的症状。

四、治　疗

肱骨外髁骨折是关节内骨折，又是骨骺骨折，骨折线通过骺，复位的满意与否直接影响关节的完整性和骺板处的骨桥形成的大小。复位好，骨桥形成小，日后肱骨下端鱼尾状畸形小。复位差，骨桥形成大，则鱼尾状畸形大，造成肱尺关节面的不适应，发生肘关节半脱位。肘关节在长期不相适应的情况下，则会发生关节软骨退行性变化，造成创伤性关节炎。因此无论采取何种方法治疗，最终应达到解剖复位或近似解剖复位。复位成功后须超关节固定，防止骨折出现再移位。

1. 复位

（1）Ⅰ度、Ⅱ度骨折：患者取坐位或仰卧位，助手握持患侧上臂下段，术者一手握前臂下段，将患肘屈曲，前臂旋后，另一只手拇指按在骨折块上，其余四指放在患肢内侧，两手向相反方向用力使患肘内翻，加大关节腔外侧间隙，同时拇指将骨折块向内推挤，使其进入关节腔而复位，术者再用一手按住骨折块做临时固定，另一手将患肘做轻微的屈伸活动数次，以矫正残余移位，直至骨折块稳定且无骨擦音为止。

（2）Ⅲ度骨折：患者坐位或仰卧位，术者先用拇指指腹或大鱼际揉按肘部，轻柔地由浅及深，按压肿胀处以消肿散瘀。同时用拇指摸清骨折块的方位和旋转程度，摸清骨折远端的关节面和骨折线，前者光滑，后者粗糙，手摸心会，手法要轻柔、均匀用力，切忌揉捻皮肤，凡前移翻转型，先将骨折块向后推按，使之变为后移翻转型，然后用以下方法整复（以右肱骨外髁翻转骨折为例）。

助手握持患者上臂，术者立于患者外侧，左手置于患者外侧，右手握持患肢腕部，置肘关节于屈曲 60 位，术者左手拇指轻按远端的骨折面后，右手将患肢前臂旋后，并逐渐加大屈曲角度，同时左手拇指按住骨折块，徐徐推向肘后尺骨鹰嘴的桡侧，当骨折块已挤到肘后，左手拇指按在骨折面由上往下按压，使远端骨折块由向外翻转移位转为单纯前后移位，随后再由拇指向前方推送。此刻术者右手握住患者前臂在逐渐增大屈肘的同时，使前臂旋前，以加大肘关节外侧的间隙，再利用前臂伸肌总腱和旋后肌的肌力，使骨折块进入肘关节而归纳原位，最后将肘关节伸直并保持于旋后位，术者左手轻轻触摸骨折块，检查复位后解剖关系是否正常，如复位满意则进行固定。

2. 固定

（1）小夹板固定：有移位的骨折，闭合整复后，肘关节伸直，前臂旋后位，肱骨外髁处放一薄垫，尺侧肘关节上下各放一固定垫，掌侧板加长超腕关节，使手掌处于背伸位，其余夹板从上臂中上段到前臂中下段，4 条布带缚扎使肘关节处于伸直而稍外翻位固定 2～3 周，每周摄片一次，如在 2 周后仍出现移位，应考虑切开复位内固定，随后改为屈肘 90°位固定 1～2 周，骨折临床愈合后解除固定。

（2）手术治疗：手术适应证为有严重的Ⅲ度骨折移位或旋转移位、移位骨折时局部肿胀明显影响手法复位或手法复位失败者以及某些陈旧性移位骨折。手术操作时，臂丛神经麻醉或全麻，取肘外侧切口复位后，儿童以克氏针固定，成人可使用螺钉或克氏针固定，将肘关节屈曲

90°前臂中立位石膏固定，4周后拆除石膏，做功能锻炼。

3. 辨证治疗

初期活血祛瘀，消肿止痛，内服活血止痛汤，局部外敷跌打万花油或消肿止痛膏；中期接骨续损，和营生新，内服生血补髓汤；后期以补肝肾，壮筋骨，内服补肾壮筋汤，解除固定后可用八仙逍遥散或上肢损伤洗方熏洗患肢。

4. 功能锻炼

骨折临床愈合前忌做肘、腕、手指屈伸活动和前臂旋转活动，解除固定后方可做各关节运动。

第七节 肱骨内上髁骨折

肱骨内上髁（骨骺）骨折，是一种常见的肘部损伤，多见于儿童和青少年，约占肘关节骨折的10%，仅次于肱骨髁上骨折和肱骨外髁骨折，占肘关节骨折的第3位。

肱骨内上髁为肱骨内髁的非关节部分，有前臂屈肌总腱附着，内上髁后面有尺神经沟，尺神经紧贴此沟通过。

一、按损伤程度分度

内上髁移位的程度实际上标志着肘关节内侧结构包括尺神经被牵拉的程度，根据损伤的严重程度分为4度（图3-34）。Ⅰ度损伤，内上髁（骨骺）分离，变位极小；Ⅱ度损伤，损伤后撕脱的内上髁（骨骺）向下、向前旋转移位，可达关节水平；Ⅲ度损伤，撕脱的内上髁（骨骺）嵌夹在内侧关节间隙，实际上肘关节处于半脱位状态；Ⅳ度损伤，肘关节向后或向外后侧脱位，撕脱的内上髁（骨骺）嵌夹在关节内。

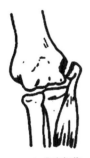 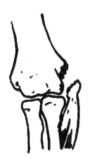 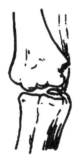 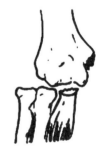

A. Ⅰ度损伤　　　　B. Ⅱ度损伤　　　　C. Ⅲ度损伤　　　　D. Ⅳ度损伤

图3-34 肱骨内上髁骨折损伤程度分度

二、临床表现

1. 症状

伤后肘关节呈半屈伸位，肘关节内侧肿胀疼痛，有皮下瘀斑。

2. 体征

正常内上髁的轮廓消失，局部压痛明显，肘关节屈伸活动受限，前臂伸肌腱被牵拉时肘内侧痛。Ⅰ、Ⅱ度骨折者关节活动度尚好，仅有内侧牵拉性疼痛，Ⅲ度骨折者肘关节屈伸明显障碍，Ⅳ度骨折者肘关节明显畸形，肘后三角关系不正常。合并肘关节脱位时，肘关节出现畸形；合并尺神经症状，出现小指和环指的尺侧麻木、感觉迟钝。

三、诊断要点

（1）有明确的外伤史。

（2）临床表现：同上。

（3）X线片需摄健侧片对比，必要时加摄斜位片。

四、治　疗

Ⅰ度骨折无须复位，夹板或石膏板固定；Ⅱ、Ⅲ、Ⅳ度骨折可先手法复位，夹板固定复位不满意或再移位者，可选择切开复位内固定。

1. 复位

（1）Ⅱ度骨折：患者坐位或平卧位，患肢屈曲45°，前臂中立位，术者以拇指、示指固定骨折块，拇指自下方向上方推挤使其复位。如骨折块翻转位移大于90°则改为患肢屈曲90°，前臂旋前，腕及掌指关节自然屈曲位，术者一手握持患者前臂，另一手置于肘部，先用拇指揉按骨折局部，使肿胀消退后，摸清骨折块，由远端向近端，由掌侧向背侧翻转过来，再由骨折近端挤按，使之复位。

（2）Ⅲ度骨折：手法整复的关键在于解脱嵌夹在关节内的骨折块，将Ⅲ、Ⅳ度骨折变为Ⅰ、Ⅱ度骨折。在臂丛神经麻醉下，患者平卧位，肘关节伸直，两助手分别持握上臂和腕部进行拔伸牵引，在拔伸牵引下，握腕部的助手逐渐将前臂旋后、外展，术者一手置关节外侧向内推，造成肘外翻，使肘关节内侧的间隙增宽，术者另一只手拇指在肘关节内侧触到骨折块的边缘时，助手立即极度背伸患肢手指及腕关节使前臂屈肌群紧张，将关节内的骨折块拉出关节间隙，必要时术者还可以用拇指和示指抓住患者尺侧屈肌肌腹的近侧部向外牵拉，即辅助将骨折块拉出关节间隙，如骨折块仍有分离移位，再按Ⅱ度骨折做手法整复。

（3）Ⅳ度骨折：应首先整复肘关节侧方移位，多数随着关节脱位的复位而骨折块一同得到复位，少数仍有移位者应再将骨折块加以整复。患者平卧，患肢外展，肘关节伸直，前臂旋后位，与助手两人分别握持患肢远、近端，尽量内收前臂，使肘关节内侧间隙变窄，防止骨折块嵌入关节腔内。术者一手将肱骨下段自内向外推挤，另一手将尺、桡骨上端自外向内推挤，将骨折块推挤出关节，同时将肘关节侧方脱位整复，然后牵引前臂，逐渐屈肘关节至90°，最后再按Ⅰ度或Ⅱ度骨折处理，整复后应注意勿使其转变为Ⅲ度，整复后应及时进行X线片检查，若发现转变为Ⅲ度骨折，则可将肘关节重新造成向桡侧脱位，再进行手法整复。

2. 固定

（1）小夹板固定：复位满意后，在骨折块的前内方放一半圆形软垫，缺口朝向后上方，用于兜住骨折块，再用上臂超肘、腕关节夹板，固定于屈肘90°，前臂中立位或旋前位4周，因肱骨内上髁骨块较小，活动度大，如固定不大容易变位，应及时摄片复查，随时调整夹板松紧度。

（2）手术治疗：对于手法复位失败、有尺神经损伤症状者，或同时合并其他骨折或骨骺损伤者，以及对延误治疗的陈旧性损伤，应果断采取切开复位内固定手术治疗，临床上有克氏针固定法、螺钉固定法及缝合法等，Ⅲ度和Ⅳ度骨折做手法复位后，如骨折块仍嵌夹在关节内，则可考虑行切开复位，钢针内固定术，儿童则可以用细线缝合骨折线两端的骨膜，并做尺神经前置术。陈旧性肱骨内上髁骨折而无骨性连接者，可考虑切开复位或切除骨折块。

3. 辨证治疗

初期活血祛瘀，消肿止痛，内服和营止痛汤或七厘散，合并尺神经损伤者加威灵仙、地龙等。中期接骨续损，和营生新，内服壮筋养血汤。后期以补肝肾，壮筋骨为主，内服补肾壮筋汤，解除固定后可用五加皮汤煎水熏洗患肢。

4. 功能锻炼

临床愈合前禁忌做握拳及前臂旋转活动，解除固定后可配合中药熏洗，并加强肘关节屈伸活动，不应强力进行被动牵拉活动，以免引起再骨折或引起肌肉牵拉伤，反而影响功能的恢复。

第八节　尺骨鹰嘴骨折

尺骨鹰嘴骨折是常见的肘部损伤之一，中医古籍又称为"鹅鼻骨骨折"，多见于成年人。儿童的尺骨鹰嘴短而粗，同时亦较肱骨下端的骨质强，故较少见；大部分尺骨鹰嘴骨折为关节内骨折，若处理不当，日后可发生创伤性关节炎，影响肘关节的活动功能。

一、病　因

1. 直接暴力

跌倒时，肘关节处于半伸位，掌心着地，由上向下的重力及由下向上传达的暴力集中于尺骨半月切迹，同时肘关节突然屈曲，肱三头肌反射性急骤地强烈收缩，造成尺骨鹰嘴撕脱骨折；若投掷运动时用力过猛，肱三头肌强烈收缩亦可造成尺骨鹰嘴骨折，骨折近端被肱三头肌牵拉而向上（图3-35），移位骨折线为横行或斜形，此骨折在青少年常为骨骺分离，在儿童则多为纵行裂缝骨折或青枝骨折。

2. 间接暴力

跌倒时肘关节屈曲，肘后部着地，使鹰嘴受到直接撞击或外力直接打击于肘后，可造成尺骨鹰嘴骨折，

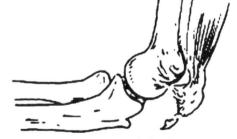

图3-35　尺骨鹰嘴移位

多为粉碎性骨折，由于鹰嘴支持带未被撕裂，故骨折移位不大。

3. 直接暴力和间接暴力合并

该类骨折可呈不同程度的粉碎，并有较严重的骨折片移位，尺骨鹰嘴骨折线多数侵入半月切迹，为关节内骨折；少数撕脱的骨折片较小，骨折线可不侵入关节，为关节外骨折；若肘部后面遭受较为严重的暴力，造成尺骨鹰嘴骨折的同时，可并发肘关节前脱位，临床较少见。

二、临床表现

1. 症状

伤后尺骨鹰嘴部疼痛肿胀。

2. 体征

骨折分离移位时，肘后部肿胀较严重，鹰嘴两侧凹陷处隆起可扪及骨折端的间隙和向上移位的骨折片，有时尚可扪及骨擦音或骨擦感，肘关节不能主动伸直，严重粉碎骨折或骨折脱位时，可伴有肘后皮肤挫伤或开放性损伤、尺神经损伤等。

三、诊断要点

（1）有明确的外伤史。

（2）临床表现：同上。

（3）肘关节正侧位 X 线片可了解骨折的类型和移位程度，当对骨折诊断有所怀疑时应做健侧对比摄片，帮助诊断。

四、治　疗

对于无移位的骨折或老人粉碎性骨折移位不显著的可直接行石膏托外固定，不必手法整复，有分离移位者需要手术复位，要求达到解剖复位并良好地固定，尽可能早进行功能锻炼，不能耐受手术或移位少于 2mm 者可用手法整复石膏板外固定。

1. 复位

手法整复时，若关节内积血较多，肿胀较严重，难以摸清，整复前可在无菌操作下抽出关节内积血，并做局部麻醉，然后再进行手法复位，复位时患者取仰卧位或坐位，肘关节呈 30°～45°微屈位，助手握持患肢前臂，术者站在患者外侧，面向患肢远端。术者先用轻柔的手法按摩肱三头肌和上臂其他肌肉，然后再以两手持尺骨鹰嘴上端的内、外侧，由近端向远端推挤，使骨折端靠拢，然后使肘关节徐徐伸直，再将骨折端轻轻摇晃，使两骨折端紧密嵌合。此时术者紧推骨折，近端令助手缓慢轻度地屈伸患肘数次，使半月切迹的关节面平复如旧，再将患肘置于 0°～20°位。

2. 固定

保守治疗：一般采取整复后石膏外固定，时间不超过 3 周，以避免肘关节僵硬。

手术治疗：移位骨折切开复位时对关节外的撕脱骨折可以缝合，经关节的有移位的骨折可以用螺钉、克氏针、钢丝张力带固定，固定坚固可早期进行功能锻炼（图 3-36）。

3. 辨证论治

早期活血祛瘀，消肿止痛，可内服正骨紫金丹或桃红四物汤，外敷定痛膏或万灵膏；中期和营生新，接骨续损，可内服生血补髓汤或壮筋养血汤；后期补气血，养肝肾，壮筋骨，可内服补肾壮筋汤或六味地黄丸等，解除固定后，可用上肢损伤洗方熏洗患肢。

4. 功能锻炼

无移位或轻度移位骨折，通过主动的练功活动常可获得迅速和良好的功能恢复。老年人应适当缩短夹板固定时间，尽早进行肘关节的屈伸功能锻炼。有移位的骨折，在 3 周以内只做手指腕关节的屈伸活动，禁止肘关节屈伸，拆除外固定后才可逐步进行肘关节主动屈伸锻炼。

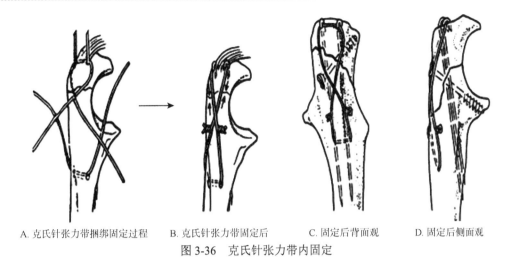

A. 克氏针张力带捆绑固定过程　B. 克氏针张力带固定后　C. 固定后背面观　D. 固定后侧面观

图 3-36　克氏针张力带内固定

第九节　桡骨头骨折

桡骨头骨折（fracture of head of radius）包括桡骨头部、颈部骨折和桡骨头骨骺分离，亦称桡骨上端骨折、桡骨小头骨折。桡骨头骨折临床上易被漏诊和误诊，若未能及时治疗，将造成前臂旋转功能障碍或引起创伤性关节炎。桡骨头部骨折以青少年较多见，亦可见于青壮年。

桡骨头骨折多由间接暴力所致。跌倒时患肢外展，肘关节伸直，前臂旋前位，手掌先着地，暴力由桡骨下端向上传递，引起肘部过度外翻使桡骨头向上、向尺侧冲击，躯干重力向下传导，使肱骨小头向下，向桡侧撞击桡骨头，而发生桡骨头骨折。

一、分　型

根据骨折发生部位、程度和移位情况，一般分为六种类型（图 3-37）。

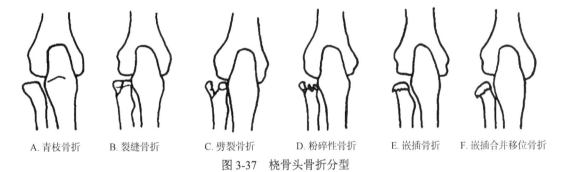

A. 青枝骨折　B. 裂缝骨折　C. 劈裂骨折　D. 粉碎性骨折　E. 嵌插骨折　F. 嵌插合并移位骨折

图 3-37　桡骨头骨折分型

1. 青枝骨折

桡骨头向外侧移位，桡骨头关节面沿线不与肱骨头关节面平行，桡骨头内侧缘对向肱骨小头关节面，骨膜未完全破裂。

2. 裂缝骨折

裂缝骨折指桡骨头部或颈部呈裂缝状的无移位骨折。

3. 劈裂骨折

桡骨头外侧缘被劈裂，骨折块约占关节面的 1/2，且常有向外或向外向下移位。

4. 粉碎性骨折

较强的暴力撞击，致桡骨头呈粉碎性骨折，骨碎片有分离，或部分被压缩而使桡骨头关节面的中部塌陷缺损。

5. 嵌插骨折

在桡骨颈部产生纵向嵌插，在颈部有一条横行骨折线，但无明显移位。

6. 嵌插合并移位骨折

嵌插合并移位骨折表现为桡骨颈骨折或桡骨头骨骺分离，骨折近端向外移位，桡骨头关节面向外倾斜，桡骨头关节面与肱骨下端关节面由平行改变为交叉，骨折端嵌插，呈"歪戴帽"式移位。严重移位时，桡骨头完全翻转移位，其关节面向外，两骨折面互相垂直而无接触，骨折近端还可同时向前或向后移位。如为桡骨头骨骺分离，则往往整个骨骺向外移位而带有三角形的一块干骺端。

二、临 床 表 现

1. 症状

伤后肘部疼痛，肘外侧局限性肿胀，但若血肿被关节囊包裹，肿胀可不明显。

2. 体征

桡骨头局部压痛，肘关节屈伸活动及前臂旋转活动受限制，尤以前臂旋后功能受限最明显。检查时，必须注意肘和手的感觉和活动功能，以了解是否合并桡神经损伤。

三、诊 断 要 点

（1）有明确的外伤史。

（2）临床表现：同上。

（3）正、侧位 X 线片有助于诊断和了解骨折移位程度。无移位的嵌插骨折，有时 X 线片上仅能见到骨折部有皱褶，而无明显的骨折线，读片时必须仔细。5 岁以下的儿童，桡骨头骨化尚未出现，只要临床表现符合，即可诊断，不必完全依赖 X 线片。

四、治 疗

对无移位的裂缝骨折和嵌插骨折，仅用三角巾悬吊患肢于胸前，早期进行练功活动。对轻度移位骨折，如嵌插骨折，桡骨头关节面倾斜度在 30°以下者，估计日后不影响肘关节活动功能，则不必强求解剖复位，对明显移位骨折，则要求有良好的对位。

1. 复位

手法整复时，患者仰卧位或坐位，术者站于患侧，整复前先用拇指指腹在桡骨头的外侧进行揉按，使局部肿胀消退，并准确地摸出移位的桡骨头。一助手固定患肢上臂，术者一手握持前臂，将肘关节伸直，并拔伸牵引，另一手掌置于患肘后侧，拇指按于桡骨头外侧，余指握住前臂上段内侧并向外扳，两手配合，使肘关节内翻以增宽肱桡关节的间隙。拇指将桡骨头向上、向内侧推挤，同时握持前臂之手将前臂轻轻来回旋转，使骨端来回转动，使骨折复位。一旦原先可触及的骨折近端已消失，肱桡关节位置触诊正常，说明复位成功。骨折复位后，术者拇指仍按住桡骨头，握持前臂之手将肘关节徐徐屈曲至 90°（图 3-38）。

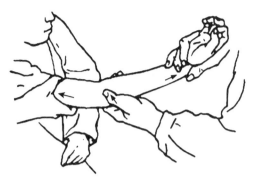

图 3-38 桡骨头骨折复位法

2. 固定

（1）小夹板固定：无移位骨折可屈肘 90°，用三角巾悬吊患肢于胸前 3～4 周。移位骨折复位满意后，在桡骨头部置一长方形平垫，呈弧形压于桡骨头外侧，用胶布粘贴，将肘关节屈曲 90°，前臂旋前位，用肘、腕四块夹板或石膏托外固定 2～3 周。

（2）手术治疗：移位严重的桡骨颈骨折或有大的劈裂骨折块的桡骨头骨折，经手法复位和钢针拨正仍不能复位者，可考虑切开复位。桡骨颈复位后，一般较稳定，不必做内固定。若骨折块不稳定，可用细钢针做内固定，但应注意钢针不要穿过桡骨头关节面。劈裂骨折块可用小螺钉固定。操作时，应避免伤及桡神经深支。成年人桡骨头粉碎性骨折、塌陷骨折超过周径 1/3 以及嵌插合并移位骨折的关节面倾斜度在 30°以上且手法复位和钢针拨正不能整复、影响前臂旋转功能者，可考虑行切开复位内固定术。对粉碎性骨折（图 3-39），骨片分离移位明显者及年轻患者应手术复位内固定，老年患者（年龄＞60 岁）可考虑行桡骨头切除术。对无法复位固定的粉碎性骨折，患肘功能要求又高者，可行人工桡骨头置换术。但桡骨头骨骺尚未闭合的 14 岁以下儿童，则不宜切除桡骨头，否则会影响桡骨的生长而继发肘外翻畸形、下尺桡关节脱位以及腕部尺骨小头隆突畸形。术后应注意观察腕部和手指的感觉及运动情况，以了解是否损伤桡神经深支。

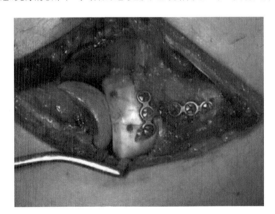

图 3-39 桡骨头粉碎性骨折微型钢板螺钉固定

3. 辨证治疗

早期治疗宜活血祛瘀，消肿止痛，可内服活血止痛汤或七厘散，外敷跌打万花油或消瘀膏。中期治宜接骨续损，内服肢伤二方或壮筋养血汤，外敷接骨膏或驳骨散。后期治宜坚骨壮筋，内服生血补髓汤或六味地黄汤加减，解除固定后，外用海桐皮汤或上肢损伤洗方熏洗患肢。

4. 功能锻炼

复位固定后即做手指、腕关节屈伸活动，并用力握拳和行肩关节功能锻炼，禁止做前后旋转活动。2 周后逐渐做肘关节伸屈活动。解除固定后，可做前臂轻度旋转活动，活动度逐渐加大，直至痊愈。

第十节 桡尺骨干双骨折

桡尺骨干双骨折（fracture of radial and ulnal shaft）是较常见的上肢骨折，约占全身骨折的6%，多见于儿童或青壮年。前臂遭受直接、间接或旋转暴力均可产生桡尺骨干双骨折。

一、病 因

1. 直接暴力

多为重物砸伤、撞击伤和压轧伤所致。两骨骨折线多在同一水平，呈横断、粉碎性骨折或多段骨折。

2. 间接暴力

多为跌倒时手掌着地，暴力沿桡骨纵轴向上传导，在桡骨中、上段发生骨折，多为横断或锯齿状骨折；暴力通过斜行的骨间膜转移到尺骨，造成尺骨低位短斜形骨折，尺骨骨折线往往低于桡骨骨折线，桡、尺骨折端均向掌侧成角移位，其背侧骨间膜常常是完整的，时有远侧骨折端的旋后移位，周围软组织损伤一般不严重，但成角移位较大时，骨折端可刺破皮肤而形成开放性骨折。

3. 旋转暴力

机器转轮或皮带绞伤，或跌倒时手掌着地躯干过分朝一侧倾斜，在遭受传导暴力的同时，前臂又受一种扭转暴力，致前臂极度旋前或旋后，造成两骨的螺旋形骨折。骨折线的方向是一致的，多数是由内上（尺骨内侧）而斜向外下（桡骨外侧），但往往平面不同，尺骨骨折线在上，桡骨骨折线在下（图3-40），完全骨折时，由于外力的作用，以及前臂伸屈肌、旋前肌、旋后肌的牵拉作用，两骨折端可发生重叠成角、旋转和侧方移位。

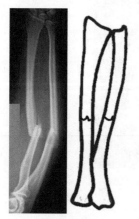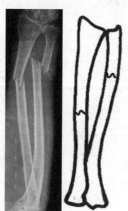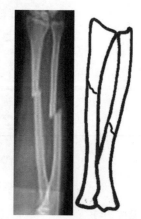

A. 直接暴力　　　　　　　　B. 间接暴力　　　　　　　　C. 旋转暴力

图 3-40　不同外力所致的桡尺骨干双骨折

二、临 床 表 现

1. 症状

伤后前臂肿胀较甚，疼痛剧烈，活动时疼痛加剧，活动功能丧失。开放性骨折可见骨折端刺破皮肤所致的伤口，皮肤伤口一般较小，外露的骨折端有时自行回纳至伤口内。

2. 体征

局部压痛明显，有纵向叩击痛，有移位的完全骨折者，有骨擦音和异常活动。前臂可有短缩、成角或旋转畸形。儿童青枝骨折则仅有成角畸形。不完全骨折，局部无明显畸形、肿胀和疼痛，肘、腕关节活动功能也多无明显受限，容易漏诊。因此，对儿童患者更应仔细检查前臂有无压痛，旋转活动是否受限和疼痛。若骨折后患肢剧烈疼痛、肿胀严重、手指麻木发凉、皮肤发绀、被动活动手指疼痛加重，则应考虑为前臂筋膜间隔区综合征。

三、诊断要点

（1）有明确的外伤史。

（2）临床表现：同上。

（3）拍摄前臂正、侧位 X 线片可确定骨折类型、移位方向等。注意拍片时应包括肘关节和腕关节，以免遗漏上下尺桡关节脱位。

四、治 疗

桡尺骨参与前臂的旋转活动，对手部功能的发挥至为重要，对复位、愈合和功能恢复要求高，一般要求解剖对位或接近解剖对位，这样才能最大限度地恢复前臂的功能。若治疗失当，将严重影响手部和前臂旋转的功能。无移位骨折可仅用夹板固定、外敷药物。有移位的闭合骨折可采用手法整复、夹板固定治疗或手术内固定治疗。开放性骨折应先予以清创，是否内固定应依据开放性伤口污染的程度、治疗时间的早晚等诸多因素决定。陈旧性骨折、旋转、重叠移位不大者，可考虑先做手法整复。若骨折对位不良，有旋转、成角畸形，或因骨间膜严重损伤，可选择手术切开复位内固定治疗。

1. 复位

手法整复：臂丛神经阻滞麻醉或局部麻醉。患者仰卧位，肩外展 80°，肘屈 90°，分以下几步进行手法整复。

（1）拔伸牵引（图 3-41）：一助手握肘上，另一助手握手部的大、小鱼际处。两助手顺势对抗牵引 3～5 分钟，以矫正骨折的重叠和成角畸形。然后，依据骨折远端对近端的原则，将前臂置于骨折近端旋转方向相应的位置，继续进行牵引，以矫正旋转畸形。经拔伸牵引而重叠移位未完全矫正者，一般采用折顶手法；斜形或螺旋形骨折，背向重叠移位较多时，拔伸牵引无法矫正背向重叠移位，可采用回旋法。

（2）分骨：重叠移位纠正后，进行夹挤分骨。桡、尺骨干骨折后，骨间膜松紧不均，骨折端容易向前臂轴心靠拢，影响其旋转功能，故必须使骨间膜恢复正常。术者两手分别置于患臂桡侧和尺侧，两手的拇指及示、中、环指三指分别置于骨折部的掌、背侧，沿前臂纵轴方向夹挤骨间隙，使向中间靠拢的桡、尺骨断端向桡尺侧各自分离（图 3-42）。分骨时，各手指与皮肤须紧密相贴，不要在皮肤上来回磨蹭，损伤皮肤。

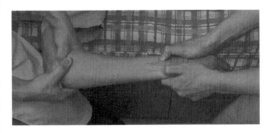
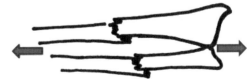

图 3-41 拔伸牵引

（3）推按摇晃（图 3-43）：矫正重叠或旋转移位后，横断或斜形骨折有侧方移位者，两助手继续维持牵引，术者在维持分骨情况下，一手捏持骨折近端另一手捏持骨折远端，矫正骨折的残余侧方移位。锯齿形或横断形骨折仍有轻微移位者，术者两手拇指及示指分别由掌、背侧紧紧捏住已复位的骨折部，令牵引远侧端的助手轻轻地小幅度旋转，并向桡、尺侧微微摇晃骨折远端，然后，术者两手捏紧骨折部，向掌、背侧及桡、尺侧摇晃骨折部，矫正残余移位，并可使已复位的骨折端紧密接触。一般在开始摇动时，可有极细微的骨擦音，待骨擦音完全消失后，指下会有稳定感，提示骨折已整复成功。

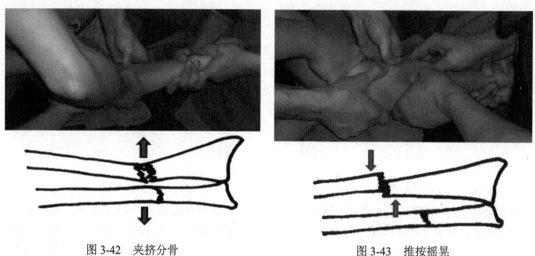

图 3-42　夹挤分骨　　　　　　　　　　　　　　图 3-43　推按摇晃

（4）触顶合骨：骨折复位后，一助手固定骨折近端，术者两手紧捏骨折部，另一助手握骨折远端向骨折近端轻轻纵向触顶，迫使骨折端互相嵌插紧密，有利于骨折整复后的稳定性。若属不稳定性骨折，则不宜采用此法。

（5）按摩理顺：术者两手在分骨情况下，一手固定骨折部，另一手沿骨干纵轴往返捋摩。采用手法复位应注意以下几个问题：①桡尺骨干上 1/3 骨折者，因尺骨位于皮下，上段较粗，能触摸清楚，可考虑先整复尺骨骨折的移位；下 1/3 骨折者，因桡骨下端较粗，位于皮下，能触摸清楚，可先整复桡骨骨折的移位。②桡尺骨干双骨折骨折断端移位复杂，骨折的治疗要求解剖或近解剖对位，整复前应根据患者的受伤机制，结合 X 线片所显示的骨折部位、类型及移位特点，认真分析，力争一次手法复位成功。③整复时，要时刻注意保持肘关节屈曲位，因肘关节伸直时，肱二头肌、旋前圆肌等肌肉紧张，牵拉时会加重骨折的移位，增加手法复位的难度。④整复时应先整复稳定性骨折，然后整复不稳定性骨折，如两骨折中，一骨为横断骨折，另一骨为短斜形骨折，应先整复横断骨折，整复后相对较稳定，可作为支柱，然后整复斜形骨折就比较容易。⑤前臂因有旋转肌群、肱二头肌和骨间膜的存在，所以前臂具有旋转的独特功能，骨折后，骨折端也有轻重不同的旋转移位，整复时，要充分考虑这一解剖特点。

儿童青枝骨折的复位手法比较简单，患儿仰卧位或坐位，患肢前臂旋后，在助手牵引下，术者两手拇指置于骨折成角凸起处，两手其余手指置于凹侧的骨折远、近端，拇指向凹侧用力按压，其余手指同时向凸侧端提，将成角畸形完全矫正（图 3-44）。

儿童的生长塑形能力很强，8 岁以下的儿童骨骼对对位的塑形能力较好，但对旋转与对线的塑形能力较差，根据这个特点，在复位过程中重点纠正旋转、成角与重叠畸形。但超过 12 岁的儿童，塑形机会就大大减少，故对骨折要有良好的复位，不能依赖塑形来纠正畸形。

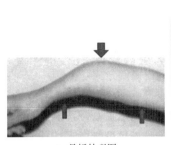

A. 骨折外观图

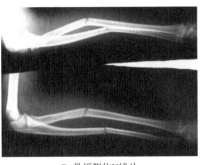

B. 骨折侧位X线片

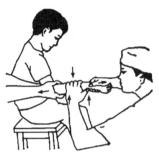

C. 手法复位

图 3-44 儿童桡尺骨干青枝骨折复位

2. 固定

手法复位成功后，在助手维持牵引下，局部外敷药物。可选择使用以下几种外固定方法。

（1）小夹板固定：前臂夹板分掌侧、背侧、尺侧和桡侧夹板，共四块，以掌、背侧夹板为主。掌、背侧夹板的上下两端各为患肢前臂上、下两段最大周径的1/7，夹板间距离约1cm。掌侧夹板长度由肘横纹至腕横纹，背侧夹板由尺骨鹰嘴至腕关节或掌指关节，桡侧夹板由桡骨头至桡骨茎突，尺侧夹板由肱骨内上髁下达第5掌骨基底部，尺侧夹板超过腕关节，可克服因手部重力下垂而致使尺骨骨折端向桡侧成角的杠杆力作用。

掌、背骨间隙各置一分骨垫，若桡尺骨干双骨折在同一平面时，分骨垫占骨折线上下各一半；骨折线不在同一平面时，分骨垫放在两骨折线之间。掌侧分骨垫放在掌长肌腱与尺侧腕屈肌腱之间，背侧分骨垫放在尺骨背面的桡侧缘。放妥后，分别用胶布固定。小骨垫不宜卷得太紧，以免引起皮肤受压坏死。

若骨折原有成角移位或侧方移位，则可按移位的方向，用三点加压法或二点加压法放置压垫。一般上、中1/3骨折在前臂掌侧面（相当于骨折部）放置一平垫；在前臂背侧上、下端各放置一平垫，上端放置部与桡骨头平齐，下端放置在腕上2cm处，施行三点加压，维持桡尺骨于背侧弯曲的生理弧度。上1/3骨折，桡骨近折端易向掌侧及桡侧偏移，可在桡骨近端的桡侧再放一个小纸压垫。中、下1/3骨折，骨折易向掌侧及桡侧成角，除施行三点加压外，必要时，在骨折部的桡侧再置一小平垫。

各垫放置妥当并用胶布固定后，先放掌侧、背侧夹板，用手捏住，再放桡、尺侧夹板，然后在中间先绑扎一道或两道布带，后绑扎两端的布带，绑扎的松紧度要适宜。绑扎后，再用前臂带柱托板固定，肘屈90°，三角巾悬吊胸前，前臂原则上放置于中立位，上1/3骨折前臂可放置于稍旋后位。此外，要严格限制前臂旋转。

（2）石膏外固定：前臂中段以下的骨折可使用U形石膏夹，前臂中段以上的骨折，可使用长臂石膏前后托。在石膏凝固之前，尺桡骨骨间掌背侧以手指指腹塑形，使呈双凹状，起到分骨的作用。前臂应尽量固定于中立位，以利旋转功能的恢复。

手法整复外固定术后应注意如下事项：①骨折整复固定后，即摄正、侧位X线片复查。固定早期每3~5日拍摄X线片1次，发现骨折移位及时纠正。2周后，每2~4周拍摄X线片复查，以观察骨折位置和骨折愈合情况。②抬高患肢，密切观察，及时调整布带的松紧度，以免因肿胀消退，夹板松动而引起骨折重新移位。③儿童青枝骨折固定3~4周，成人固定4~6周，待骨折临床愈合后拆除外固定。若为稳定骨折，固定时间可酌情缩短。尺骨下1/3骨折，由于局部血供差，若固定不良，断端间有旋转活动，则容易造成骨折迟缓愈合或不愈合，故固定必须牢靠，固定时间必须适当延长。④复位固定后，必须严密观察手的血运，注意手的皮肤温度、颜色、感觉及手指活动情况等，预防前臂筋膜间隔区综合征发生，一旦发生，应立即拆除外固定，必要时手术探查或切开减压处理，避免症状的进一步加重或恶化。

（3）手术治疗：切开复位内固定适应证为手法复位外固定失败者，多段骨折移位严重，或骨折合并血管神经损伤者，受伤时间短且尚未出现感染的开放性骨折者，骨折不愈合或畸形愈合且功能障碍的陈旧性骨折者。目前最常用的内固定方式为加压钢板内固定。

3. 辨证治疗

初期患肢肿胀，疼痛较甚，治宜活血祛瘀、消肿止痛，内服可选用活血止痛汤、肢伤一方或桃红四物汤加减，肿胀严重者重用三七、金银花、防风、木通等；外敷双柏膏、消肿止痛膏或跌打万花油。中期宜和营生新、接骨续损，内服可选用生血补髓汤、肢伤二方、八厘散等；外敷接骨膏或接骨续筋药膏。后期宜养气血、补肝肾、壮筋骨，内服肢伤三方，补肾壮筋汤或健步虎潜丸，若尺骨下 1/3 骨折迟缓愈合者，宜重用补肝肾、壮筋骨药物，以促进骨折愈合。解除夹板固定后，若前臂旋转活动仍有障碍者，外用苏木煎、骨科外洗一方或海桐皮汤熏洗，以舒筋活络促进关节活动功能恢复。

4. 功能锻炼

骨折复位固定后，即鼓励患者练功活动，分以下四式进行（图 3-45）。

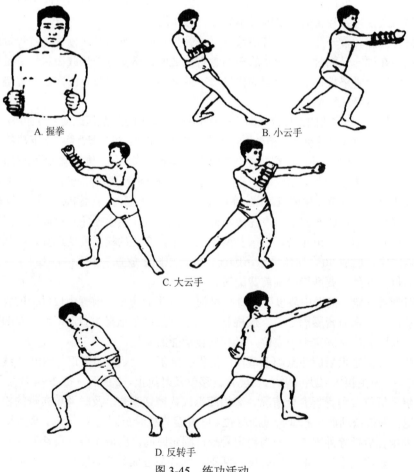

A. 握拳　　　　　　　　　　　B. 小云手

C. 大云手

D. 反转手

图 3-45　练功活动

（1）握拳：麻醉消退后，即鼓励患者做握拳活动。握拳时，屈伸手指应尽量用力，待手部肿胀消退后，可以握紧拳头时，再开始做屈伸肘关节活动。

（2）小云手：患侧下肢向前方跨半步。患手紧握拳头，前臂中立位，健手托患腕，使患肢向健侧的前外方伸出，此时，患侧膝伸直，健侧膝屈曲。而后前臂由健侧转向患侧，患侧膝由伸变屈，健侧膝由屈变伸，两臂亦由伸变屈，回到胸前。如此反复练习，逐渐增大肩、肘关节活动范围，待患肢有力，不需扶托时，再做大云手活动。

（3）大云手：下肢横跨同肩宽，患手紧握拳头，以健侧带动患侧，两臂交替做云手动作，一直练到骨折临床愈合。以上锻炼均要求前臂不做旋转运动，只做肩肘关节和掌指关节的活动，以免出现骨折的错位。

（4）反转手：拆除夹板后，做反转手活动，以恢复前臂旋转功能。下肢前弓后蹬，手指伸直，肘屈曲，前臂旋后位，由腋后向前伸出，而后外展内旋，由背后收回到腋下。活动中，前臂由旋后位经旋前又回到旋后位，上下肢配合动作，左腿前弓出右手，如此反复。

第十一节　尺骨上 1/3 骨折合并桡骨头脱位

尺骨上 1/3 骨折合并桡骨头脱位，又称孟氏骨折（Monteggia fracture），是指尺骨半月切迹以远的上 1/3 骨折，桡骨头同时自肱桡关节、上尺桡关节脱位，而肱尺关节无脱位，是前臂损伤中常见的复杂骨折合并脱位类型。可发生于各年龄段，多见于儿童。此类型骨折整复及固定困难，容易出现畸形。

一、分　　型

直接暴力和间接暴力均可造成尺骨上 1/3 骨折合并桡骨头脱位，但以间接暴力所致者为多。根据暴力作用的方向，骨折移位的情况及桡骨头脱位的方向，临床上可分为四型（图 3-46）。尺骨上 1/3 骨折合并桡骨头脱位时，约有 1/10 的病例由于桡神经被夹于桡骨头及深筋膜之间，或由于桡骨头的牵拉，出现桡神经的损伤。

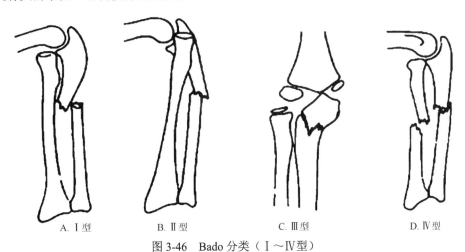

A. Ⅰ型　　　　B. Ⅱ型　　　　C. Ⅲ型　　　　D. Ⅳ型

图 3-46　Bado 分类（Ⅰ～Ⅳ型）

1. Ⅰ型（伸直型）

约占 60%，为尺骨上 1/3 的骨折，向前侧成角，合并桡骨头前脱位，多见于儿童。跌倒时肘关节处于伸直位或过伸位，前臂旋后，手掌着地，传达暴力由掌心通过尺桡骨传向前上方，先造成尺骨上 1/3 斜形骨折，骨折端向掌侧及桡侧成角移位，由于暴力继续作用和尺骨骨折端的推挤，迫使桡骨头冲破或滑出环状韧带，向前外方脱出；或跌倒时手和前臂是完全旋前位，当手固定于地面时，由于惯性作用，整个身体向前，迫使上肢外旋，即造成了前臂的极度旋前而发生孟氏骨折。在成人，外力直接打击前臂上段背侧，亦可造成伸直型骨折，骨折多为横断形或粉碎性。

2. Ⅱ型（屈曲型）

约占 15%，为尺骨干骨折，向后侧（背侧）成角，合并桡骨头后脱位，多见于成人。跌倒时肘关节处于微屈位，前臂旋前，手掌着地，传达暴力由掌心传向外上方，先造成尺骨上 1/3 横断或短斜形骨折，骨折端向背侧，桡侧成角移位，由于暴力继续作用，尺骨骨折端的推挤和骨间膜的牵拉，桡骨头向后外方脱出。

3. Ⅲ型（内收型）

约占 20%，为尺骨近侧干骺端骨折，合并桡骨头的外侧或前侧脱位，多见于幼儿，亦可见于年龄较大的儿童。跌倒时身体向患侧倾斜，肘关节处于伸直内收位，前臂旋前，手掌着地，传达暴力由掌心传向外上方，造成尺骨冠状突下方纵行劈裂或横断骨折。骨折端移位较少或仅向桡侧成角，暴力继续作用和尺骨骨折端的推挤，使桡骨头向外侧脱出。

4. Ⅳ型（特殊型）

约占 5%，为桡骨头前脱位、桡骨上 1/3 骨折、尺骨任何水平的骨折，多见于成人，临床上最少见。从高处跌下或平地跌倒时，肘关节呈伸直或过伸位，手掌先着地，自掌心向上的较大传达暴力，先造成桡、尺骨干中上 1/3 双骨折，并迫使桡骨头向前方脱出，或与伸直型的机制大致相同，但又合并了桡骨骨折，可能为在桡骨头脱位后，桡骨又受到第二次创伤所致。机器绞轧或重物击伤亦可造成。

二、临床表现

1. 症状

伤后肘部和前臂疼痛、肿胀、前臂旋转功能及肘关节功能障碍。

2. 体征

移位明显者前臂背侧可见尺骨成角畸形。检查时，在肘关节外、后外或前外侧可扪及脱出的桡骨头；骨折和脱位处压痛明显，被动旋转前臂时有锐痛，在尺骨上 1/3 处可扪及骨擦音和异常活动；若为不完全骨折，则无骨擦音和异常活动，前臂旋转功能较差。检查时还要注意腕和手指感觉和运动功能，以便确定是否合并桡神经损伤。

三、诊断要点

（1）有明确的外伤史。

（2）临床表现：同上。

（3）X 线片检查可以明确骨折的类型和移位的方向。拍摄 X 线片时应包括肘、腕关节，注意有无合并上、下尺桡关节脱位，尺骨上 1/3 骨折合并桡骨头脱位，若不注意临床检查，常易发生漏诊。正常桡骨头与肱骨头相对，桡骨干纵轴线向上延伸，一定通过肱骨小头的中心（图 3-47）。肱骨小头骨骺一般在 1～2 岁时出现，因此对 1 岁以内的患儿，最好同时拍摄健侧 X 线片以便对照。如患侧尺骨上 1/3 骨折出现桡骨干纵轴线向外或向内移，应诊断为尺骨上 1/3 骨折合并桡骨头脱位。

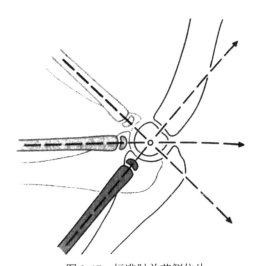

图 3-47 标准肘关节侧位片

无论什么角度，桡骨头都对准肱骨头中心

四、治 疗

儿童孟氏骨折首选闭合复位外固定。成人孟氏骨折，应根据不同分型考虑不同的治疗方法。对于新鲜Ⅰ型、Ⅱ型、Ⅲ型骨折可采用闭合复位，但如果闭合复位不能达到要求时即应切开复位，行钢板内固定。在临床表现上，有个 N 型（特殊型），此为Ⅳ型。对Ⅳ型骨折，无疑应早期切开复位，尺桡骨均行钢板内固定。反复出现桡骨头脱位者，需予以切开复位，解剖复位固定尺骨后，修复桡骨颈处环状韧带。成人陈旧性孟氏骨折，如出现前骨旋转功能受限，可考虑做桡骨头切除术。

1. 复位

手法整复：复位时应根据具体情况决定先整复脱位还是先整复骨折。一般原则是先整复桡骨头脱位，再整复尺骨骨折。桡骨头复位后，以桡骨为支撑，则尺骨骨折易于整复。但若尺骨骨折为稳定性骨折，或为斜形或螺旋形骨折并有背向移位者，则可先整复尺骨骨折。前者以稳定的尺骨作支撑，使桡骨头易于复位；后者因背向移位的尺骨抵住桡骨，以及变应的骨间膜的牵拉，使脱位的桡骨头难以复位，故应先将尺骨骨折整复，消除阻碍后，桡骨头才易于复位。

（1）Ⅰ型（伸直型）：患者平卧，肩外展 70°～90°，肘伸直，前臂中立位。一助手握持上臂下段，另一助手握持腕部，两助手拔伸牵引，持续 3～5 分钟，矫正重叠移位。术者立于患者外侧，两拇指放在桡骨头外侧和前侧向尺侧、背侧按捺，同时嘱牵引远端的助手将肘关节徐徐屈曲 90°，使桡骨头复位。复位后嘱牵引近段的助手，用拇指固定桡骨头，维持复位。然后术者两手紧捏尺骨骨折断端，助手在牵引下来回小幅度旋转前臂，并逐渐屈曲肘关节至120°～130°，利用已复位的桡骨的支撑作用使尺骨对位。若仍有向掌侧、桡侧成角移位，术者可将尺骨骨折远端向尺侧、背侧按捺、提拉，使之复位。若仍有残余侧方移位，可用摇晃手法加以矫正（图3-48）。

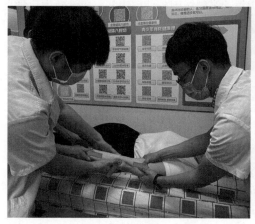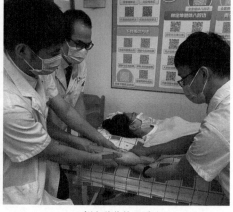

A. 牵引复位手法　　　　　　　　　　　B. 侧方移位校正手法

图 3-48　Ⅰ型骨折复位法

（2）Ⅱ型（屈曲型）：患者平卧，肩外展70°～90°，肘关节半伸屈位。一助手握持上臂下段，另一助手握腕部，两助手进行拔伸牵引。术者两拇指在背侧、桡侧按住桡骨头并向掌侧、尺侧按捺，同时助手将肘关节徐徐伸直使桡骨头复位，有时还可听到或感觉到桡骨头复位的滑动声，然后术者在尺、桡骨间隙挤捏分骨，并将尺骨骨折远端向掌侧、尺侧按捺，使尺骨复位。

（3）Ⅲ型（内收型）：患者平卧，肩外展，肘伸直或半伸屈位，前臂旋后。两助手分别握持上臂下段和腕部，进行拔伸牵引。术者站于患肢外侧，拇指放在桡骨头外侧，同时助手在维持牵引下将患者肘关节外展，向内侧推按脱出的桡骨头，使之还纳。与此同时，尺骨向桡侧成角畸形亦随之矫正。

2. 固定

（1）闭合复位固定：复位后立即用石膏夹板固定，采用长臂前后石膏夹板固定。Ⅰ型固定于屈肘110°，前臂旋后位，如骨折脱位稳定，也可固定于屈肘90°，前臂旋转中立位。Ⅱ型固定于屈肘70°，前臂旋后位，Ⅲ型固定于屈肘90°，前臂旋转中立位或轻度旋后位。成人固定6～8周，小儿固定4～6周。定期复查愈合情况。

（2）手术治疗：切开复位内固定术，其手术适应证如下。①新鲜孟氏骨折，经手法复位失败或复位后不稳定者；②尺骨为粉碎性骨折、多段骨折；③合并桡骨近端骨折者；④桡骨头虽能复位，而尺骨骨折位置不良时应切开复位；⑤陈旧性孟氏骨折，骨折端不愈合或畸形愈合者。尺骨骨折切开复位后以钢板或髓内针内固定。只要尺骨复位固定良好，桡骨头采用手法即可复位，手术内固定治疗者术后应用长臂石膏托制动4～6周。如能早期正确诊断，正确处理，其预后是良好的。但闭合整复外固定容易出现再移位，需密切观察，在2周后骨折仍错位或桡骨头脱位者，应改用手术，尺骨行切开复位内固定，大部分桡骨头可随之复位（图3-49）。

3. 辨证治疗

初期宜活血化瘀、消肿止痛，内服和营止痛汤或肢伤一方，瘀肿较甚者加三七或云南白药；外敷跌打万花油或消肿止痛膏。中期宜和营生新、接骨续损，内服续骨活血汤或肢伤二方；外

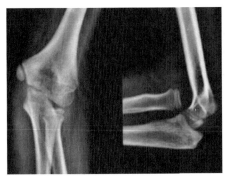
A. 骨折术前正、侧位X线片

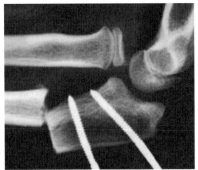
B. 尺骨截骨位置

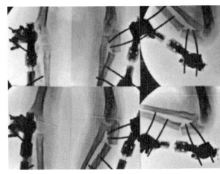
C. 截骨加大弓形，球形固定

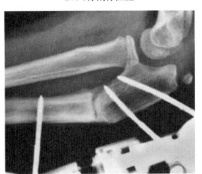
D. 支架固定随访X线侧位片

图 3-49 陈旧性孟氏骨折脱位，尺骨截骨加大弓形征，球形外支架固定

敷驳骨散或接骨膏。后期宜补肝肾、壮筋骨、养气血，内服六味地黄汤、肢伤三方，解除夹板后，外用散瘀和伤汤或骨科外洗一、二方熏洗患肢。

4. 功能锻炼

复位固定后，应做掌指关节的屈伸、握拳活动和肩关节活动的功能锻炼。小儿 6 周内肘关节不要做屈伸活动，也不能做前臂旋转活动。3 周后骨折初步稳定，可逐步做肘关节屈伸活动，如小云手等。但前臂应始终保持中立位，严防尺骨骨折处发生旋转活动，否则可造成尺骨迟缓愈合或不愈合。当骨折临床愈合，拆除夹板或石膏托固定后，可加强肘关节伸屈活动，并开始进行前臂旋转活动功能的锻炼。

第十二节 桡骨下 1/3 骨折合并下尺桡关节脱位

桡骨下 1/3 骨折合并下尺桡关节脱位，又称加莱亚齐骨折（Galeazzi fracture），多见于 20～40 岁的成年男子，儿童较少见。加莱亚齐骨折极不稳定，外固定困难，治疗要求高。儿童的桡骨干中下 1/3 骨折可以合并尺骨下端骨骺分离，而不发生下尺桡关节脱位。

一、分 型

直接暴力和间接暴力均可造成加莱亚齐骨折，以间接暴力所致者多见。其中直接暴力多为前臂被重物打击、砸压，或操作机器时被轮带卷伤所致。桡骨多为横断或粉碎性骨折。间接暴力多为向前跌倒时，手掌先着地，暴力通过桡腕关节向上传导至桡骨下 1/3 处，因该处为应力上的弱点而发生骨折，同时三角纤维软骨复合体及腕尺侧副韧带撕裂，或尺骨茎突被撕裂，造成下尺桡关节脱位。骨折线多为短斜形或横断形，螺旋形少见。骨折远端向上移位，并可向掌侧或背侧移位。跌倒时，若前臂在旋前位，桡骨远折端向背侧移位；若前臂在旋后位或中立位，则桡骨远折端向掌侧移位，一般向掌侧移位较多见。桡骨干下 1/3 骨折，有时拇长展肌和拇短伸肌可嵌入两骨折端之间，导致骨折不愈合。儿童桡骨干下段骨折，可为青枝骨折，下尺桡关节脱位有时不明显，常发生尺骨下端骨骺分离，骨骺随桡骨远端向背侧移位。按骨折的稳定程度及移位方向，临床上可分为以下几种类型。

（1）Ⅰ型（稳定型）：桡骨干下 1/3 骨折（一般为青枝型），合并尺骨下端骨骺分离，多见于儿童。

（2）Ⅱ型（不稳定型）：桡骨干下 1/3 横断、螺旋形或斜形骨折，骨折移位较多，下桡尺关节明显脱位，多属传达暴力造成。此型最常见。

（3）Ⅲ型（特殊型）：尺、桡骨干下 1/3 双骨折伴下桡尺关节脱位。成人脱位较严重，青少年桡、尺双骨折位置较低，移位不大，合并尺骨干骨折或弯曲畸形，多为机器绞伤，骨折相对稳定。

二、临床表现

1. 症状

伤后前臂中下段及腕部疼痛、肿胀。

2. 体征

桡骨干下 1/3 部向掌侧或背侧成角，尺骨小头常向尺侧、背侧突起，腕关节呈桡偏畸形。桡骨干下 1/3 部压痛及纵叩痛明显，有异常活动及骨擦音，下尺桡关节松弛，按压尺骨茎突有弹跳感，并有挤压痛，前臂旋转功能障碍。桡骨干骨折有明显成角或重叠移位，而尺骨未见骨折或弯曲畸形时，应考虑合并下尺桡关节脱位。临床检查时，若只注意骨折征象，而忽略下尺桡关节的体征，则容易漏诊。

三、诊断要点

（1）有明确的外伤史。

（2）临床表现：同上。

（3）X 线检查时，应拍摄包括腕关节的尺桡骨正、侧位片，以确定骨折类型和移位情况，并观察下尺桡关节是否有分离及分离程度，以及是否伴有尺骨茎突骨折。正位片显示下尺桡关节间隙变宽，成人若超过 2mm，儿童若超过 4mm，则为下尺桡关节脱位。侧位片示正常时桡尺骨骨干应相互平行重叠，若桡尺骨干下段发生交叉，尺骨远端向背侧移位，则为下尺桡关节脱位。桡骨干骨折单纯成角而无重叠移位，尺骨远端向背侧或掌侧脱位时，尤其容易漏诊。因此，拍摄尺桡骨 X 线片时，必须包括腕关节，以免漏诊，影响临床疗效。

四、治　疗

复位原则是必须矫正骨折短缩、旋转和成角移位，同时包括下桡尺关节的脱位。可先考虑手法整复小夹板固定。如复位效果欠佳或复位固定失败，应予切开复位内固定。

1. 复位

手法整复时，首先必须矫正桡骨骨折短缩移位，恢复桡骨长度及下尺桡关节的关节面解剖关系，而尺骨的背侧脱位在前臂旋后位时可以得到矫正。

（1）拔伸牵引：患者仰卧，肩外展，肘曲臂中立位，一助手握住上臂下段另一助手，一手握住拇指，另一手握住其余四指，两助手进行对抗牵引3～5分钟，矫正短缩移位和部分成角畸形。

（2）分骨提按或分骨折顶：分骨手法以矫正桡骨断端向尺侧移位。提按及折顶用以矫正前后方移位。

（3）推挤回旋：经上述手法整复后，若桡骨远折端仍有向尺侧残余移位者，可用推挤方法。之后用回旋方法矫正选择移位。如尺骨向背侧脱位，在推挤桡骨远端使断端在相对稳定状态下，将前臂旋于旋后位，可矫正尺骨背侧脱位。术者一手拇指及示、中、环三指在夹挤分骨下，将远折端向桡侧推挤，整复法另一手拇指将骨折近折端向尺侧按捺，使之对位。

（4）特殊性骨折整复时：若尺骨有弯曲畸形，则需先矫正之，再整复下尺桡关节脱位，最后按桡尺骨干双骨折手法整复骨折。脱位、骨折整复成功后，再轻轻将下尺桡关节扣挤。经X线透视检查，位置满意，再做正式固定。

2. 固定

（1）闭合复位固定：基本与桡尺骨干双骨折相同，但尺侧夹板不超过腕关节，加合骨纸压垫一个。整复成功后，在维持牵引和分骨下，捏住骨折部，肿胀较重者，先外敷消肿药膏，再用绷带松松包扎3～4层，骨折部位之掌背侧骨间隙处各放一分骨垫。若桡骨远折端向尺侧偏移，分骨垫在骨折远侧占2/3，近侧占1/3。用手捏住掌、背侧分骨垫，各用两条胶布固定。然后根据骨折远端的移位方向，再加用小平垫。一般在桡尺骨远端的桡、尺侧各放置一平垫，有利于维持脱位整复的位置，最后用前臂四块夹侧夹板。桡侧夹板下端稍超过腕关节，以限制手的尺偏，借紧张的腕桡侧副韧带牵拉桡骨远折端向桡侧，克服其尺偏倾向。若桡骨远折端向桡侧偏移者骨折线自外侧上方斜向内侧下方，分骨垫置于骨折线的近侧。尺侧夹板改用自尺骨鹰嘴至第5掌骨颈部的夹板（即超尺腕关节固定），以限制手的尺偏，有利于维持骨折对位（图3-50）。值得注意的是，桡骨下1/3骨折合并下尺桡关节脱位，牵引下复位并不十分困难，但维持复位

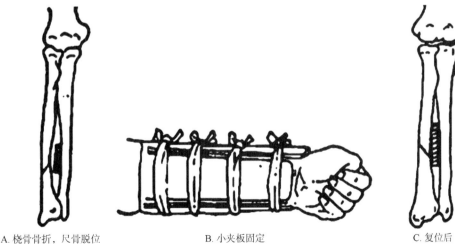

A. 桡骨骨折，尺骨脱位　　　　　　B. 小夹板固定　　　　　　C. 复位后

图3-50　小夹板固定示意图

后的位置却颇为困难，其原因有：①旋前方肌的收缩，使桡骨远折段向尺骨靠拢，并牵拉其向近侧及掌侧移位。②肱桡肌牵拉桡骨远折端使之向近侧端短缩移位。③外展拇肌及伸拇肌使桡骨远折端向尺骨靠拢，向近侧短缩移位。固定时应限制或克服以上几种移位倾向力，才能维持骨折的良好对位。

（2）手术治疗：切开复位内固定术，其手术适应证如下。①加莱亚齐骨折，经手法复位失败或复位后不稳定者；②桡骨粉碎性骨折、多段骨折或合并尺骨小头骨折者。内固定材料的选择以钢板为妥，钢板必须有足够的长度和强度；由于桡骨中下段髓腔宽大，髓内针难以提供稳定的固定作用，故一般不宜采用髓内针固定，手术切口采用背侧或掌侧切口。术后行超肘关节石膏托固定，前臂旋转中立位制动 4～6 周，以使下尺桡关节周围被损伤的组织获得愈合。手法整复或内固定不当而失效者，预后不良。如内固定坚固，下尺桡关节及桡骨骨折解剖复位者预后良好，可恢复至理想的掌倾角和尺倾角（图 3-51）。

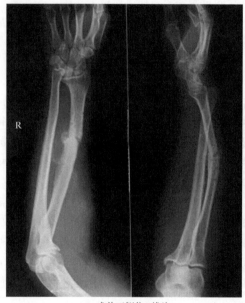 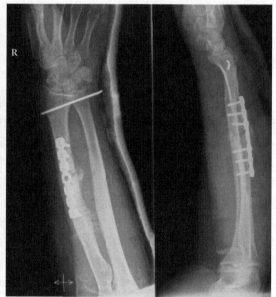

A. 术前正侧位X线片　　　　　　　　　　　　　B. 术后正侧位X线片

图 3-51　切开复位内固定手术

3. 辨证治疗

早期瘀肿较甚，治则为活血祛瘀、消肿止痛，内服活血祛瘀方或复元活血汤，外敷消肿止痛膏或双柏膏。中期宜和营生新、接骨续损，内服续骨活血汤、肢伤二方；外敷接骨膏或接骨续筋膏。后期宜补肝肾、强筋骨，内服补肾活血汤；去除夹板固定后，外用舒筋活络的骨科外洗一方、苏木煎或上肢损伤洗方煎水熏洗。

4. 功能锻炼

固定后，即可鼓励患者开始做握拳动作，以促进血液循环，减轻前臂远端的肿胀，并可使骨折两端紧密接触，而增加骨折端的稳定性。握拳和伸指时均需尽量用力。待肿胀基本消退后，即可开始肩、肘关节的屈伸活动。但必须禁止做前臂的旋转活动，以防止骨折再移位。在练功时，应尽量尺偏而限制桡偏，待骨折愈合牢固后，解除夹板固定，开始练习前臂旋转活动。

第十三节 桡骨远端骨折

桡骨远端骨折是指桡骨远端关节面以上 3cm 以内的桡骨骨折，是临床上常见的骨折之一，约占急诊骨折患者的 17%～25%。桡骨远端干骺端截面为四边形，富含松质骨，皮质骨较薄，桡骨干截面为三角形，皮质较厚，移行区较薄弱，是骨折好发区。直接暴力和间接暴力均可造成桡骨远端骨折，但多为间接暴力所致，如高处跌下、行走追逐跌倒、滑倒、骑摩托车跌伤等。正常人桡骨下端关节面向掌侧倾斜（掌倾角）10°～15°，向尺侧倾斜（尺偏角）20°～25°（图 3-52，图 3-53）。

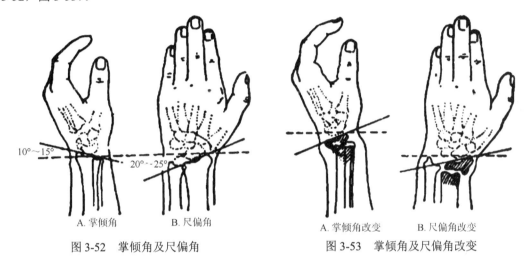

10°～15°   20°～25°

A. 掌倾角   B. 尺偏角   A. 掌倾角改变   B. 尺偏角改变

图 3-52 掌倾角及尺偏角   图 3-53 掌倾角及尺偏角改变

一、分 型（图 3-54）

1. 伸直型桡骨远端骨折

伸直型桡骨远端骨折又称为科雷斯（Colles）骨折。直接暴力可导致此类型骨折，但较少见。多为间接暴力所致，常见于跌倒时，肘部伸直，前臂旋前，腕关节呈背伸位，前臂纵轴与地面呈 60°以内夹角，手掌小鱼际部着地，躯干向下的重力与地面向上的反作用力作用于桡骨远端，掌侧骨皮质受张力作用而骨折，背侧骨皮质受压力作用而嵌插或粉碎。

2. 屈曲型桡骨远端骨折

屈曲型桡骨远端骨折又称为史密斯（Smith）骨折、反 Colles 骨折，临床上较少见。直接暴力和间接暴力均可引起 Smith 骨折，以间接暴力多见。间接暴力引起的骨折，多因跌倒时，前臂旋前腕关节呈掌屈位，手背先着地，身体重力沿桡骨向下冲击，地面的反作用力沿手背向上作用于桡骨远端而造成骨折，掌侧骨皮质常发生粉碎或嵌插，骨折线由背侧下方斜向掌侧上方。骨折平面与 Colles 骨折相同，但移位方向相反，故亦称为反 Colles 骨折。直接暴力所致的骨折，多因在桡骨远端的背侧被外力直接打击、碰撞、轧压等，造成 Smith 骨折。

3. 巴顿骨折（Barton 骨折） 指桡骨远端骨折涉及关节面合并腕关节半脱位者。

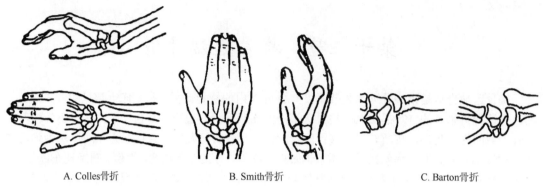

A. Colles骨折　　　　　　B. Smith骨折　　　　　　C. Barton骨折

图 3-54　三种桡骨远端骨折类型

二、临 床 表 现

1. 症状

伤后腕部肿胀、疼痛，手指呈半屈曲休息位，不敢握拳，为减轻疼痛，患者往往以健侧手托扶患侧手。

2. 体征

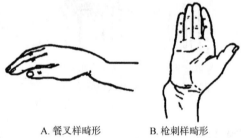

A. 餐叉样畸形　　　B. 枪刺样畸形

图 3-55　Colles 骨折餐叉样畸形及枪刺样畸形

（1）腕部肿胀，甚至有瘀斑、水疱，桡骨远端压痛阳性，可扪及骨擦感，纵轴叩击痛阳性，腕关节活动障碍，前臂旋转受限。

（2）移位骨折有典型畸形。伸直型呈餐叉样畸形，屈曲型呈锅铲样畸形，骨折远端向桡侧移位并短缩时，可呈枪刺样畸形（图 3-55）。

（3）劳尔吉（Laugier）征阳性。正常时桡骨茎突比尺骨茎突长 1～1.5cm，骨折时，桡骨短缩，桡骨茎突与尺骨茎突出于同一水平，或尺骨茎突较桡骨茎突更向远侧突出。

（4）直尺试验阳性。正常时，将直尺放于腕尺侧，尺骨茎突距直尺在 1cm 以上，桡骨远端骨折时，尺骨茎突可与直尺接触。

三、诊 断 要 点

（1）有明确外伤史。

（2）临床表现：同上。

（3）X 线片及 CT 摄片可明确骨折的移位方向、粉碎程度，确定骨折的分型。

四、治　　疗

尽可能地恢复关节的解剖结构及关节面的平整，切实有效的固定，适当的体位，合理的功能锻炼，是治疗桡骨远端骨折的基本原则。尽快地恢复患肢功能，避免腕部畸形、远期创伤性关节炎等并发症是桡骨远端骨折的治疗目的。治疗前全面评估患者的情况，包括患者年龄、健康状况、职业、骨折类型、皮肤条件、合并损伤及患者的功能要求，选择合适的治疗方法。大量的国内外研究表明，虽然部分患者在骨折愈合后，X线提示骨折复位欠满意，但患者的功能评分良好，故大部分的桡骨远端骨折能够通过保守治疗，获得良好的效果。

对于无移位骨折或不完全骨折，仅用掌、背侧夹板固定2～3周即可。桡骨远端新鲜骨折，应尽早（伤后6～8小时内）手法复位，对于不能耐受疼痛者，可采取局部血肿处浸润麻醉或臂丛麻醉下复位。对于受伤超过24小时，肿胀明显，但血运好者，仍可争取复位。骨折超过2周、骨折移位明显者，建议麻醉下复位。陈旧性骨折仅向掌侧成角而无桡偏或重叠移位者，时间虽达3～4周，仍可麻醉下复位。陈旧性骨折畸形愈合者，如受伤时间不长，骨折愈合尚未牢固，可行麻醉下闭合折骨手法治疗，然后按新鲜骨折处理。对于桡骨远端骨折复位的标准，现已经基本得到公认：掌倾角应该在0°以上，尺偏角丢失在5°以下，桡骨短缩小于2mm，关节面的分离和塌陷不应大于2mm。

1. 复位

（1）伸直型桡骨远端骨折

1）前臂旋前一人整复法：适用于嵌插或重叠移位不严重、肌肉不发达的老年患者，患者取坐位或仰卧位，患肢前臂旋前位，手掌向下，亦可将前臂置于台上，患侧腕垫一软枕，骨折远端下垂于台旁。术者一手握前臂下段，另一手握腕部，两手沿原来移位方向对抗拔伸牵引，至嵌插或重叠移位矫正后，握前臂的拇指置于骨折远端的背侧向下按压，握腕部之手将患腕屈曲向下牵引，以矫正其向背侧的移位。然后再略向尺侧牵引，同时握前臂的拇指改置于骨折远端的桡侧用力向尺侧推按，以矫正其向桡侧移位，骨折即可复位成功（图3-56）。

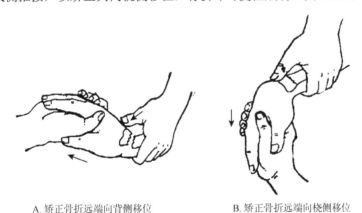

A. 矫正骨折远端向背侧移位　　　　　　　　　B. 矫正骨折远端向桡侧移位

图3-56　前臂旋前一人整复法

2）牵抖复位法：此法适用于骨折线未进入关节，骨折端完整的青壮年患者。患者取仰卧位，患肢外展，前臂中立位。一助手握住患肢前臂上段，术者两手紧握手掌，两拇指并列置于骨折远端背侧，两手其余手指置于腕掌侧，扣紧大、小鱼际，先顺畸形拔伸牵引2～3分钟，待重叠移位完全矫正后，将前臂远段旋前，在维持牵引力情况下，顺桡骨纵轴方向骤然猛抖，同时迅速尺偏掌屈，骨折即可复位（图3-57）。

3）提按复位法：此法适用于老年患者以及骨折线进入关节，或骨折粉碎者，患者仰卧位，前臂中立位，一助手握住患者拇指及其余四指，另一助手握住患肢前臂上段，两助手进行对抗拔伸牵引，持续2～3分钟，使骨折断端的嵌插或重叠移位得到矫正，旋前移位亦随之得到矫正。术者

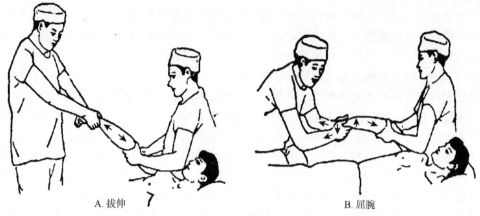

A. 拔伸   B. 屈腕

图 3-57 牵抖复位法

立于患肢外侧，两手掌分别置于骨折的远折端和骨折的近折端，同时向中轴线挤压，以矫正骨折远端的桡偏移位。然后，术者两手示、中、环指重叠，置于骨折近端的掌侧，向上端提，两手拇指并列置于骨折远端的背侧，向掌侧按压，嘱握手部的助手同时将患腕掌屈，以矫正掌、背侧移位。待骨折移位完全矫正后，腕部畸形消失，术后一手托住手腕，另一手拇指沿屈、伸肌腱由近端向远端顺骨捋筋，理顺肌腱，使之恢复正常位置，亦可先整复掌、背侧移位，再矫正骨折桡侧移位（图 3-58）。

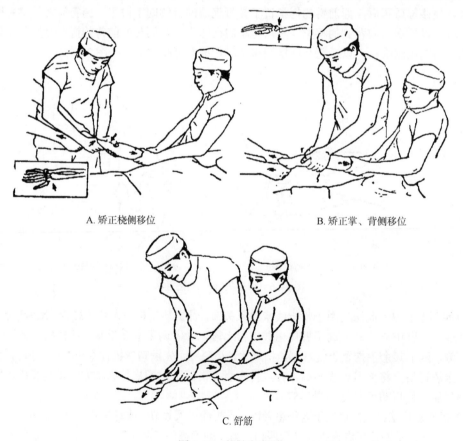

A. 矫正桡侧移位   B. 矫正掌、背侧移位

C. 舒筋

图 3-58 提按复位法

（2）屈曲型桡骨远端骨折

1）三人复位法：此法安全可靠，效果好。患者坐位，肘关节屈曲 90°，前臂中立位或旋后位。一助手握住手指，一助手握住前臂上段，两助手对抗拔伸牵引 2～3 分钟，矫正骨折的嵌插或重叠移位。然后，术者用两手拇指由掌侧将骨折远端向背侧推挤，同时，用示、中、环三指将骨折近端由背侧向掌侧按压，与此同时，嘱牵引手部的助手缓缓将腕关节背伸、尺偏，骨折即可复位。

2）一人复位法：此法适用于骨折移位不多，肌肉不发达的老年患者。患者仰卧位，患肢前臂旋前，手掌向下。术者一手握住前臂下段，另一手握住腕部，两手先沿骨折原来移位方向对抗拔伸牵引，待骨折嵌插或重叠移位矫正后，握前臂之手拇指置于骨折远端桡侧向尺侧推挤，同时将腕关节尺偏，以矫正其向桡侧移位。然后，拇指改置于骨折近端背侧，用力向掌侧按压，示、中指改置于骨折远端掌侧，用力向背侧端提，同时将腕关节背伸，骨折即可复位（图 3-59）。

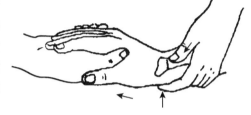

图 3-59　一人复位法

（3）桡骨远端掌侧缘骨折（掌侧 Barton 骨折）：患者取坐位或仰卧位，前臂旋后。两助手分别握持患肢前臂近端和手部，对抗牵引约 3 分钟。术者双手拇指抵于桡骨远端掌侧缘骨块，其余各指置于背侧。双手拇指用力向背侧及远端推挤掌侧缘骨块，令助手同时掌屈腕关节可使之复位。掌侧缘骨折时，腕背侧韧带松弛移位，而腕掌屈可使腕背侧韧带紧张，骨折复位后更加稳定（图 3-60）。

（4）桡骨远端关节面背侧缘骨折（背侧 Barton 骨折）：患者取坐位或仰卧位，前臂中立位。两助手分别握持患肢前臂近端和手部，对抗牵引约 3 分钟。术者双手拇指抵于桡骨远端背侧缘骨块，其余各指置于掌侧。双手拇指用力向掌侧及远端推挤背侧缘骨块，同时令助手同时背伸腕关节可使之复位。背侧缘骨折时，腕掌侧韧带松弛移位，而腕背伸可使腕掌侧韧带紧张，有利于腕骨稳定和保持复位（图 3-60）。

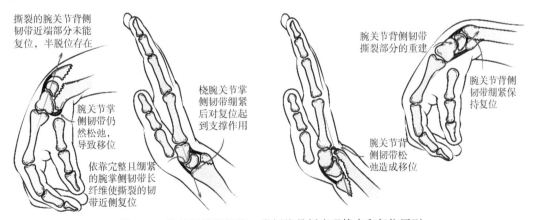

图 3-60　桡骨远端背侧缘、掌侧缘骨折病理特点和复位原则

（5）桡骨茎突骨折：助手牵引纠正重叠移位，逐渐桡偏腕关节，然后术者用两拇指抵住桡骨茎突远侧骨折块向近侧按压，最后将拇指按压骨折块背侧同时掌屈腕关节纠正背侧移位。

（6）桡骨远端陈旧骨折畸形愈合：在臂丛麻醉下，患者取平卧位，患肢外展，肘关节屈曲 90°，前臂旋前，一助手握持前臂近端，另一助手握持患肢的大小鱼际部，术者两拇指置于骨折远端的桡侧，余指抱住骨折近端尺侧，在助手持续拔伸牵引下，术者运用摇摆转动，顶压折断，对抗旋转等手法耐心地反复进行，力量由小至大，使骨痂完全折断、粘连的组织得以松解。最后再按新鲜骨折手法整复。

2. 固定

（1）小夹板固定：复位后，局部外敷药物，用四夹板固定。伸直型骨折（Colles 骨折），在骨折远端背侧和近端掌侧分别放一平垫。在骨折远端的背桡侧尚可放置一横挡纸垫，一般长约6～7cm，宽 1.5～2cm，厚约 0.3cm，以能包缠前臂远端的背、桡侧为度，以尺骨头为标志，但不要压住尺骨茎突。如放置横挡纸垫，则在背侧不再放平垫。纸压垫放置妥当后，再放置夹板。夹板上端达前臂中上 1/3 处，背侧夹板和桡侧夹板的远端应超过腕关节，限制腕关节的桡偏和背伸活动，掌侧和尺侧夹板则不应超过腕关节（图 3-61）。屈曲型骨折，则在骨折远端的掌侧和近端的背侧各放一平垫，桡侧夹板和掌侧夹板远端应超过腕关节，限制腕关节的桡偏及掌屈活动，尺侧和背侧夹板不超过腕关节。对复位后不稳定的屈曲型骨折，掌侧夹板延长至掌骨头水平，可用棉花垫或大绷带垫高约 30°，将腕关节固定于背伸位。平垫、夹板放置妥当后，用 3 条束带依次捆扎夹板中段、远端、近端。伸直型骨折，前臂中立位或旋前位悬吊于胸前；屈曲型骨折，前臂置于旋后位悬吊于胸前。固定时间为成人 4 周，儿童 3～4 周。掌侧 Barton 骨折，在骨折远端的掌侧放置一平垫，背侧夹板和桡侧夹板的远端应超过腕关节，将腕关节固定于轻度掌屈位，前臂旋后位悬吊于胸前。背侧 Barton 骨折，在骨折远端的背侧放置一平垫，掌侧夹

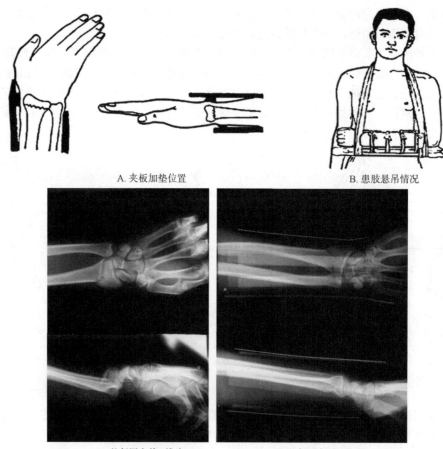

A. 夹板加垫位置　　　　　　　　　　　　　　　B. 患肢悬吊情况

C. 整复固定前X线片　　　　　　　D. 整复固定后X线片

图 3-61　Colles 骨折夹板固定

板和桡侧夹板的远端应超过腕关节，将腕关节固定于背伸功能位，前臂旋前位悬吊于胸前。掌背侧 Barton 骨折均在上述位置固定 3 周后改成腕关节中立位固定至 6 周。

（2）石膏固定：不完全、裂纹、无移位的骨折，以短臂石膏托超腕关节固定于功能位。有移位的伸直型骨折，可在复位后，以前后石膏托将腕关节固定于掌屈、尺偏位，前后石膏托长度自掌横纹至肘下，前臂中立位或旋前位悬吊于胸前。有移位的屈曲型骨折，可在复位后，以前后石膏托将腕关节固定于背伸、尺偏位，前后石膏托长度自掌横纹至肘下，前臂置于旋后位悬吊于胸前。掌侧 Barton 骨折，将腕关节置于轻度掌屈位，以前后石膏托固定，前臂旋后位悬吊于胸前。背侧 Barton 骨折，将腕关节置于背伸功能位，以前后石膏托固定，前臂旋前位悬吊于胸前。掌侧 Barton 骨折均在上述位置固定 3 周后改成腕关节中立位固定至 6 周。采用石膏托外固定，对于粉碎性骨折等不稳定性骨折，往往很难维持骨折的复位，在局部肿胀消退后，不及时更换石膏，容易发生骨折的再移位；且完全的超腕关节固定，固定后常出现腕关节疼痛、僵硬等不良后果。故对于功能要求不高，局部有开放性伤口，或身体情况无法耐受手术的老年患者，可考虑行石膏固定（图 3-62）。

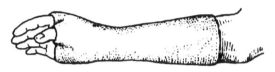

图 3-62　桡骨远端骨折石膏固定

3. 辨证治疗

以骨折三期辨证原则为基础，一般原则是早期宜破血，中期宜和血，后期宜补肝肾，再根据患者实际情况论治。

（1）骨折早期：指骨折后 1～2 周内（炎症期和修复期的第一阶段），骨质和软组织俱损，血离经脉、积不散，气血凝滞，经络受阻，气血不得宣通，筋骨不能得到气血濡养。患肢肿胀、疼痛明显，功能障碍，骨折端容易发生再移位。

证候特点：局部疼痛剧烈，呈刺痛，痛有定处，肿胀明显，或有瘀斑，舌质暗红，苔薄黄或有瘀点，脉弦或结。

治法：行气活血，消肿止痛。

推荐方剂：桃红四物汤加减。

基本处方：桃仁 15g，红花 6g，生地黄 10g，当归 12g，川芎 6g，赤芍 12g，延胡索 10g，木香 9g。每日 1 剂，水煎服。

加减法：骨折伴有腑实证则去当归，加大黄 10g、元明粉 6g 以泻瘀通便；如开放骨折并创伤感染，热毒蕴结者，去当归，加黄连 9g、黄柏 10g、栀子 9g 以清热解毒；如患肢肿胀严重者，可加木通 12g、泽泻 15g 以利水消肿。

（2）骨折中期：指骨折损伤后 3～4 周（修复期中段）。骨折处疼痛减轻，肿胀消退，一般软组织损伤已修复，骨折断端亦初步稳定。原始骨痂已开始逐步形成，但筋骨未坚，仍有瘀血未尽，当接骨续筋，祛瘀活血。

证候特点：局部疼痛减轻，肿胀消退，但肢体乏力，活动受限。

治法：接骨续筋。

推荐方剂：续骨活血汤加减。

基本处方：当归尾 12g，赤芍 9g，白芍 12g，生地黄 12g，红花 9g，地鳖虫 6g，骨碎补 12g，自然铜 12g（先煎），续断 12g，落得打 12g，乳香 6g，没药 6g。每日 1 剂，水煎服。

加减法：如兼有脾胃虚弱者，加党参 18g、白术 12g、砂仁 9g 以补气健脾；如兼有风湿，筋络挛缩者，可加羌活 10g、独活 9g、防风 9g 以祛风除湿通络。

（3）骨折后期：指骨折 1 个月以后（即修复后期），一般已有骨痂生长，骨折断端也较稳定时。骨折早、中期调动了整体的脏腑气血功能，为使脏腑气血趋于平和，促进骨折部骨痂的不断生成改建，故后期治疗以补为主。肝主筋，肾主骨，肝肾同源。补益肝肾法具有加强肝肾功能，壮筋强骨的功用。适用于骨折后期，筋骨虽续，肝肾已虚，肢体功能尚未恢复，或年老体弱，骨折迟缓愈合，骨质疏松者。

证候特点：骨折后期，肝肾虚损，筋骨痿弱。

治法：补益肝肾。

推荐方剂：补肾壮筋汤加减。

基本处方：熟地黄 15g，川断 15g，杜仲 15g，当归 10g，牛膝 10g，山萸肉 10g，茯苓 10g，白芍 10g，五加皮 10g，青皮 5g。每日 1 剂，水煎服。

加减法：如患者面色苍白，气血亏虚，可加黄芪 30g、白术 15g、龙眼肉 30g 以益气养心；如风寒湿邪乘虚而入，侵袭经络、骨节，留而成痹，天阴下雨即酸痛，可加麻黄 9g、桂枝 12g、细辛 3g 以祛寒湿止痹痛。

4. 功能锻炼

骨折复位固定后，即鼓励患者开始积极进行指间关节、掌指关节屈伸锻炼及肩、肘关节的各向活动。拆除外固定后，可行大小云手等功能锻炼。老年患者常见肩关节僵硬的合并症，即肩手综合征，故应注意肩关节活动，加强锻炼，预防合并症产生。粉碎性骨折，骨折线通过关节面，关节面遭到破坏，愈合后常易继发创伤性关节炎，应尽早进行腕关节的功能锻炼，使关节面得到磨合改善关节功能，预防后遗创伤性关节炎。解除固定后，做腕关节屈伸、旋转及前臂旋转活动。应该指出，一些医师往往忽视尽早进行功能锻炼的原则，造成患者上肢各关节僵硬，故应及时指导和鼓励患者进行积极的功能锻炼。

5. 其他治疗

对于不稳定性骨折，保守治疗容易导致失败，此时可考虑手术治疗。手术治疗的主要适应证：①骨折不能手法复位者；②骨折不稳定，掌背侧骨皮质粉碎，能手法复位但不能维持者；③开放性骨折或骨折伴血管、神经或肌腱损伤者；④多发伤或双手外伤者；⑤桡骨短缩＞5mm；⑥掌倾角呈负角，桡偏，骨折块旋转，脱位或半脱位；⑦关节内粉碎性骨折，关节内骨折明显移位或台阶＞2mm；⑧骨折后希望早日恢复活动者。手术方法（图 3-63）：①经皮穿针复位内固定。②外固

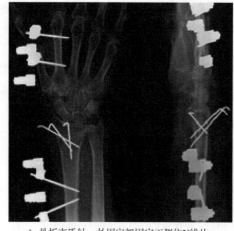

A.骨折克氏针，外固定架固定正侧位X线片

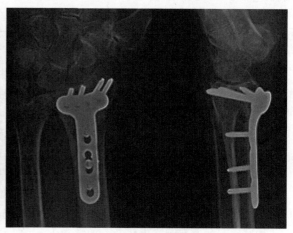

B.骨折钢板内固定正侧位片

图 3-63　桡骨远端骨折手术治疗

定架技术。③切开复位内固定，包括掌侧钢板固定，背侧钢板固定，掌、背侧联合钢板固定，牵引钢板固定，骨块特异性切开复位和针板固定。④闭合或有限切开复位髓内钉（针）治疗。⑤小切口微创治疗。⑥关节镜治疗。各种方法可单独也可组合应用。近年来随着腕关节镜技术的发展，镜下手术逐渐在临床应用。术前应做详细的 X 线或 CT 评估，以判断关节脱位、关节内骨折块粉碎及移位的程度。

（1）中成药

1）独一味软胶囊：具有活血止痛，化瘀止血功效。适用于骨折早期及术后 1 周内炎症水肿。每次 3 粒，每日 3 次，7 日为 1 个疗程。

2）七厘胶囊：具有化瘀消肿，止痛止血功效。适用于骨折早期，局部肿痛，活动不利。每次 3 片，每日 3 次，7 日为 1 个疗程。

3）骨肽注射液：具有促进骨折愈合功效。适用于骨折后期，局部已无疼痛，但骨折仍未愈合。每次 10～20ml，加入 0.9%氯化钠溶液中静脉滴注，每日 1 次，2 周为 1 个疗程。

（2）针灸

1）在新伤急性期：以邻近取穴为主，在疼痛剧烈处以泻法进针可收到止痛消肿，舒筋活络等效果。

2）在骨折中后期：用补法针刺太溪、足三里、曲池、合谷，每次 20 分钟，每日 3 次。

3）骨折后期：可选择掌、腕关节处艾灸，每次 20 分钟，每日 3 次，促进腕部功能恢复。骨折后期，夹板拆除后，对于功能恢复欠佳者，可选择行腕关节周围痛点水针疗法，具有活血化瘀，消炎止痛的作用，对关节功能恢复有良好的促进作用。

（3）推拿按摩

1）骨折早期：局部肿胀、疼痛，可在手法整复，骨折移位完全纠正后，运用轻柔手法，如推法、捋顺法、点法、摸法等。复位后，用手指沿肌腱行走方向由近向远推按，舒顺筋腱，使之恢复正常位置。

2）骨折中期：局部肿胀已消，但仍有疼痛，可选择捋顺法、搓抖法、拿捏法、揉法、拨络法等。

3）骨折后期：去除外固定后，关节功能受限，可选用拨络法、关节屈伸法、推法、旋转摇晃法等多手法综合运用。

（4）中药熏洗

中药熏洗可选用海桐皮汤（《医宗金鉴》）。

组成：海桐皮 6g，透骨草 6g，乳香 6g，没药 6g，当归 5g，川椒 10g，川芎 3g，红花 3g，威灵仙 3g，甘草 3g，防风 3g，白芷 2g。

用法：共为细末，布袋装，煎水熏洗患处，每日 2～3 次。

适应证：骨折中后期关节强直拘挛、疼痛。

（5）名家名医经验方：石筱山验方如下。

1）组成：全当归 6g，制地鳖 6g，小生地 12g，西赤芍 9g，西川芎 3g，青防风 6g，川续断 12g，片姜黄 5g，紫荆皮 12g，单桃仁 9g，青陈皮 5g。

2）主治：桡骨远端骨折断端移位，局部瘀肿剧痛。

五、病 案 精 选

1. 郭焕章医案

吕某，男，52 岁。

1989 年 8 月 4 日初诊。患者上午 10 时滑倒，右手撑地，当即手腕背侧剧痛肿胀，活动受限。X 线片示右桡骨远端骨折，无明显错位。治以前臂小夹板固定，并敷外用方包扎固定，内服内用方，自觉痛减肿消，瘀痛逐轻。5 日后再换药 1 次，并嘱锻炼手指活动。15 日后肿痛全消，解除外固定，继续敷外用膏，继续常锻炼。24 日后康复。

2. 石幼山医案

陶某，男，43 岁。

1975 年 9 月 8 日初诊。倾跌撑伤左前臂，瘀肿剧痛，左前臂呈银叉状畸形，摄片提示桡骨下端骨折，断端向背侧移位。先予手法拔伸捺正，然后外敷三色敷药，加三黄膏夹缚固定，内服化瘀消肿，续骨息痛之剂。2 周后瘀肿已减，青紫转黄，左前臂转动握物不利，治以活血生新，舒筋续骨。1 个月后断端趋愈合，压痛不明显，气血未和，拳握不利，治以活血益气，舒筋壮骨。2 个月后断端基本接续，唯腕臂屈伸转动稍有不利。

3. 石筱山医案

徐某，男，60 岁。

1961 年 3 月 26 日初诊跌扑撑伤，右手腕脉窦桡尺骨骨折，经过其他医疗单位治疗摄片，现诊似有移位，瘀阻肿胀疼痛，初步正骨理筋后，敷缚夹固。年已花甲，时有心悸，脉来歇止。先拟化瘀和血，宁神调治，俟正。1 周后经脉瘀气渐化，骨擦音已减，两端肿胀未消，脉来较静，伤势好转，再拟和营生新而卫心气。治疗月余，新骨已续，唯气阻血滞，臂腕仍有浮肿，关节经络尚牵强，脉来迟缓已见匀静，心营不足之体，气血流周较滞，拟益气以养血。月半新骨接续，浮肿亦退，唯关节经络之间稍觉牵强。

六、名家、名医论坛

石氏（石筱山、石幼山）治疗桡骨远端骨折手法特点如下。石氏采用的复位方法是助手固定前臂近侧，医者双手由骨折近端滑向骨折远端猛力拔伸并掌屈尺偏，复位后一手握住断端，另一手逐个拽手指以梳理筋脉。固定时先在掌侧加厚棉垫，背侧加软纸板，然后背侧和腹侧用两片相对长、宽的夹板，内侧和外侧用两片相对短、窄的夹板超过桡骨远端包扎。这个复位方法的特点是拔伸时由近端滑向远端可解除嵌插，逐个牵拽手指，梳理筋脉，使经过桡骨远端的肌腱更好地归入原来的位置，夹板固定则稍带掌侧尺偏，又无远端受压之弊。石氏治疗这一骨折有两个特点：①不用麻醉，快速复位。②这一骨折多为老年人，往往有心血管或其他全身慢性病，石氏用中药调治兼顾了骨折和全身，也减少骨折以后出现的各种并发症。

七、评述与展望

桡骨远端骨折是骨科常见病，随着骨科技术的发展，人们对腕关节解剖和生物力学的不断深入研究，针对其治疗的新的固定系统和方法不断出现，却很少有可信服的文献能对比出各种固定方式的优劣。因此，应当根据每个患者的自身骨折特点，选择正确的治疗方法，制定个性化的治疗方案，使治疗效果达到最好。对于桡骨远端骨折，没有一种方法具有明显的优势，医生应该熟悉各种治疗方法的特点，来为骨折选择合适的治疗方式。

第十四节 腕舟状骨骨折

腕舟状骨骨折（fracture of scaphoid bone）的发生率占全身骨折的2%，多发生于15~40岁男性，15岁以下人群腕舟状骨骨折罕见。腕舟状骨通过诸多韧带与桡骨远端、月骨、头状骨以及大小多角骨构成关节，在维持腕关节稳定性和力量传导方面起着极为重要的作用。

一、分 型

腕舟状骨骨折多为间接暴力所致。跌倒时手掌着地，腕关节强力背伸，地面的反作用力向上传导，腕舟状骨被锐利的桡骨关节面背侧缘或茎突缘切断而发生骨折。腕舟状骨骨折按骨折部位可分为3种类型（图3-64）。

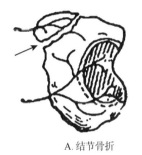
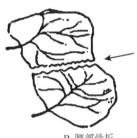
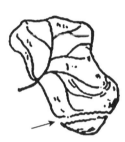

A. 结节骨折　　　　B. 腰部骨折　　　　C. 近端骨折

图3-64 腕舟状骨骨折类型

1. 舟状骨结节骨折

本型骨折属于关节外骨折，不论血管分布属于哪一类，均不影响骨折端的血液供应。约6~8周可以愈合。

2. 舟状骨腰部骨折

本型骨折属关节内骨折，最常见，约占舟状骨骨折的70%。骨折一般无移位，若暴力过大，骨折近端可向掌侧、尺侧移位，远折端向背侧、桡侧移位，亦可有旋转移位。若同时伴舟月韧带断裂，屈腕时不能保持骨折位置的稳定。相反如屈腕位能保持骨折稳定，表示韧带无损伤，骨膜完整。大部分腰部骨折的病例，给予及时适当的处理，骨折可在10~12周左右愈合。但有少数病例，因局部血液供应差、承受的剪切力大，或由于误诊失治，可造成骨折迟缓愈合或不愈合，甚至近折端骨块发生缺血性坏死。

3. 舟状骨近端骨折

本型骨折属关节内骨折，处于桡腕关节窝部，大部分被软骨面覆盖，无血管进入，骨折后血源断绝，发生骨不连接或缺血性坏死的可能性大。骨折固定时间与腰部骨折相同。

二、临 床 表 现

1. 症状

有摔倒手撑地病史，出现腕背桡侧疼痛、肿胀，尤以鼻烟窝处明显。

2. 体征

检查发现腕背桡侧或鼻烟窝处有明显压痛，陈旧性骨折肿痛不明显，腕背伸及用力时出现疼痛。

三、诊 断 要 点

（1）有明确的外伤史。

（2）临床表现：同上。

（3）常规拍摄腕关节正、侧、斜（蝶式位）位片，必要时加拍旋前位片（即手部极度旋前投照舟状骨背部切线位）。无移位骨折，斜位片易看出腰部的骨折线；骨折有移位者，正位片即易看出，侧位片呈台阶状，同时其桡侧的脂肪阴影带消失。本骨折容易漏诊，因舟状骨的大部分皆为松质骨，其周围皮质较薄，有些裂纹骨折，早期 X 线片可能为阴性，常被误诊为腕关节扭挫伤。高度怀疑腕舟状骨骨折而 X 线片无法确诊时可以行 CT 检查。普通 X 线片上似乎是稳定性的骨折，在高清晰度的 CT 图像中不少是有移位或粉碎的骨折而须将之归为不稳定性骨折。CT 也适合评估舟骨骨折的愈合程度。

四、治 疗

腕舟状骨骨折治疗，遵循复位、固定和功能锻炼的原则，要求是解剖对位。一般先行手法复位外固定。对位不良者改为切开复位内固定。

1. 复位

无移位骨折，可仅做前臂超腕关节夹板固定，或用包括拇指近节的短臂石膏固定。一般固定 8～12 周。移位骨折则必须行手法复位。

患者仰卧位，肩外展，肘屈 90°，一助手握住患肢上臂，另一助手一手握住患者拇指，另一手握住患者 2～4 指，使前臂轻度旋前，腕关节中立、尺偏，两助手对抗牵引 3～5 分钟，术者立于患肢外侧，面向患肢远端，两拇指置于骨折远端背、桡侧，两手 2～5 指重叠地托住患者腕关节掌、尺侧，助手先将腕关节背伸，轻度桡偏，然后将腕关节做掌屈、尺偏，同时，术者两拇指向掌、尺侧挤压，骨折即可复位。整复后，骨折多较稳定，不易再移位。

2. 固定

（1）闭合复位固定：腕舟状骨骨折的固定，应尽量使骨折线垂直于前臂纵轴，以增加骨折间隙的压力，避免剪切力，有利于骨折愈合。骨折复位后，根据骨折线方向确定腕关节位置，一般固定腕关节在背伸 30°、稍尺偏的功能位。石膏范围上至前臂中上段，下至掌骨颈部，将腕关节固定于背伸 30°～35°，尺偏 10°，拇指对掌和前臂中立位。固定前臂的目的在于控制旋前及旋后活动，减少桡腕韧带对骨折端的作用力（图 3-65）。

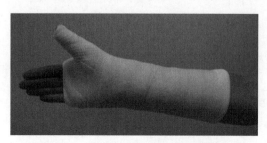

图 3-65　腕舟状骨骨折管形石膏固定

（2）手术治疗：腕舟状骨近端骨折、不稳定的新鲜舟状骨骨折及骨折脱位手法复位不成功，固定不稳定者，应及时手术切开内固定。内固定可提高骨折愈合率，术后仍然需石膏外固定，但可早期开始腕关节功能锻炼。内固定加压螺钉（Herbert 螺钉、Bold 螺钉、AO 空心螺钉等）、可吸收螺钉等为好（图 3-66）。

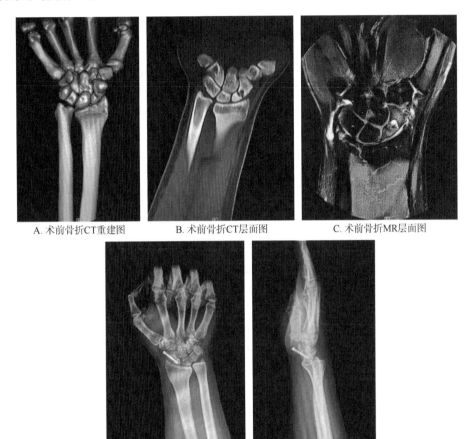

A. 术前骨折CT重建图　　　　　B. 术前骨折CT层面图　　　　　C. 术前骨折MR层面图

D. 术后X线正位片　　　　　E. 术后X线侧位片

图 3-66 内固定术治疗腕舟状骨腰部骨折

腕舟状骨延迟愈合和不愈合仍没有一个非常明确的定义。一般认为治疗 6 个月以上，连续 3 个月的 X 线片上无骨折愈合进展的表现提示骨折不愈合。导致腕舟状骨骨折不愈合的因素包括延误诊断、明显移位、合并其他腕骨损伤和血供受损等。腕舟状骨骨折缺血坏死的发生率约为 30%~40%，最常见于近端骨折，与其血供有一定关系。积极手术治疗，争取解剖复位和骨折愈合。手术原则为保护血供、恢复腕骨排列和重建腕关节稳定。

常用术式如下：

1）自体植骨术，适用于年轻舟状骨近端骨折患者，X 线表现骨折线清楚，骨折端有轻度硬化，尚未并发创伤性关节炎者，可考虑做钻孔自体植骨术，以促进骨折愈合。术后使用石膏外固定，直至骨折愈合。

2）桡骨茎突切除术：这是最简单的关节成形术，适用于腕舟状骨腰部骨折，近端骨折块发生缺血性坏死，已并发创伤性关节炎者。当腕关节向桡侧偏斜时，因桡骨茎突阻挡而发生剧烈疼痛，可行单纯桡骨茎突切除。手术采用鼻烟窝纵切口，避免损伤桡神经浅支。桡骨茎突切除范围要超过舟状骨骨折线 0.9cm 左右，即距桡骨茎突 2cm 左右，以改善腕关节的侧方活动度，解除疼痛。

3）桡骨茎突切除及植骨术：适用于以上两种情况并存的病例。

近端骨折块切除术，适用于舟状骨近端骨折块缺血性坏死，腕关节疼痛，但尚未发生创伤性关节炎者，可行近端骨折块切除术，预防创伤性关节炎的发生。手术采用鼻烟窝横切口，术中必须仔细认清该骨块周围的解剖关系，有时容易搞错，误将月骨认为是舟状骨而加以切除。

4）腕关节融合术适用于舟状骨骨折长期不愈合，腕关节疼痛，活动严重受限，且伴有严重的创伤性关节炎者。若无特殊情况，下桡尺关节、尺腕关节、拇指的腕掌关节及第 4、5 掌骨的腕掌关节不应融合。

3. 辨证治疗

骨折复位固定后，可按损伤三期辨证施治进行治疗。早期治宜活血化瘀、消肿止痛，可内服活血止痛汤或复元活血汤。中期宜接骨续损，可内服肢伤二方或和营止痛汤。后期宜养气血、补肝肾、壮筋骨，内服八珍汤或六味地黄丸。

4. 功能锻炼

骨折复位固定后，早期可做肩、肘关节的活动，屈伸范围不限，亦可做手指的屈伸活动，但禁忌做腕关节的桡偏动作。中期以主动屈伸手指的握拳活动为主。后期解除固定后，可做握拳及腕部的主动屈伸及前臂的旋转活动。骨折迟缓愈合者，暂不宜做过多的腕部活动。

第十五节　掌骨、指骨骨折

掌骨骨折（fracture of metacarpal bone）和指骨骨折（fracture of phalanx of finger）是手部常见的骨折，其发病率高。掌骨为短小的管状骨，共 5 块。第 1 掌骨短且粗，第 2、3 掌骨长而细，第 4、5 掌骨既短且细。指骨共 14 块，除拇指为 2 节指骨外，其他四指均为 3 节。掌骨近端与远排腕骨形成掌腕关节；远端与近节指骨形成掌指关节。其中以拇指的掌腕关节和掌指关节最为重要，是手部的关键性关节。抓握活动是手最重要的功能活动，拇指对掌是完成精细抓握和强力抓握不可少的动作，若丧失拇指就意味着丧失手功能的 40%。由于第 1 掌骨的活动性较大，骨折多发生于基底部，还可合并掌腕关节脱位，临床上较常见。第 2、3 掌骨较长，握拳击物时，重力点多落在第 2、3 掌骨上，故易发生骨折。第 4、5 掌骨易遭受打击而发生掌骨颈骨折。掌骨骨折多见于成人，儿童较少见，男多于女。指骨骨折可发生于近节、中节或末节，可单发或多发，多见于成人。掌、指骨骨折，因手部周围的肌肉、肌腱较多，肌肉的收缩牵拉可导致骨折的移位。在治疗过程中，若处理不当，可发生骨折畸形愈合，或造成关节囊挛缩，或骨折端与邻近肌腱发生粘连，则关节僵硬，不能握拳，严重影响手指功能，故对掌、指骨骨折的处理，应保持手的功能位，即腕关节背伸 30°，掌指关节屈曲 45°，近侧指间关节屈曲 45°，远侧指间关节屈曲 25°～30°，有利于维持骨折对位和骨折愈合，以及手部功能的康复。

一、常见骨折

直接暴力和间接暴力均可造成掌、指骨骨折。常见的掌、指骨骨折有下列几种。

1. 掌骨骨折

（1）第1掌骨基底部骨折（图3-67）：本骨折系指第1掌骨基底部1cm处骨折，由间接暴力引起，多因拇指受到纵向外力冲击，如跌倒时拇指触地或外力作用于掌骨头所致，多为横行或粉碎性骨折。骨折远端受拇长屈肌、大鱼际肌及拇指内收肌的牵拉，向掌侧及尺侧移位，骨折近端受外展拇长肌的牵拉，向背侧及桡侧移位，形成骨折端向背桡侧成角畸形，尺侧骨折端可互相嵌入。

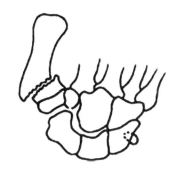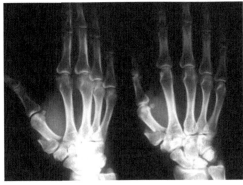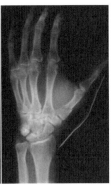

图3-67 第1掌骨基底部骨折

（2）第1掌骨基底部骨折脱位（Bennett骨折）（图3-68）：本骨折由间接暴力引起，如跌倒时拇指触地或外力击于掌骨头，向上传导造成第1掌骨基底部骨折脱位，骨折线由掌骨基底部掌、尺侧斜向背、桡侧而进入掌腕关节，掌骨基底尺侧形成一个三角形骨块，为关节内骨折。此骨块因有掌侧韧带相连而保持原位。第1掌腕关节是鞍状关节，掌骨基底尺侧骨折后失去骨性阻挡，加之拇长展肌及鱼际肌附着于外侧骨块，肌肉收缩牵拉导致第1掌腕关节脱位或半脱位，骨折远端滑向桡侧、背侧及近侧，不稳定，严重影响拇指对掌和外展活动。第1掌骨基底部关节内的"T"型或"Y"型骨折，称为Rolando骨折（即粉碎性Bennett骨折）。

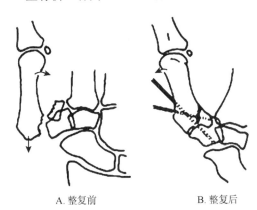

A. 整复前　　　　　　　B. 整复后

图3-68 第1掌骨基底部骨折脱位（Bennett骨折）

（3）掌骨颈骨折：本骨折以第4、5掌骨为好发部位，第2、3掌骨次之。间接暴力和直接暴力均可引起，如以拳击物时，第4、5掌骨头首当其冲，故易发生骨折；因常发生于打架或拳击运动中，用拳击对手所致，故名"拳击骨折"。多为横断骨折。骨折远段因受骨间肌、蚓状肌及屈指肌的牵拉，向掌侧屈曲，骨折处呈向背侧成角畸形。因手指背伸肌腱牵拉引起掌指关节过伸，近节指骨向背侧脱位，手指越伸直，畸形越明显。

（4）掌骨干骨折（图 3-69）：本骨折可为单根骨折或多根骨折。由打击或挤压的直接暴力所致者，多为横断或粉碎性骨折。由传导或扭转暴力所致者，多为螺旋形或斜形骨折。由于骨间肌、蚓状肌的牵拉，一般骨折多向背侧成角移位。单根掌骨骨折移位较少，而多根骨折则移位较多，且对骨间肌的损伤也比较严重。

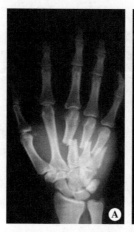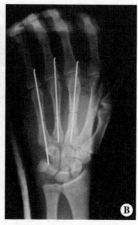

图 3-69　掌骨干骨折术前（A）、术后（B）X 线片

2. 指骨骨折

直接暴力和间接暴力均可造成指骨骨折，但多由直接暴力所致，且多为开放性骨折。闭合性骨折以横断形较多见，斜形骨折次之，开放性骨折以粉碎性较多见，往往波及关节面。

（1）近节指骨骨折：本骨折多由间接暴力所致，以骨干骨折较多见。骨折断端受骨间肌、蚓状肌及伸指肌腱的牵拉而向掌侧成角畸形。

（2）中节指骨骨折：本骨折由直接暴力打击可引起横断骨折，受间接暴力者可引起斜形或螺旋形骨折。由于骨折部位不同可发生不同的畸形。若骨折发生在屈指浅肌腱止点的近侧，远侧骨折端受屈指浅肌的牵拉，形成向背侧成角畸形。若骨折发生在屈指浅肌腱止点的远侧，受屈指浅肌的牵拉近侧骨折端向掌侧移位，并有向掌侧成角畸形。

（3）末节指骨骨折：本骨折多因直接暴力所致，如打击、重物砸伤及挤压伤等。轻者仅有骨裂纹，重者可形成粉碎性骨折，合并软组织破裂者较为多见。骨折移位者少见，若手指在伸直位，间接暴力作用于指端，迫使手指末节突然屈曲，由于受伸肌的牵拉，末节指骨基底部背侧可发生撕脱骨折。如在接球时，指端被球撞击所致。骨折后远侧指间关节屈曲，呈典型的锤状指畸形。

二、临床表现

1. 症状

骨折后局部疼痛、肿胀，手指功能障碍。

2. 体征

有明显压痛及纵轴叩击痛。掌骨和指骨均可在皮下触摸清楚，骨折的畸形、移位一摸便知，诊断不难。掌骨骨折若有重叠移位，则该掌骨短缩，握拳时尤为明显。第 1 掌骨基底部骨折或骨折脱位，则拇指内收、外展、对掌等活动均受限，握拳无力，并伴有疼痛。掌骨颈和掌骨干骨折，可扪及骨擦音，掌指关节屈伸功能障碍。指骨骨折若有明显移位时，近节中节指骨骨折可有成角畸形。末节指骨基底部撕脱骨折可有锤状指畸形，末节指间关节不能主动伸直，移位骨折可扪及骨擦音，有异常活动。

三、诊 断 要 点

（1）有明确的外伤史。

（2）临床表现：同上。

（3）X线检查：应拍摄手部的正位和斜位片，因侧位片第2～5掌骨互相重叠，容易漏诊。第1掌骨骨折或骨折脱位，应拍摄以拇指为中心的正、侧位片，而指骨骨折应单独拍摄手指正、侧位或正、斜位片。

四、治 疗

掌、指骨骨折要求有正确的复位，合理而有效的固定。在治疗过程中应掌握以下原则：①骨折必须正确整复对位，不能有成角、旋转、重叠移位，否则将造成手指功能障碍。②既要充分固定，又要适当活动，动静结合，有利于关节功能的恢复。③固定骨折时，以采用夹板固定为佳，将其附近的关节置于屈曲位，有利于维持骨折对位及关节活动，并防止侧副韧带及关节囊挛缩。④对未受伤手指绝对不能固定，保证各手指、掌指及指间关节的活动。⑤开放性骨折，首先要争取伤口一期愈合，同时也要注意骨折的正确整复。⑥对手指的固定位置，不论夹板、石膏固定或内固定，都应注意将手指半屈曲位指端指向舟状骨结节。

1. 复位

（1）掌骨骨折整复法：可在臂丛神经麻醉下进行手法整复。

1）第1掌骨基底部骨折：患者取坐位，术者一手握住腕部，拇指置于第1掌骨基底部骨折成角处，另一手握住患侧拇指，先顺畸形对抗牵引，再向桡侧牵引，然后将第1掌骨头向桡侧与背侧扳拉，同时以拇指用力向掌侧和尺侧推及骨折处，以矫正骨折向桡侧与背侧的成角畸形，骨折即可复位。

2）第1掌骨基底部骨折脱位：手法整复容易但不稳定，难以维持对位。可采用与第1掌骨基底部骨折相同的整复方法。亦可用两人复位法，患者取坐位，助手一手握住患侧拇指呈外展和轻度对掌位，另一手握住其余四指。术者一手握住腕上，与助手对抗牵引，然后术者另一手拇指置于骨折部的背侧、桡侧，向尺侧、掌侧推按，同时用示指将第1掌骨头向背侧、桡侧扳拉，第1掌骨外展骨折即可复位。

3）掌骨颈骨折：患者取坐位，术者一手握住手掌，用手指捏持骨折近段，另一手握住患指，将掌指关节屈曲90°，使掌指关节侧副韧带紧张，移位的掌骨头受近节指骨基底的压迫而被推向背侧，同时用拇指将掌骨干向掌侧按压，畸形即可矫正，骨折脱位亦可随之复位。整复时，若错误地将掌指关节背伸或伸直位牵引，这样会以侧副韧带在掌骨头上的止点处为轴心，使掌骨头向掌侧旋转，反而加重掌骨头屈曲畸形，更难于整复（图3-70）。

4）掌骨干骨折：患者取坐位，助手握住前臂下段，术者一手牵引患指，另一手拇指向背侧、掌侧按压，矫正背侧成角畸形，然后拇指与示指在骨折两旁的掌侧与背侧夹挤分骨，矫正侧方移位，骨折即可复位。

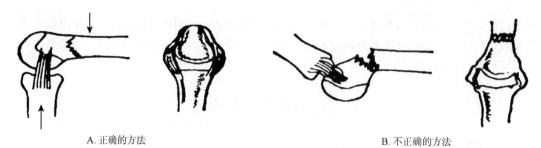

A. 正确的方法　　　　　　　　　　　B. 不正确的方法

图 3-70　掌骨颈骨折的整复方法

（2）指骨骨折整复法：在指神经阻滞麻醉或臂丛神经麻醉下整复。

1）近节指骨骨折：术者一手拇指与示指捏住骨折近段，另一手的中指扣住患者手指中节的掌侧，用环指压迫其背侧，在牵引下屈曲其指间关节，以矫正骨折的重叠移位，然后术者牵引骨折远段之手的拇指和示指，分别置于骨折处的尺侧、桡侧进行挤捏，以矫正侧向移位。最后术者用握骨折近段之拇指由掌侧向背侧推扳，以矫正掌侧成角畸形。指骨颈骨折整复时，应加大畸形，用反折手法，先将骨折远端呈 90°向背侧牵引，然后迅速屈曲手指，同时将骨折近端的掌侧顶向背侧，使之复位（图 3-71）。

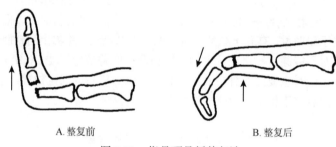

A. 整复前　　　　　　　　　　　　　B. 整复后

图 3-71　指骨颈骨折整复法

2）中节指骨骨折：整复时，术者一手拇指和示指捏住骨折近段固定患指，另一手拇指、示指捏患指末节，先对抗牵引，然后在骨折处的尺侧、桡侧进行挤捏，以矫正侧方移位。最后拇指与示指改为捏住骨折处的掌背侧进行提按，以矫正掌背侧移位。

3）末节指骨骨折：在牵引下，术者用拇指和示指先后在骨折处的掌背侧和尺桡侧进行挤捏，骨折即可复位。若为开放性骨折，有小的碎骨片或指端骨折，在清创缝合时，应将碎片切除，以免日后指端疼痛。若甲根翘起，须将指甲拔除，骨折才易复位，甲床用凡士林纱布外敷，指甲可重新长出。末节指骨基底背侧撕脱骨折整复时，将近侧指间关节屈曲，远侧指间关节过伸，撕脱的骨折块即可向骨折远端靠近而复位。

2. 固定

（1）小夹板固定：

1）掌骨骨折固定法：第 1 掌骨基底部骨折与骨折脱位之固定方法相同。在骨折远端的背、桡侧放一平垫，控制骨折成角或关节脱位。在掌骨头的掌侧放一平垫，以防止掌骨因屈肌收缩时向掌侧屈曲。用胶布将平垫均匀固定在皮肤上。将备用的 30°角弧形外展夹板置于前臂桡侧及第 1 掌骨的桡背侧，弧形夹板成角部正好对准腕关节。用较宽胶布将弧形夹板近端固定在前臂及腕部，然后再用一条胶布将置于掌骨头的平垫固定在弧形夹板的远端，保持第 1 掌骨在外展 30°位轻度背伸，拇指屈曲在对掌位。掌指关节及指间关节保持一定的活动度。若骨折脱位整复后不稳定，容易引起短缩移位时，可在拇指的两侧用一条 2cm×10cm 的胶布做皮肤牵引。还可采用前臂管形石膏做外固定，并在石膏上包一粗铁丝，做拇指皮肤牵引，也可做拇指末节骨牵引。

掌骨颈骨折整复后，将直角竹片夹板或铝板置于手背，把掌指关节和近侧指间关节固定于屈曲 90°位。预防骨折畸形愈合后掌骨头突向手掌，握物时疼痛。若为掌骨头粉碎性骨折，无法整复，也不易维持骨折对位，可用竹片或石膏托做短期固定，以减轻疼痛，待稍消肿后早期开始活动，在活动中重新塑形关节面，力争保留较多的关节活动度。

掌骨干骨折复位后，先将骨折部背侧骨间隙各放一分骨垫，用胶布固定。若骨折端向掌侧成角，则在掌侧放一平垫，用胶布固定。然后在掌、背侧各放一块厚 2～3mm 的硬纸壳夹板，用胶布固定，并用绷带包扎。若为斜形、粉碎、短缩较多的不稳定性骨折，可在末节指骨穿针，并用丁字铝板做功能位固定加牵引。一般牵引 3 周后，骨折处有纤维性连接，除去牵引，继续用夹板固定至骨折愈合（图 3-72）。

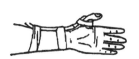

A. 第1掌骨基底部骨折弧形夹板固定法

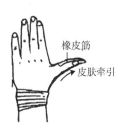

B. 弧形夹板固定加皮肤牵引

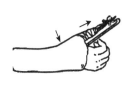

C. Bennett骨折石膏固定与拇指牵引

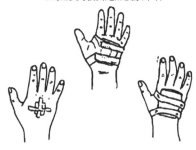

D. 掌骨骨折固定法

图 3-72　掌骨骨折固定法

2）指骨骨折固定法：近节指骨骨折、无移位者，用塑形竹片或铝板固定于功能位 3 周左右。有移位的骨折或指骨颈骨折，复位后，在掌、背侧和尺、桡侧各放一竹片夹板，其长度相当于指骨，不超过指间关节，然后胶布固定。对于有向掌侧成角的骨折，可置绷带卷或裹有 3～4 层纱布的小玻璃瓶（或小木棒），手指屈其上，手指尖指向舟状骨结节，以胶布固定，外加绷带包扎（图 3-73）。中节指骨骨折复位后，其固定方法同近节指骨骨折。末节指骨骨折复位后，其固定方法同近节指骨骨折。末节指骨基底部背侧撕脱骨折复位后，可用塑形竹片铝板或可透光记忆合金复合材料夹板固定患者近侧指间关节于屈曲位，远侧指间关节于过伸位 6 周左右（图 3-74）。

（2）手术治疗：第 1 掌骨基底部骨折或骨折脱位，若复位后仍不稳定者，可采用克氏针内固定，在 X 线透视下复位，经皮闭合穿入细克氏针。若内侧骨折块较小，可将第 3 掌骨固定在大多角骨上。陈旧性骨折脱位，则宜切开复位，克氏针内固定，拇指固定在握拳位。骨折脱位关节面

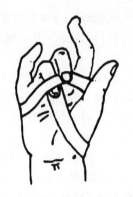

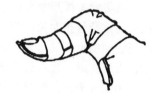

图 3-73　近节指骨骨折固定法　　　　　　图 3-74　末节指骨基底部背侧撕脱骨折固定法

粉碎者，如症状明显，影响功能，则可考虑做掌腕关节融合术。损伤时掌骨头屈曲越严重，则掌骨颈掌侧皮质骨粉碎越多，复位后越不容易维持骨折对位，应考虑用经皮穿入细克氏针做内固定。

掌骨干骨折若处理不当，容易发生短缩、背侧成角或旋转畸形。短缩在 1～3mm 时功能无大影响，可以接受；短缩严重者，可使屈伸指肌腱及骨间肌张力失调，影响伸指功能。若有背侧成角，轻者影响外观，重者也可影响骨间肌的张力。旋转畸形带来的功能影响更明显，握拳时手指将发生交叉。以上畸形严重者，均应考虑行切开复位内固定术。掌骨干多根骨折，若错位明显而复位困难，或难以维持骨折对位者，或开放性骨折，或皮肤损伤严重者，均可采用切开复位克氏针内固定，克氏针远端应尽量在掌指关节背侧穿出，以减少对关节面的损伤；此外，还可以用微型钢板固定。

对于近节及中节指骨骨折的治疗，一是争取解剖复位，因屈伸肌腱紧贴指骨，若骨折错位或成角移位，容易发生肌腱粘连，或张力失调；二是注意防止旋转移位，否则，屈指时，患指将与邻指交叉，故指骨骨折手法复位不成功者，或骨折不稳定者，或骨折错位、成角、旋转移位者，均应行切开复位克氏针内固定术。根据不同类型骨折采用不同方式穿针。末节指骨基底部背侧撕脱骨折，若手法复位不成功，或为陈旧性骨折，则可考虑切开复位。若骨折块较大，可用克氏针或丝线固定于原位；若骨折块较小，不易固定时，则需要行伸指肌腱止点重建术。

3. 辨证治疗

早期宜活血祛瘀、消肿止痛，内服桃红四物汤；外敷跌打万花油。若为开放性骨折，内服药中加清热解毒剂，如金银花、连翘等；中期宜和营生新、接骨续损，内服续骨活血汤；后期宜培补肝肾，强壮筋骨，内服虎潜丸。解除固定后，外用海桐皮汤熏洗。

4. 功能锻炼

有移位的掌、指骨骨折，固定后，应避免患指的活动，可做肩、肘关节活动。在 3～4 周内，第 1 掌骨各类骨折不能做掌腕关节内收活动，掌骨颈骨折不能做伸指活动；第 2～5 掌骨干骨折不能做用力伸指和握拳活动。一般 4～6 周骨折达临床愈合后，可解除外固定，逐步加强手指和腕关节的主动活动，禁止做被动暴力扳拉，以矫正受限的关节功能。

第十六节　　股骨颈骨折

股骨颈骨折指股骨头下至股骨颈基底部之间的骨折。是临床最常见的骨折之一，约占全身骨折的 3.85%，占髋部骨折的 54%，其常发生于 50 岁以上的老年人，女性多于男性。但随着工业和交通的发展，高能量损伤造成的青壮年股骨颈骨折明显增多。随着人的寿命的增长和人口老年化，股骨颈骨折发生率有逐年上升的趋势，预计到 2040 年全球每年新发病例将达 50～60万例次。股骨颈骨折属中医"髀骨骨折"之范畴。《医宗金鉴·正骨心法要旨》说："环跳者，髋骨外向之凹，其形似臼，以纳髀骨之上端为杵者也。"

一、分 型

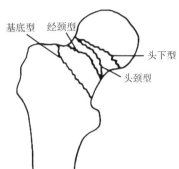

图 3-75 股骨颈骨折按骨折部位分型

1. 按照骨折部位分型（图 3-75）

头下型：骨折线行经股骨头下。

头颈型：骨折线自后外侧之头下向内斜行，内下侧多带有三角形鸟嘴状的颈部骨折片。

经颈型：骨折线位置较低，基本全部行经股骨颈部。

基底型：骨折线位于股骨颈和转子之间。

2. 按骨折线走行方向分型（Pauwels 分型）

骨折线与骨盆水平线相交的夹角为 Pauwels 角（图 3-76）。

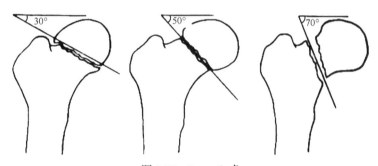

图 3-76 Pauwels 角

外展型骨折：骨折线与骨盆水平线夹角小于 30°，剪切力较小，较稳定。

中间型骨折：骨折线与骨盆水平线夹角为 30°～50°，稳定性较差。

内收型骨折：骨折线与骨盆水平线夹角大于 50°，骨折断端之间剪切力较大，不稳定，角度越大越不稳定。

3. 按骨折端移位程度分型（Garden 分型）（图 3-77）

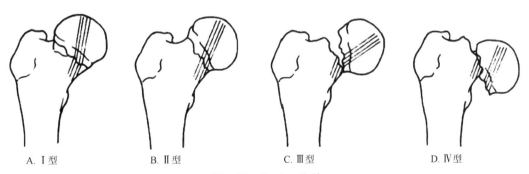

A. Ⅰ型　　　　B. Ⅱ型　　　　C. Ⅲ型　　　　D. Ⅳ型

图 3-77 Garden 分型

A. Ⅰ型，不完全骨折；B. Ⅱ型，完全骨折无移位；C. Ⅲ型，完全骨折部分移位；D. Ⅳ型，完全骨折完全移位

本分型方法国际上广泛应用。

Garden Ⅰ型：有两种情况，一种是不完全骨折；另一种更为常见的是外展嵌插型骨折同时可伴有股骨头一定程度后倾。

Garden Ⅱ型：完全骨折，但没有发生移位。

Garden Ⅲ型：完全骨折，部分移位，股骨颈轻度上移并外旋，股骨头外展、后倾，骨折端部分接触。

Garden Ⅳ型：骨折完全移位。X线片股骨颈明显上移和外旋，骨折端完全失去接触而股骨头与髋臼关系相对正常。

二、临床表现

1. 症状

伤后患部疼痛、活动时加重，疼痛可反射至大腿内侧或膝部，髋关节功能障碍，患者不能站立行走或坐起。部分无移位骨折患者往往仅感觉髋部疼痛，尚能站立行走或骑单车，无明显畸形，易被误诊漏诊而不能获得及时处理，再遇外力或继续负重活动即可造成完全性骨折或骨折移位。因此凡遇到老年人跌倒，髋部受伤且疼痛，应首先考虑有无股骨颈骨折的可能。

2. 体征

（1）畸形：移位骨折时，患肢出现短缩，呈外旋外展以及轻度屈髋屈膝畸形。远端受肌群牵引而大粗隆向上移位。

（2）肿胀：股骨颈骨折多为囊内骨折，骨折后出血不多，又有关节囊和丰厚肌群的包裹，因此外观上肿胀不明显。

（3）压痛及叩击痛：腹股沟中点稍下方常有深压痛。在患肢足跟部或大粗隆部叩击时，髋部有纵轴叩击痛。

（4）骨擦音和骨擦感：在搬动严重股骨颈骨折患者时，常可检查到骨擦音和骨擦感。

三、诊断要点

（1）有外伤史，多发于老年人。

（2）临床表现：同上。

（3）X线片：可明确诊断及判断骨折类型。需拍双髋正侧位片，尤其后者很重要，在一些正位片无错位或嵌插等貌似稳定性骨折者，往往经拍摄侧位片发现股骨头有后倾，骨折向前成角，骨折前缘分离而后缘压缩或有粉碎骨块，实质是不稳定性骨折。这对治疗方法的选择有决定性意义。对于合并有股骨头骨折或陈旧性骨折者进行 CT 或 MRI 检查，对治疗与预后有指导作用。

四、治　疗

股骨颈骨折的治疗应尽早复位，选择合适的固定方法，早期功能锻炼，内外用药，以提高愈合率，降低坏死率。临床上常用 Garden 分型，结合患者的年龄和全身情况，使用不同的治疗方法。所有股骨颈骨折，只要条件允许，均要尽早手术治疗。对于新鲜无移位骨折（Garden Ⅰ

型，部分 Garden Ⅱ 型）可采取非手术治疗。为了防止再移位，也主张内固定治疗。除非患者存在绝对禁忌证或者患者拒绝。而对移位明显的骨折或粉碎性骨折（Garden Ⅲ、Ⅳ型）采用手术治疗。特别对于高龄或体弱的患者，情况许可应该尽早进行手术治疗，避免长期卧床出现压疮、呼吸系统感染、泌尿系统感染、脏器衰竭等危及生命的疾病。

1. 复位方法

移位型股骨颈骨折手术采取内固定治疗已经得到大多数骨科医师的认可。内固定前的解剖复位在治疗中至关重要，高质量的复位有助于增加骨折愈合并降低股骨头坏死的概率。

（1）手法复位法：患者仰卧位，麻醉后，由一名助手用双手固定患者的骨盆部，另一助手用一前臂套入伤肢的腘窝内，一手握住踝关节处，使膝关节屈曲成 90°，接着进行拔伸牵引。待大粗隆向下移动时，术者用一手的拇指压住髂前上棘的下方，余四指及掌部压稳大粗隆的顶部，另一手的前臂从患者的大腿外后方深入以握住大腿的上段，然后用提升手法把向上后方移位的大粗隆向前方提升，以纠正骨折端的前后方移位。骨折的前后方移位纠正后，助手继续拔伸，并将大腿内旋。这时术者一手压住粗隆顶部，另一手置于膝关节内侧，将大腿外展，矫正骨折端的内、外侧移位。这时助手须逐渐将下肢内旋、伸直置于外展位。为了检查骨折复位是否满意，术者可用手掌托住足跟部，如伤肢能保持中立位，双下肢的长度相等，双侧粗隆部对称，便复位成功（图 3-78）。

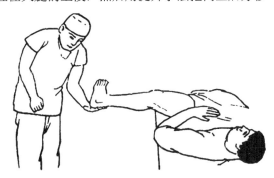

图 3-78 掌托试验

（2）下肢伸直复位法（McElvenny 法）：是最常用的复位方法。麻醉后，患者仰卧于牵引手术台上，双下肢维持旋转中立位、外展约 30°，会阴部由柱状附件抵住（男性患者注意切勿挤压外生殖器），适当牵引至两侧肢体等长，然后患肢同时内收、内旋，内旋度数约 20°，一般将股骨颈前倾角旋转至与地面平行，最后可适当叩击股骨大转子促使骨折段相互嵌插，但未必奏效。采用此法，大多数患者可达到满意复位。复位过程中，应考虑患者年龄、性别和肌肉发达程度，调整患肢张力，防止过牵。一旦内固定完成应及时放松牵引，避免会阴部水肿。

（3）下肢屈曲复位法（Leadbetter 法）：患者仰卧，术者一手握住患肢踝部，另一前臂置于小腿近端后侧，使得髋膝关节均维持 90°屈曲，沿股骨干长轴牵引，同时助手按压住骨盆作为拮抗牵引，然后依次内旋 45°、外展、伸直髋关节。当放松牵引，患肢置于手术台上时，若外旋畸形已经消失，则表明骨折已经复位。但此法复位效果常不够满意，仅适用于股骨头极度前屈，采用下肢伸直复位法失败者。

（4）牵引逐渐复位法：术前在病房采用骨牵引于 1～2 周内逐渐达到复位，然后连同牵引器械送入手术室实施手术，目的为减少损伤。但这种方法复位不可靠，而且增加患者卧床时间和各种相关并发症，已被逐步摒弃。

（5）切开复位法：一般用于闭合复位失败，或缺乏术中 X 线透视设备条件下使用。不作为常规方法。多数医师采用切开前关节囊，实施撬拨以减少干扰对股骨头血供最为重要的后上支持带动脉，而且仍可在牵引手术台上完成，术中可实时 X 线透视监测。如果患者年龄超过 65 岁，且闭合复位失败，可考虑直接行人工关节置换术（图 3-79）。

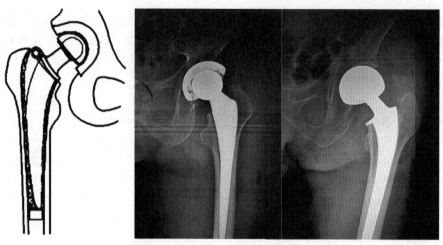

图 3-79　人工关节（假体）置换术

2. 固定

（1）小夹板固定：用四块小夹板做超髋膝关节外展 25°固定，固定的时间为 8～16 周，局部检查无压痛，旋转和纵轴冲击无疼痛，直伸提腿力量好，X 线显示骨折线模糊并有骨痂生长，可下地扶拐不负重行走。

关于纸压垫的使用，通常是在后侧板相当于股骨粗隆部的下方及前侧板相当于股骨头处，各放平垫一个，使之形成两点加压，以防止骨折远端向后移位；在外侧板相当于粗隆部及内侧板相当于大腿下端处，各放平垫一个，使固定后的内应力维持在外展位和限制骨折远端向外上移位。纸平垫均用胶布条粘贴在小夹板上，然后分别置于伤肢，由助手扶正固定。在缚扎小夹板时，要将大腿分为三段，每段用绷带做叠瓦式包扎。但在髋部还要用绷带做髋 "8" 字包扎，以加强固定。对小腿的包扎应适当放松一些，以免膝关节处受太大的压力而引起肿胀和疼痛。包扎后应检查包扎的松紧度是否合适和足背动脉是否通畅，如发现有血运障碍，应解开固定检查或采取相应的处理措施。

小夹板固定完毕，将伤肢外展 30°，需牵引者将患肢置于牵引架上进行牵引。一般皮肤牵引的负重量成人约 6～10kg，骨骼牵引的负重量为 7～8kg，以后视 X 线片所显示的骨折对位情况酌情调整。一般持续牵引须维持 6～8 周，小夹板固定期限为 10～16 周。但对小夹板的解除，则应根据临床检查和 X 线显示符合骨折的临床愈合标准时才能决定。去除固定后，可扶拐不负重行走。

（2）丁字鞋固定（图 3-80）：丁字鞋固定伤肢，伤肢外展 30°，需牵引者配合牵引，固定的时间为 8～10 周，局部检查无压痛，旋转和纵轴冲击无疼痛，直伸提腿力量好，X 线显示骨折线模糊并有骨痂生长，可下地扶拐不负重行走。

（3）支架固定：对于基底型股骨颈骨折，可采用外固定支架固定，具有操作简单、创伤小、滑动加压等优点，但支架外力影响患者日常生活，且有针口感染的风险。

（4）内固定：股骨颈骨折曾经使用过的内固定物种类繁多，但对骨折治疗产生广泛而显著影响的内固定器材包括三翼钉、空心钉和滑动侧方钢板螺钉。自 20 世纪 80 年代开始，空心钉被逐渐推广应用，具有简单易用、创伤小、对股骨头血供损伤小等优点。目前，三根空心钉、平行等腰三角形排列的固定方式已成为内固定的首选方式，成功率达 85%～95%（图 3-81）。但对于内收型股骨颈骨折，由于骨折线之间的剪切力较大，骨折不稳定，空心钉固定效果常不佳，此时可使用动力髋螺钉（DHS）。

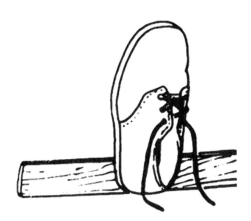

图 3-80 丁字鞋固定

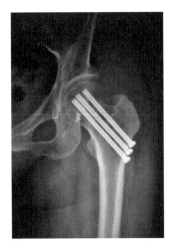

图 3-81 多枚空心螺钉加压内固定

3. 中药内服

（1）早期

1）证候特点：患髋肿胀，疼痛，按之痛甚，腹部胀痛，或大便不通，口干口苦，舌质红，苔黄腻，脉弦实。

2）治法：攻下逐瘀，理气活血。

3）推荐方剂：加味承气汤。

4）基本处方：大黄、芒硝各 6g，厚朴 10g，枳实 10g，甘草 6g，当归、红花各 10g。每日 1 剂，水煎服。

5）加减法：瘀血重者加桃仁 12g 以破瘀，或加苏木 15g、木通 9g、陈皮 6g 以加强活血利水之功。瘀热重而伴发热者加栀子 10g、丹参 12g 以凉血清热。

（2）中期

1）证候特点：肿胀逐渐消退，疼痛减轻，痛处固定在髋部，拒按，舌质紫暗，脉细而涩。

2）治法：活血止痛，祛瘀生新。

3）推荐方剂：和营止痛汤。

4）基本处方：赤芍 15g，当归 10g，川芎 10g，苏木 30g，陈皮 6g，桃仁 15g，续断 15g，乌药 12g，乳香 6g，没药 6g，木通 10g，甘草 6g。每日 1 剂，水煎服。

5）加减法：疼痛较重者，加三七 12g、延胡索 10g 加强理气止痛之效；痛轻者可加怀牛膝 12g、杜仲 15g 以补肾壮骨。

（3）后期

1）证候特点：筋骨痿软，腰膝无力，步履艰难，头目眩晕，形体消瘦，舌淡，苔薄白，脉弱。多为损伤后期，肝肾亏损。

2）治法：补益肝肾，强壮筋骨。

3）推荐方剂：补肾壮筋汤。

4）基本处方：熟地黄 20g，白芍 12g，当归 10g，山茱萸 10g，茯苓 20g，续断 15g，杜仲 15g，怀牛膝 15g，五加皮 15g，青皮 5g。每日 1 剂，水煎服。

5）加减法：腰膝酸软重者加龟甲胶 10g、鳖甲 30g、枸杞子 15g 以增加强壮筋骨之力。

4. 功能锻炼

股骨颈骨折整复固定后即应加强全身锻炼，预防因长期卧床而发生的合并症（如坠积性肺炎、泌尿系感染、大面积压疮、败血症等），要多鼓励患者做深呼吸，患侧踝、趾关节可自由活动，逐步做股四头肌锻炼。内固定后，在床上休息 3 个月，可坐、可卧，伤肢保持外展、中立位，锻炼膝、踝、趾关节。不盘腿、不侧卧、不下地。3 个月后 X 线检查骨折端有骨痂生长，才可不负重扶拐步行，可做不负重功能锻炼。定期复查，半年后髋部无疼痛，髋关节活动正常，X 线检查骨折端有连续骨痂生长，骨折线模糊，无股骨头坏死征，可负重步行。

5. 其他治疗

（1）中成药

1）七厘散：化瘀消肿，止痛止血。用于跌扑损伤，血瘀疼痛，外伤出血。口服，一次 1～1.5g，一日 1～3 次。外用，调敷患处。

2）跌打丸：活血散瘀，消肿止痛。用于跌打损伤，筋断骨折，瘀血肿痛，闪腰岔气。口服，一次 1 丸，一日 2 次。

3）云南白药胶囊：化瘀止血，活血止痛，解毒消肿。用于跌打损伤，瘀血肿痛，吐血，咳血，便血，痔疮出血，崩漏下血，手术出血，疮疡肿毒及软组织挫伤，闭合性骨折，支气管扩张及肺结核咳血，溃疡病出血，以及皮肤感染性疾病。口服，一次 1～2 粒，一日 4 次（2～5岁按 1/4 剂量服用；6～12 岁按 1/2 剂量服用）。

4）接骨七厘片：活血化瘀，接骨止痛。用于跌打损伤，续筋接骨，血瘀疼痛。口服，一次 5 片，一日 2 次，黄酒送下。

5）骨松宝胶囊：补肾活血，强筋壮骨。口服，一次 2 粒。治疗骨折及骨关节炎；一日 3 次；预防骨质疏松，一日 2 次。

（2）推拿按摩：股骨颈骨折后期出现髋关节活动受限，甚至关节僵硬，髋部酸痛乏力等，可配合适当的按摩治疗，促进症状的缓解和功能的恢复。在关节部位按摩，能增强肌腱、韧带的弹性，关节周围的血液和淋巴循环更为活跃。可促进关节滑液的分泌，消除滑液的停滞、郁结和关节囊的挛缩、肿胀，有利于关节功能的恢复。

1）髋部推揉法

体位：患者取健侧卧位，患侧髋关节轻度前屈，并稍内收、内旋，膝关节屈曲置于床上，术者立于其前面。

手法：一手扶着其髂骨部，另一手大鱼际或掌根从股骨外侧上、中 1/3 起，反复推揉患侧髋部及其周围，至髂嵴附近。

2）髋关节痛点揉压、弹拨法

体位：患者取仰卧位，患侧髋膝关节屈曲，术者立于其患侧。

手法：一手握住其患侧踝部，在行髋膝关节屈曲运动的同时，另一手拇指反复揉压、弹拨患侧髋关节内下方的痛点及其周围紧张的软组织，以有热感为宜。

（3）熏洗：跌打损伤中后期，局部隐痛时发，关节屈伸不利，可用活络舒筋洗剂及海桐皮汤等熏洗，以促进积瘀消散，和营止痛。

1）活络舒筋洗剂

组成：艾叶 15g，海桐皮 20g，威灵仙 15g，苏木 15g，生川乌 10g，生草乌 10g，川红花 10g，大黄 20g，三棱 15g，莪术 15g，川椒 15g，白芍 10g，桂枝 15g，没药 10g，乳香 10g，冰片 5g。

功效：活血舒筋，通瘀止痛。

2）海桐皮汤

组成：海桐皮 6g，透骨草 6g，乳香 6g，没药 6g，当归 5g，川椒 10g，川芎 3g，红花 3g，威灵仙 3g，甘草 3g，防风 3g，白芷 3g。

功效：活血舒筋，通瘀止痛。

以上熏洗剂煎至沸腾半小时后，先趁热以厚毛巾覆盖伤肢熏之，待降低至合适的温度时再浸泡患部，每日 2～3 次。

（4）外敷：双柏膏。

组成：侧柏叶 2 份，黄柏 1 份，大黄 2 份，薄荷 1 份，泽兰 1 份。

功效：活血解毒，消肿止痛。

主治：骨折初期局部肿痛，有热瘀互结之势者尤为适用。

用法：外敷患部，同时进行包扎固定，24 小时换药一次，皮肤过敏者停止使用。

（5）外搽：在局部手法按摩或物理治疗的时候，可配合用冯了性风湿跌打药酒等外搽，有止痛消肿、舒筋活络之功效。

（6）物理治疗：可以使用中药离子导入、电脑中频等，以舒筋活络，祛瘀消肿，促进关节功能恢复。

五、名家、名医经验方

1. 何竹林——骨一方治疗股骨颈骨折

组成：桃仁 15g，红花 10g，牛膝 15g，五灵脂 10g，当归尾 10g，丹参 30g，独活 15g，木香 10g（后下），田七 10g（先煎），赤芍 15g。

功效：活血祛瘀，消肿止痛。

主治：跌打损伤早期瘀血热证偏下肢。症见伤肢肿实，胀痛，皮下散在瘀斑，肤温微热，舌红边有瘀斑，苔黄干，脉弦紧。

2. 李广海——骨九方治疗股骨颈骨折

组成：当归 10g，独活 15g，牛膝 15g，川断 15g，补骨脂 10g，骨碎补 15g，首乌 30g，杜仲 15g，狗脊 30g。

功效：养血通络，强壮筋骨。

主治：跌打损伤后期肝肾不足证偏下肢。症见伤肢肿胀减轻，疼痛缓解，已有骨痂形成，或骨折初步接续，但犹未坚固，患肢功能有一定障碍，体弱无力，肌肉痿弱，舌脉一般正常，或脉细弱。

六、经验与体会

股骨颈骨折以老年人居多，尤以女性更多，随着生活水平和平均寿命的延长，其发生率亦有增高的趋势，加之该骨折伤情复杂，老年人伤前常伴有心肝肾等系统的慢性疾病。股骨颈局部解剖特殊，故合并症及死亡率较一般骨折要高。治疗方式虽屡经改革，但至今仍未有理想的治疗手段，故有"未解决的骨折"之称，仍为骨科和老年医学的重要课题之一。近年来，随着 CT、MRI 在临床上的应用，股骨颈骨折的诊疗水平不断提高，特别是为本病的预后及治疗方式提供了科学根据。

我们认为对股骨颈骨折的治疗，在全身条件允许的情况下，应尽早行闭合复位，闭合 AO 中空松质骨螺钉内固定。掌握切开复位手术适应证，有手术指征的行切开复位内固定术，有选择性地行人工髋关节置换术，使患者早日康复，提高患者的生活质量。

中医中药在股骨颈骨折的治疗上能起到相当的作用，特别是在预防股骨头坏死、促进骨折愈合、增强体质等方面有独到之处，应该进一步研究和应用。

第十七节 股骨粗隆间骨折

股骨粗隆间骨折（intertrochanteric fracture of femur）又称股骨转子间骨折，是指股骨颈基底以下，小转子下缘水平以上部位的骨折，是临床最常见的髋部骨折之一，好发于老年人，其发病率占到全部骨折的 3%～4%，占髋部骨折的 35.7%，患者平均年龄较股骨颈骨折高。老年人的转子间骨折常在骨质疏松基础上发生，股骨上端的结构变化对骨折的发生与骨折的固定有较大的影响。转子部血运丰富，骨折时出血多，但愈合好，很少有骨不连发生。本病属中医"髀骨骨折"范畴，转子部位于髀骨上端，髀枢以下部位。

一、分 型

1. Evans 分型（图 3-82）

第一型：顺转子间骨折。第一型又分为 4 组。第一组：股骨转子部内侧皮质完整，无移位；第二组：股骨转子部内侧皮质有重叠，复位后完整，稳定；第三组：股骨转子部内侧皮质有重叠，复位后仍缺乏支撑，不稳定；第四组：股骨转子部内侧皮质有重叠+转子粉碎，复位后仍缺乏支撑，不稳定。

第二型：反转子间骨折。

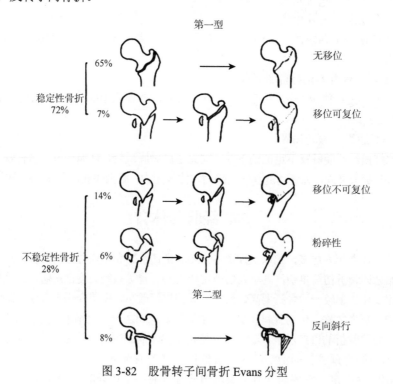

图 3-82 股骨转子间骨折 Evans 分型

2. AO 分型（图 3-83）

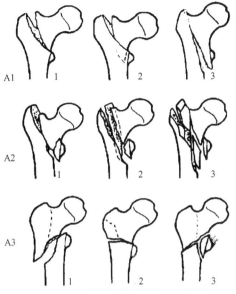

图 3-83 股骨转子间骨折 AO 分型

A1 型：两部分顺转子间骨折。

A2 型：粉碎性顺转子间骨折，小转子部有一块以上骨折块。

A3 型：反转子或转子下骨折。

AO 分型的 A1.1～A2.1 为稳定性骨折，A2.2～A3.3 均为不稳定性骨折。

二、临 床 表 现

1. 症状

外伤后，髋部疼痛、肿胀、瘀斑明显，患肢杆力消失，不能站立、行走并拒绝活动。

2. 体征

（1）畸形：移位骨折时，患肢出现短缩，呈外旋外展畸形。

（2）肿胀：股骨转子间骨折为囊外骨折，骨折后出血较多，因此外观上肿胀比较明显。

（3）压痛及叩击痛：大转子部压痛明显。在患肢足跟部或大转子部叩击时，髋部有纵轴冲击疼痛。

（4）骨擦音和骨擦感：在搬动严重移位骨折患者时，常可检查到骨擦音和骨擦感。

三、诊 断 要 点

（1）具有外伤史，多发于老年人。

（2）临床表现：同上。

（3）髋关节正侧位 X 线片：可进一步明确诊断和了解骨折类型、病理情况。

四、治　疗

　　股骨转子间骨折患者多为高龄老人，治疗上首先注意全身情况，预防由于骨折后卧床不起而引起危及生命的各种并发症，如坠积性肺炎、压疮和泌尿系感染等。骨折治疗的目的是防止发生髋内翻畸形，具体治疗方法应根据骨折类型、移位情况、患者年龄和全身情况等，分别采取不同的方法。

　　非手术治疗是本病的一种传统的治疗方法，具有比较好的疗效。该法需长期卧床，置患肢于外展 30°位，行骨、皮肤牵引治疗，以保证骨折较好复位和快速愈合，尤其适用于一些体质太差、内科问题严重、心肺功能差或骨质疏松很严重、内固定也难以固定等情况的高龄老人，但长期卧床的并发症如压疮、坠积性肺炎、泌尿系感染等是此种治法面临的一大难题，目前主要也只能采取加强护理等非手术措施的方法来尽可能减少并发症的出现。

1. 复位方法

　　移位骨折者要手法复位，方法与股骨颈骨折大致相同，亦可在 X 线检查监视下采用骨牵引床配合手法进行复位。

　　牵引复位适合所有类型的转子间骨折，对无移位的稳定性骨折并有较重内脏疾患不适于手术者，骨折严重粉碎不适宜内固定以及患者要求用牵引治疗者均适用。一般选用 Russell 牵引法，肢体安放在带有屈膝附件的托马架上，亦可以用胫骨结节骨牵引。Russell 牵引的优点是可控制患肢外旋，对Ⅰ、Ⅱ型稳定性骨折，牵引 8 周，然后活动关节，用拐下地，但患肢负重须待 12 周骨折愈合后才可，以防髋内翻的发生。

2. 固定

　　采用小夹板固定。

　　（1）对无移位或移位轻微者，仅用丁字鞋或外展夹板固定，或采用牵引与外展夹板相结合固定，对儿童亦可单纯采用皮肤牵引固定。

　　（2）对各型不稳定性骨折牵引要求是牵引重量要足够，约占体重的 1/7，否则不足以克服髋内翻畸形；持续牵引过程中，要保持足够牵引重量，一旦髋内翻畸形矫正后，不可减重过多，须保持占体重 1/10～1/7 的牵引重量，以防髋内翻畸形再次发生；牵引应维持足够时间，一般均应超过 8～12 周，骨折愈合初步坚实后去牵引，才有可能防止髋内翻再发。牵引期间患肢保持外展中立位。

3. 中药内服

　　按照骨折三期辨证早期以活血化瘀为主，中期以接骨续筋为主，晚期以补气养血、健壮筋骨为主，具体治疗与股骨颈骨折基本相同。唯一要注意的是股骨转子间骨折患者出血较多，因此早期患部肿胀，宜适当增加祛瘀消肿药物。但因多数患者年龄较大，因而用药不要过于苦寒峻猛。中后期应侧重健脾胃、补肝肾、强筋壮骨。根据情况在早期也应用攻中带托补之法。

4. 功能锻炼

　　长时间的牵引后期容易导致膝关节僵硬，所以正确指导患者展开积极有效的功能锻炼十分重要。复位、固定后，即应积极锻炼股四头肌及踝关节，并积极做全身锻炼，以预防长期卧床并发症。

5. 其他治疗

　　（1）中成药

　　1）七厘散：化瘀消肿，止痛止血。用于跌扑损伤，血瘀疼痛，外伤出血。口服，一次 1～

1.5g，一日 1～3 次。外用，调敷患处。

2）跌打丸：活血散瘀，消肿止痛。用于跌打损伤，筋断骨折，瘀血肿痛，闪腰岔气。口服，一次 1 丸，一日 2 次。

3）云南白药胶囊：化瘀止血，活血止痛，解毒消肿。用于跌打损伤，瘀血肿痛，吐血，咳血，便血，痔血，崩漏下血，手术出血，疮疡肿毒及软组织挫伤，闭合性骨折，支气管扩张及肺结核咳血，溃疡病出血，以及皮肤感染性疾病。口服，一次 1～2 粒，一日 4 次（2～5 岁按 1/4 剂量服用；6～12 岁按 1/2 剂量服用）。

4）接骨七厘片：活血化瘀，接骨止痛。用于跌打损伤，续筋接骨，血瘀疼痛。口服，一次 5 片，一日 2 次，黄酒送下。

5）骨松宝胶囊：补肾活血，强筋壮骨。口服，一次 2 粒。治疗骨折及骨头节炎，一日 3 次；预防骨质疏松，一日 2 次。

（2）熏洗：跌打损伤中后期，局部隐痛时发，关节屈伸不利，可用活络舒筋洗剂及海桐皮汤等熏洗，以促进积瘀消散，和营止痛。

1）活络舒筋洗剂

组成：艾叶 15g，海桐皮 20g，威灵仙 15g，苏木 15g，生川乌 10g，生草乌 10g，川红花 10g，大黄 20g，三棱 15g，莪术 15g，川椒 15g，白芍 10g，桂枝 15g，没药 10g，乳香 10g，冰片 5g。

功效：活血舒筋，通瘀止痛。

2）海桐皮汤

组成：海桐皮 6g，透骨草 6g，乳香 6g，没药 6g，当归 5g，川椒 10g，川芎 3g，红花 3g，威灵仙 3g，甘草 3g，防风 3g，白芷 3g。

功效：活血舒筋，通瘀止痛。

以上熏洗剂煎至沸腾半小时后，先趁热以厚毛巾覆盖伤肢熏之，待降低至合适的温度时再浸泡患部，每日 2～3 次。

（3）外敷：外敷双柏膏。

组成：侧柏叶 2 份，黄柏 1 份，大黄 2 份，薄荷 1 份，泽兰 1 份。

功效：活血解毒，消肿止痛。

主治：骨折初期局部肿痛，有热瘀互结之势者尤为适用。

用法：外敷患部，同时进行包扎固定，24 小时换药 1 次，皮肤过敏者停止使用。

（4）外搽：在局部手法按摩或物理治疗的时候，可配合用冯了性风湿跌打药酒等外搽，有止痛消肿、舒筋活络之功效。

（5）物理治疗：可以使用中药离子导入、电脑中频等治疗，以舒筋活络，祛瘀消肿，促进关节功能恢复。

五、经验与体会

股骨转子间骨折多见于高龄患者，其主要原因为骨质疏松，骨小梁变得极为脆弱；同时老年人自理能力较差，反应迟钝，因而遭受轻微外力即可发生骨折。大多为生活性损伤，如平地滑倒或绊倒，由床上或座椅上跌伤等。部分老年人骨折前可能患有高血压病、心脏病、糖尿病或瘫痪等全身疾患。

由于此类患者保守治疗有相当高的死亡率，而且保守治疗骨折愈合后容易留下髋内翻、下肢外旋、短缩等畸形，因而大多学者皆主张采用手术内固定治疗。手术治疗主要采取的内固定种类较多。一般可分为钉板结构和髓内固定装置，也有人使用人工髋关节假体置换作为手术治疗方式。

中医中药在股骨转子间骨折的治疗上能起到相当的作用，特别是在预防骨头坏死、促进骨折愈合、增强体质等方面有独到之处，应该进一步研究和应用。

第十八节　股骨干骨折

股骨干骨折（fracture of femoral shaft）是指股骨粗隆下 2～5cm 至股骨髁上 2～5cm 的骨折，约占全身骨折的 4%～6%。股骨干是人体最粗、最长、承受应力最大的管壮骨。由于股骨的解剖及生物力学特点，只有遭受强大暴力才能发生股骨干骨折，同时也使骨折后的愈合与重塑时间延长。骨折多发生于 20～40 岁的青壮年，10 岁以下儿童次之，男性多于女性，男女比约 2.8∶1。

一、分　　型

1. 股骨干上 1/3 骨折

骨折近端因受髂腰肌、臀中肌、臀小肌及外旋肌的牵拉，而产生屈曲、外展及外旋移位；远折端因受内收肌群的牵拉而向后上、内移位，因此造成成角及短缩畸形（图 3-84A）。

2. 股骨干中 1/3 骨折

骨折端的移位无一定的规律性，依暴力方向而异，若骨折端尚有接触而无重叠，由于内收肌的作用，骨折向外成角（图 3-84B）。

3. 股骨干下 1/3 骨折

由于膝关节囊及腓肠肌的牵拉，骨折远端多向后倾斜，有压迫或损伤腘动静脉和胫、腓总神经的危险，而骨折近端内收向前移位（图 3-84C）。

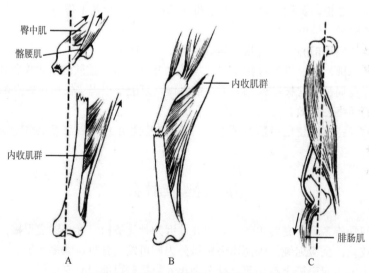

图 3-84　股骨干骨折的一般移位方向

A. 股骨干上 1/3 骨折；B. 股骨干中 1/3 骨折；C. 股骨干下 1/3 骨折

二、临 床 表 现

1. 症状

患者常有剧烈疼痛、肿胀、短缩畸形和肢体的异常扭曲，髋膝不能活动。股骨干骨折常合并休克，也容易发生脂肪栓塞综合征而危及生命。因此在诊断和急救时需注意骨折后可能发生的全身并发症。

2. 体征

（1）全身表现：股骨干骨折多由严重的外伤引起，出血量可达 1000～1500ml。如系开放性或粉碎性骨折，出血量可能更大，患者可伴有血压下降，面色苍白等出血性休克的表现；如合并其他部位脏器的损伤，休克的表现可能更明显。因此，对于此类情况，应首先测量血压并严密动态观察，并注意末梢血液循环。

（2）局部表现：可具有一般骨折的共性症状，包括疼痛、局部肿胀、成角畸形、异常活动、肢体功能受限及纵向叩击痛或骨擦音。除此以外，应根据肢体的外部畸形情况初步判断骨折的部位，特别是下肢远端外旋位时，注意勿与粗隆间骨折等髋部损伤的表现相混淆，有时可能是两种损伤同时存在。如合并有神经、血管损伤，足背动脉可无搏动或搏动轻微，伤肢有循环异常的表现，可有浅感觉异常或远端被支配肌肉的肌力异常。

三、诊 断 要 点

（1）有严重的外伤史。

（2）临床表现：同上。

（3）X 线对诊断有明确意义。正侧位 X 线片可明确骨折的部位和类型以及移位情况，但中上段骨折应包括髋关节，下段骨折包括膝关节，以免漏诊及合并损伤，必要时可行 CT 检查（图 3-85）。

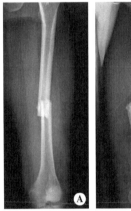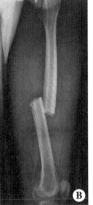

图 3-85　股骨干骨折正位（A）、
侧位（B）X 线片

四、治 疗

由于股骨是体内最大的骨，且为下肢主要的承重骨，治疗不当可引起严重的功能障碍。股骨干骨折常为高能量外伤后致，可合并多部位或多系统受损。因此治疗的同时，应特别注意合并损伤的急救和休克的防治。对于比较稳定的股骨干骨折，软组织条件差者，可采用非手术疗法。在麻醉下，在胫骨结节或股骨髁上进行骨骼牵拉。取消短缩畸形后，用手法复位，减轻牵引重量，叩击肢体远端，使骨折端嵌插紧密。X 线片证实对位对线良好，大腿部用四块夹板固定。同时继续用维持重量牵引。牵引方法多样，在成人可采用 Braun 架固定持续牵引。3 岁以下儿童则采用垂直悬吊皮肤牵引。在牵引过程中，要定时测量肢体长度和进行床旁 X 线检查，了解牵引力是否足够。若牵引力过大，导致过度牵引，骨折端出现间隙，将会发生骨折不愈合。儿童的股骨干骨折多采用手法复位、小夹板固定，皮肤牵引维持方法治疗。小于 15°的成角畸形及 2cm 以内的重叠是可以接受的。因为儿童骨的再塑能力强，随着生长发育，逐渐代偿，至成人后可不留痕迹。

成人股骨干骨折的治疗目的是防止畸形，使骨折在正常解剖或功能位愈合，尽早恢复负重和关节功能。成人股骨干骨折临床上多采用手术内固定，对于存在手术禁忌证或者不愿意接受手术的患者，骨折一般需持续牵引 8~10 周，可在维持牵引条件下活动髋、膝关节，做肌肉等长收缩训练，防止肌萎缩、粘连、关节僵硬。X 线片证实骨折愈合后，方可逐渐下地活动。严重开放性骨折可用外固定架治疗。

1. 复位方法

（1）上 1/3 骨折复位法：上 1/3 骨折骨折近侧端因受髂腰肌、臀肌及外旋肌牵拉而呈屈曲、外展、外旋移位，故应将患肢抬高、外展并略加外旋。先进行牵引，待骨折重叠移位矫正后，术者一臂放于近骨折段的外前方，另臂放在远侧骨折段的内后方，两手交叉，同时用力。在左右两臂之间形成一种钳式剪切力，使骨折复位。

（2）中 1/3 骨折复位法：除有重叠外，因受内收肌的牵拉，骨折端多向外成角。复位时应将患肢置于外展位牵引，开始加大牵引力，待重叠移位矫正后，术者用两臂左右夹挤复位。

（3）下 1/3 骨折复位法：骨折远段因受膝后方关节囊及腓肠肌的牵拉，向后旋转移位。复位时，应在膝关节屈曲 90°位牵引，放松膝后方关节囊及腓肠肌，向后旋转移位的远侧端即可复位。若向后移位仍未矫正，术者可用两臂上下夹挤复位，将骨折远端向前挤、骨折近端向后压。

2. 固定

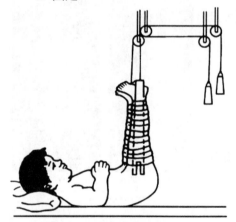

图 3-86 垂直悬吊皮肤牵引

（1）儿童股骨干骨折的固定

1）垂直悬吊皮肤牵引法：适用于 3 周岁以下的患儿。先用四根粘膏贴在双下肢内、外侧，长度应达到大腿根部。患侧及健侧同时牵引，两腿同时垂直向上悬吊，所用重量以患儿臀部稍稍离床为度，但健侧重量应稍轻于患侧。为了防止发生向外成角畸形，可同时用夹板固定。牵引 3 周后即可去除牵引，继续用夹板固定 2~3 周（图 3-86）。

2）水平皮肤牵引法：适用于 4~8 岁的患儿。用粘膏贴于患肢内、外两侧，再用螺旋绷带绑住。将患肢置于牵引架（Thomas 架）上，牵引重量为 2~3kg。当股骨干上 1/3 骨折时，患肢应在充分屈髋、外展、外旋位，促使骨折远端接近近端。当骨折位于下 1/3 时，须尽量屈膝以松弛膝后方关节囊及腓肠肌，减少远端向后移位的倾向。牵引后应绑上夹板，以防止成角畸形。牵引时间为 4~6 周，拆除后牵引继续用夹板固定 2~3 周。

3）骨牵引法：适用于 10 岁以上的患儿。对股骨上 1/3 及中 1/3 骨折，可选用胫骨结节牵引；下 1/3 骨折，可选胫骨结节或股骨髁上牵引。牵引重量可用 4~8kg，根据骨折移位的程度和患者体质、肌肉丰满程度等适当调整，避免牵引过重导致骨折断端分离，牵引应联合骨悬吊如用大腿和小腿吊带或 Thomas 架等。

（2）成人股骨干骨折的固定：股骨干骨折复位比较费力和困难，怎样对抗和消除大腿部强大肌力所造成的重叠和成角畸形，是复位成败的关键，所以，除不完全骨折外，手法复位、夹板固定后，均应加用骨牵引，以达到间接复位和维持固定的作用。

1）夹板加骨牵引固定：①复位满意后，用棉垫包扎，在骨折近端前、外侧加垫，用夹板固定。

术后应将患肢尽量放在屈曲、外展位牵引。牵引时间为 4～8 周，牵引重量为 4～8kg。②复位满意后用棉垫包扎患侧大腿，于骨折外侧加一平垫，以夹板外固定。将患肢放于 Thomas 架上，采用轻度外展位牵引，牵引重量为 4～8kg。③复位后用棉垫包扎，在骨折部近端前侧加一棉垫，用夹板固定后在中立位牵引。股骨髁上牵引膝关节在伸直位，胫骨结节牵引膝关节在屈曲位，一般重量为 4～6 kg，牵引 4～6 周。移位不多的骨折，只要牵引充分，骨折多可自行对位，可不必进行复位。

2）平衡持续牵引：可用皮肤牵引或骨牵引。以便患者的身体及各关节在床上进行功能活动。皮肤牵引适于 12 岁以下小儿。12 岁以上青少年和儿童则适于做骨牵引。持续 4～6 周，改用单侧髋"人"字石膏或局部石膏装具固定至 8～12 周，至骨折完全愈合。

3）固定持续牵引：将患肢放在枕头或 Braun 架上，可做皮肤牵引或骨牵引（图 3-87）。股骨干中上 1/3 骨折应保持髋关节屈曲 40°，外展 20°，屈膝 40°。下 1/3 骨折应加大膝关节屈曲角度，使腓肠肌松弛，以便于骨折片复位。当骨折片有旋转背向移位或前后、侧向重叠移位时，需采用回旋和（或）折顶手法整复。使用小夹板可根据骨折部位及移位特点使用 2～3 个加压垫进行两点或三点加压固定（图 3-88）。开始牵引时重量要大，一般为体重的 1/8～1/7，手法整复争取在 1 周内完成，随后减轻牵引重量，以维持固定。要避免过度牵引，以免影响骨折愈合。

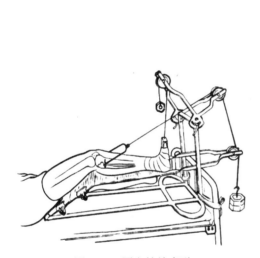

图 3-87 固定持续牵引

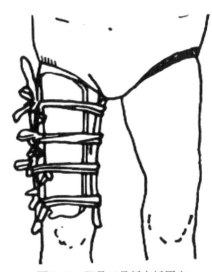

图 3-88 股骨干骨折夹板固定

4）外固定架固定：对于有广泛软组织损伤的骨折和骨缺损、开放性骨折并有严重污染者，可用外固定架固定（图 3-89），如管形结构、单侧半针固定等。

3. 中药内服

（1）早期

1）证候特点：患处肿胀，疼痛，按之痛甚，腹部胀痛，或大便不通，口干口苦，舌质红，苔黄腻，脉弦实。

2）治法：攻下逐瘀，理气活血。

3）推荐方剂：加味承气汤。

4）基本处方：大黄、芒硝各 6g，厚朴 10g，枳实 10g，甘草 6g，当归、红花各 10g。每日 1 剂，水煎服。

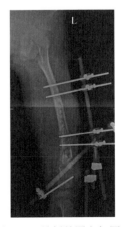

图 3-89 骨折外固定架固定

5）加减法：瘀血重者加桃仁 12g 以破瘀，或加苏木 15g、木通 9g、陈皮 6g 以加强活血利水之功。瘀热重而伴发热者加栀子 10g、丹参 12g 以凉血清热。

（2）中期

1）证候特点：肿胀逐渐消退，疼痛减轻，痛处固定在髋部，拒按，舌质紫暗，脉细而涩。

2）治法：活血止痛，祛瘀生新。

3）推荐方剂：和营止痛汤。

4）基本处方：赤芍 15g，当归 10g，川芎 10g，苏木 30g，陈皮 6g，桃仁 15g，续断 15g，乌药 12g，乳香 6g，没药 6g，木通 10g，甘草 6g。每日 1 剂，水煎服。

5）加减法：疼痛较重者，加三七 12g、延胡索 10g 加强理气止痛之效；痛轻者可加怀牛膝 12g、杜仲 15g 以补肾壮骨。

（3）后期

1）证候特点：症见筋骨痿软，腰膝无力，步履艰难，头目眩晕，形体消瘦，舌淡苔薄白，脉弱。多为损伤后期，肝肾亏损。

2）治法：补益肝肾，强壮筋骨。

3）推荐方剂：补肾壮筋汤。

4）基本处方：熟地黄 20g，白芍 12g，当归 10g，山茱萸 10g，茯苓 20g，续断 15g，杜仲 15g，怀牛膝 15g，五加皮 15g，青皮 5g。每日 1 剂，水煎服。

5）加减法：临床若腰膝酸软重者加龟甲胶 10g、鳖甲 30g、枸杞子 15g 以增加强壮筋骨之力。

4. 功能锻炼

在固定牢固的基础上，积极进行适当的功能锻炼，并根据不同时期进行不同的功能锻炼。骨折整复固定后，初期应以股四头肌的静力性收缩锻炼和踝关节活动为主。中期骨折处原始骨痂形成，骨折处已初步连接，在牵引和夹板固定下，利用牵引架上的拉手，在床上行髋、膝、踝关节运动练习。后期 X 线片示骨折端有骨痂生长，骨折端稳定，可去除牵引，在夹板固定下，扶双拐患肢不负重下地活动，直至骨折愈合，才可以去除夹板。

采用坚强内固定治疗的患者，术后第 1 天即可做伤肢肌肉和关节活动，横行或短斜形骨折髓内钉固定后 1 周就可允许完全负重，但粉碎性骨折髓内钉固定后只能进行部分负重和关节活动，完全负重要待术后 6～8 周 X 线检查证实骨折周围已有多量骨痂形成时才能进行。

5. 其他治疗

（1）中成药

1）七厘散：化瘀消肿，止痛止血。用于跌扑损伤，血瘀疼痛，外伤出血。口服，一次 1～1.5g，一日 1～3 次。外用，调敷患处。

2）跌打丸：活血散瘀，消肿止痛。用于跌打损伤，筋断骨折，瘀血肿痛，闪腰岔气。口服，一次 1 丸，一日 2 次。

3）云南白药胶囊：化瘀止血，活血止痛，解毒消肿。用于跌打损伤，瘀血肿痛，吐血，咳血，便血，痔疮出血，崩漏下血，手术出血，疮疡肿毒及软组织挫伤，闭合性骨折，支气管扩张及肺结核咳血，溃疡病出血，以及皮肤感染性疾病。口服，一次 1～2 粒，一日 4 次（2～5岁按 1/4 剂量服用；6～12 岁按 1/2 剂量服用）。

4）接骨七厘片：活血化瘀，接骨止痛。用于跌打损伤，续筋接骨，血瘀疼痛。口服，一次 5 片，一日 2 次，黄酒送下。

5）骨松宝胶囊：补肾活血，强筋壮骨。口服，一次 2 粒。治疗骨折及骨关节炎；一日 3

次；预防骨质疏松，一日 2 次。

（2）熏洗：跌打损伤中后期，局部隐痛时发，关节屈伸不利，可用活络舒筋洗剂及海桐皮汤等熏洗，以促进积瘀消散，和营止痛。

1）活络舒筋洗剂

组成：艾叶 15g，海桐皮 20g，威灵仙 15g，苏木 15g，生川乌 10g，生草乌 10g，川红花 10g，大黄 20g，三棱 15g，莪术 15g，川椒 15g，白芍 10g，桂枝 15g，没药 10g，乳香 10g，冰片 5g。

功效：活血舒筋，通瘀止痛。

2）海桐皮汤

组成：海桐皮 6g，透骨草 6g，乳香 6g，没药 6g，当归 5g，川椒 10g，川芎 3g，红花 3g，威灵仙 3g，甘草 3g，防风 3g，白芷 3g。

功效：活血舒筋，通瘀止痛。

以上熏洗剂煎至沸腾半小时后，先趁热以厚毛巾覆盖伤肢熏之，待降低至合适的温度时再浸泡患部，每日 2～3 次。

（3）外敷：外敷双柏膏。

组成：侧柏叶 2 份，黄柏 1 份，大黄 2 份，薄荷 1 份，泽兰 1 份。

功效：活血解毒，消肿止痛。

主治：骨折初期局部肿痛，有热瘀互结之势者尤为适用。

用法：外敷患部，同时进行包扎固定，24 小时换药一次，皮肤过敏者停止使用。

（4）外搽：在局部手法按摩或物理治疗的时候，可配合用冯了性风湿跌打药酒等外搽，有止痛消肿、舒筋活络之功效。

（5）物理治疗：可以使用中药离子导入、电脑中频等治疗，以舒筋活络，祛瘀消肿，促进关节功能恢复。

五、经验与体会

本病多由外伤性因素引起，无特殊的预防措施，避免创伤是关键。骨折持续牵引时，要注意牵引力线的方向，调整牵引的重量、夹板位置及扎带的松紧度。固定时，要注意股四头肌和踝、趾关节的功能锻炼，并预防皮肤压疮。

随着手术方法不断地完善，内固定材料不断优化，股骨干骨折经治疗后，预后一般良好。股骨干骨折不愈合率约 1%，内固定后再发骨折的概率在 1%～3%。骨折治疗后神经血管损伤、膝关节僵硬、感染等并发症在治疗操作规范的情况下很少发生。

第十九节 股骨髁间骨折

股骨髁间骨折（intercondylar fracture of the femur）又称股骨双髁骨折，属关节内骨折，是膝部较严重的损伤，其发生率占全身骨折脱位的 0.4%。股骨髁间骨折大多是高能暴力损伤所致，常为粉碎性不稳定性骨折，且损伤波及关节面，并可改变下肢负重力轴线，治疗较为困难。同时由于其周围附着许多肌肉及韧带，软组织损伤严重，极易导致膝关节功能障碍，严重影响下肢活动功能，且预后一般较髁上骨折差。

一、分　型

1. AO 分型

AO 分型同时进一步描述了原始骨折线或骨折块的位置，该分型系统已被证明对判断损伤严重程度、损伤机制和预后有指导意义。股骨髁间骨折按 AO 分型属于 33-C 型，按照损伤程度又可分为 C1、C2、C3 型（图 3-90）。

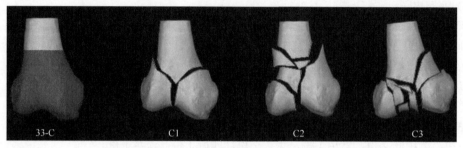

图 3-90　股骨髁间骨折 AO 分类

C1 型骨折：非粉碎性骨折。

C2 型骨折：骨干粉碎性骨折合并两个主要的关节骨折块。

C3 型骨折：关节内粉碎性骨折。

2. Neer 分型

根据两髁相对于股骨干移位分型。Ⅰ型：股骨髁无移位或轻度移位；Ⅱ型：股骨髁移位；Ⅲ型：合并股骨髁上和骨干骨折移位。

3. Hoffa 骨折

Hoffa 骨折为发生在股骨髁背侧半、骨折面在冠状面的骨折，属于 AO 分型的 33-B3.2，由于此类型骨折存在垂直不稳定，且为负重区域，所以需要有效固定。

二、临床表现

1. 症状

有明确的外伤史，伤后局部肿胀、剧烈疼痛，有皮下瘀斑，功能障碍。

2. 体征

有重叠移位者，患肢短缩畸形，多处于外旋位，膝部可能有横径或前后径增大，局部压痛明显，可扪及骨擦音。膝关节内出血者，浮髌试验阳性，有时合并膝关节韧带、半月板损伤，注意检查腘窝有无血肿，足背、胫前动脉的搏动以及小腿和足背的皮肤感觉和温度，以便确定是否合并腘动脉及神经损伤，部分患者可因失血过多导致休克。

三、诊断要点

（1）有明确外伤史。

（2）临床表现：同上。

（3）拍摄患者股骨远端和膝部标准正侧位片，骨盆、同侧髋部、股骨干的 X 线片检查能排除合并伤。适当的四肢远端轻柔的手法牵拉处理有助于获得更清晰的 X 线资料。复杂关节内骨折和骨软骨损伤需借助 CT 扫描和重建，能明确所有关节内骨折块的类型，如怀疑有韧带、半月板损伤可进一步行 MRI 检查。如果病史和体格检查显示合并膝关节脱位的情况就要行动脉造影术。根据影像学综合检查，判定骨折类型、程度及选择相应的治疗方案。

四、治　疗

股骨髁间骨折是股骨远端骨折中损伤最为严重，治疗最困难的关节内骨折，治疗极为复杂，治疗结果十分不同，取决于关节面损害的范围、股骨髁形态及髌股之间滑动面恢复是否满意。对此骨折需有正确复位，手法复位常较困难，多需做手术切开复位内固定，要较好地贯彻动静结合的原则，早期进行练功活动，结合膝关节关节持续被动活动器（CPM）功能锻炼，以恢复膝关节功能。

1. 复位方法

（1）治疗主要适应证：①一、二度骨折。②部分四度骨折、粉碎严重，无手术复位的可能。③身体情况不能耐受手术治疗者。④合并其他脏器伤如颅脑损伤等不能行手术内固定者。

（2）操作手法：患者仰卧，膝屈曲 30°～50°，先在无菌操作下，抽吸干净关节积血。一助手握持大腿中下段，另一助手握持小腿中上段，术者用两手掌抱髁部，并向中心挤压，以免在牵引时加重两髁旋转分离。在抱髁下，两助手徐徐用力对抗牵引，注意牵引时不要用力过猛，以免加重损伤和造成两髁旋转（图 3-91）。

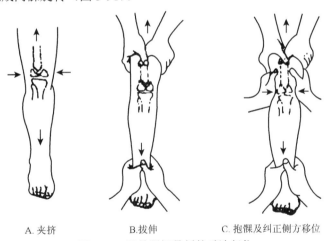

A. 夹挤　　　　B. 拔伸　　　　C. 抱髁及纠正侧方移位

图 3-91　股骨髁间骨折的手法复位

当重叠移位纠正后，可用纠正髁上骨折前后移位的方法，术者用手从腘窝部或膝前用力，纠正前后移位。注意不可矫枉过正。为使关节面平整，术者在维持牵引下，对向两手反复向中心推挤。复位后，放好衬垫及夹板固定，进行 X 线检查。如关节面已平整，仅有少许前后移位，在股骨髁或胫骨结节牵引下纠正；若为单侧髁骨折块仍向外移时，可用拇指向内推挤。如移位仍较明显，须再行复位，达到对位满意为止。

手术治疗适用于 Neer 分型 Ⅱ、Ⅲ型以及 AO 分型中的 C2、C3 型骨折，多可获得精确的解剖复位便于早期的膝关节屈伸功能锻炼。

2. 固定

骨折复位后，在维持牵引下，术者用两手捏住骨折部，行大腿四夹板固定。因大腿肌群力大，再移位的可能性大，往往采用夹板固定加骨牵引 6～8 周。再行超关节夹板固定直至骨折愈合。亦可采用石膏固定术。

对重度粉碎性骨折，则可通过屈膝 20°位持续骨牵引来治疗，在治疗期间应注意正确的牵引方向，及时纠正骨折片向后移位或向后成角。

（1）内固定：手术内固定治疗的方法繁多，但各有优缺点，须根据生物力学固定理论、创伤能量的大小、软组织损伤情况、骨质疏松情况以及经济承受能力，采用个性化的手术方案。内固定手术方式的选择基于：①关节面可恢复解剖复位；②固定强度足够，不需额外附加外固定治疗；③固定的强度能适应术后膝关节早期和积极功能锻炼；④局部皮肤及软组织条件好；⑤患者情况良好，能够耐受手术治疗以及愿意配合手术治疗。如患者的全身情况不允许，则予以先行 2～3 周的牵引及随后支具治疗，存在病理性骨折者，以上要求可适当降低。

内固定的选择主要有角钢板、动力髁部螺钉、微创固定系统等。

1）角钢板：特点为钢板呈固定 95 角，可抗弯曲和扭转以保证骨折部位稳定，但手术时钢板在股骨髁 3 个平面上位置要正确，否则会产生骨折端屈曲、内翻或外翻畸形导致手术失败。主要适用于 C1、C2 型骨折（图 3-92）。

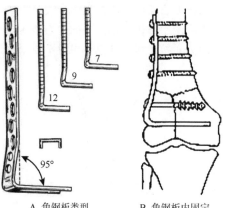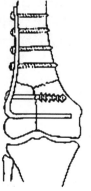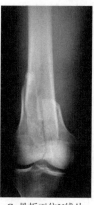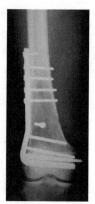

A. 角钢板类型　　　　　B. 角钢板内固定　　　　C. 骨折正位X线片　　　D. 骨折固定后正位X线片

图 3-92　角钢板固定

2）动力髁部螺钉（DCS）：与角钢板近似，只是角钢板的髁部刀片被 95°空心加压螺钉代替，应用动力驱动的扩孔钻在导针引导下为加压螺钉钻孔，避免锤击刀片通过双髁时带来的并发症，故操作上较角钢板固定更加容易，该系统与股骨远端外侧贴附好，固定力分散，受力均匀，拉力螺钉可使骨折块加压，增加稳定性，主要用于 C2 型骨折。该系统对股骨髁部骨质损伤较大，对骨质疏松以及 C3 型骨折难以满意固定，如果固定失效后翻修较为困难。

3）微创固定系统（LISS）：微创钢板是一种生物损伤很小的内植物，它由能经皮微创肌肉下放置的钢板和锁定在钢板上的螺钉组成，二者具有角度稳定的复位功能。此系统的特点包括单皮质固定角稳定的锁定螺钉。此类钢板可以预先成型，在骨折近端引导器指引下在肌肉下放置钢板，经皮插入螺钉，这种技术所使用的螺钉都是稳定螺钉。螺钉和钢板组成一个内固定支架，螺钉在轴向和成角方向上的稳定性减少了术后复位的丢失，螺钉锁定后不易拔除，操作简便、创伤小、疗效肯定，特别适合于干骺端骨折及骨质疏松者。生物力学研究表明在股骨远端骨折模型中应用 LISS 系统比常规钢板系统能承受更高的负荷力（图 3-93）。

（2）有限的外固定支架：在某些情况下，可临时使用外固定支架对骨折进行临时固定，以维持骨折的对线对位，减轻患者的疼痛，减少对神经、血管和肌肉组织的损伤，如关节面严重粉碎无法拼接复位，损伤严重的开放性骨折，广泛软组织损伤的骨折，患者并发颅脑、胸腹、脊髓损伤需要优先处理，全身多处多发骨折并发休克，或者患者不能及时耐受手术等（图3-94）。

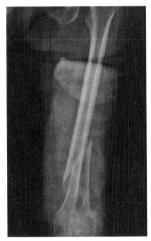

A. 骨折正位X线片　　B. 骨折内固定后正位X线片

图3-93　LISS钢板内固定

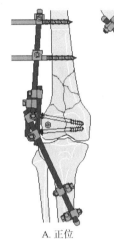
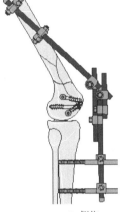

A. 正位　　　　　B. 侧位

图3-94　外固定支架固定

3. 中药内服

根据骨折三期辨证治疗。

4. 功能锻炼

练功活动应贯穿于治疗全过程，并强调早期功能锻炼。行夹板及骨牵引期间，做股四头肌等长收缩及踝趾关节屈伸锻炼，活动髌骨，去除外固定或手术达坚强内固定后，做膝关节不负重活动，直到X线片显示骨性愈合，才允许逐步下地行走。

5. 其他治疗

（1）中成药

1）七厘散：化瘀消肿，止痛止血。用于跌扑损伤，血瘀疼痛，外伤出血。口服，一次1～1.5g，一日1～3次。外用，调敷患处。

2）跌打丸：活血散瘀，消肿止痛。用于跌打损伤，筋断骨折，瘀血肿痛，闪腰岔气。口服，一次1丸，一日2次。

3）云南白药胶囊：化瘀止血，活血止痛，解毒消肿。用于跌打损伤，瘀血肿痛，吐血、咳血、便血，痔疮出血，崩漏下血，手术出血，疮疡肿毒及软组织挫伤，闭合性骨折，支气管扩张及肺结核咳血，溃疡病出血，以及皮肤感染性疾病。口服，一次1～2粒，一日4次（2～5岁按1/4剂量服用；6～12岁按1/2剂量服用）。

4）接骨七厘片：活血化瘀，接骨止痛。用于跌打损伤，续筋接骨，血瘀疼痛。口服，一次5片，一日2次，黄酒送下。

5）骨松宝胶囊：补肾活血，强筋壮骨。口服，一次2粒。治疗骨折及骨关节炎，一日3次；预防骨质疏松，一日2次。

（2）熏洗：跌打损伤中后期，局部隐痛时发，关节屈伸不利，可用活络舒筋洗剂及海桐皮汤等熏洗，以促进积瘀消散，和营止痛。

1）活络舒筋洗剂

组成：艾叶 15g，海桐皮 20g，威灵仙 15g，苏木 15g，生川乌 10g，生草乌 10g，川红花 10g，大黄 20g，三棱 15g，莪术 15g，川椒 15g，白芍 10g，桂枝 15g，没药 10g，乳香 10g，冰片 5g。

功效：活血舒筋，通瘀止痛。

2）海桐皮汤

组成：海桐皮 6g，透骨草 6g，乳香 6g，没药 6g，当归 5g，川椒 10g，川芎 3g，红花 3g，威灵仙 3g，甘草 3g，防风 3g，白芷 3g。

功效：活血舒筋，通瘀止痛。

以上熏洗剂煎至沸腾半小时后，先趁热以厚毛巾覆盖伤肢熏之，待降低至合适的温度时再浸泡患部，每日 2～3 次。

（3）外敷：外敷双柏膏。

组成：侧柏叶 2 份，黄柏 1 份，大黄 2 份，薄荷 1 份，泽兰 1 份。

功效：活血解毒，消肿止痛。

主治：骨折初期局部肿痛，有热瘀互结之势者尤为适用。

用法：外敷患部，同时进行包扎固定，24 小时换药一次，皮肤过敏者停止使用。

（4）外搽：在局部手法按摩或物理治疗的时候，可配合用冯了性风湿跌打药酒等外搽，有止痛消肿、舒筋活络之功效。

（5）物理治疗：可以使用中药离子导入、电脑中频等治疗，以舒筋活络，祛瘀消肿，促进关节功能恢复。

五、经验与体会

股骨髁间骨折是股骨远端骨折中损伤最为严重，治疗最困难的关节内骨折，治疗极为复杂，治疗结果十分不同，取决于关节面损害的范围、股骨髁形态及髌股之间滑动面恢复是否满意。不论采用何种治疗方法，重要的是重建膝关节的解剖结构，不但要求骨折尽可能地达到解剖复位，而且若有韧带支持结构或半月板损伤也应做相应的修复。以恢复骨折断端和关节的稳定性，能够进行早期功能锻炼，尽可能减少并发症的发生。

第二十节 髌 骨 骨 折

髌骨是全身骨骼中最大的籽骨，呈三角形而较扁。髌骨骨折（fracture of patella）指由直接暴力或间接暴力导致髌骨的完整性或连续性中断，出现疼痛、肿胀和功能障碍的疾病。髌骨骨折较为常见，属于关节内骨折，发生率约为全身骨骨折的 1%，其中以青壮年多见，青少年很少发生。髌骨古称"连骸骨"，俗称膝盖骨。

一、分 型

1. Rockwood 分型（图 3-95）

①Ⅰ型：无移位骨折；②Ⅱ型：横断骨折；③Ⅲ型：下极骨折；④Ⅳ型：无移位的粉碎性骨折；⑤Ⅴ型：移位的粉碎性骨折；⑥Ⅵ型：垂直骨折；⑦Ⅶ型：骨软骨骨折。

Ⅰ型　　　Ⅱ型　　　Ⅲ型　　　Ⅳ型　　　Ⅴ型　　　Ⅵ型　　　　Ⅶ型

图 3-95　髌骨骨折 Rockwood 分型

2. AO/OTA 分型（图 3-96）

A 型：髌骨关节外骨折，伸膝装置断裂。

B 型：髌骨部分关节内骨折，伸膝装置完整，如纵行骨折。

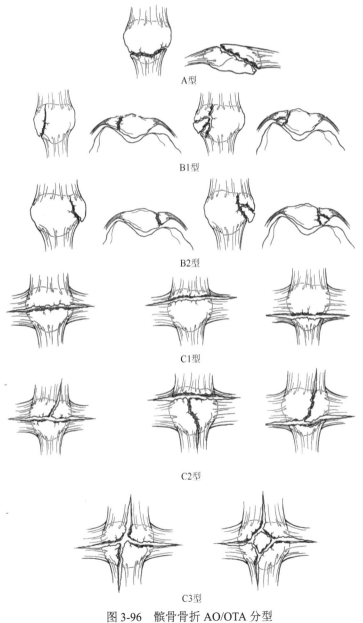

A型

B1型

B2型

C1型

C2型

C3型

图 3-96　髌骨骨折 AO/OTA 分型

C 型：髌骨完全关节内骨折，伸膝装置破裂。

二、临床表现

1. 症状

多有明确的外伤史。伤后局部疼痛，肿胀严重，膝关节不能自主伸直，患肢呈现保护性姿态，如跛行或不能步行等。

2. 体征

皮下瘀斑明显，甚至出现张力性水疱，关节腔内大量积血，可出现浮髌试验阳性。直接暴力或间接暴力所致，均可有膝前软组织擦伤痕。膝前明显压痛，无移位骨折，膝前不一定扪及凹陷；移位骨折，骨擦音和异常活动明显，并可扪及呈沟状凹陷的骨折端。折断分离明显时，则在膝前血肿两端处扪及骨折块。

三、诊断要点

（1）有明确的外伤史。

（2）临床表现：同上。

（3）膝关节正位、侧位、轴位、斜位 X 线片检查可了解骨折的类型。CT 用于评估是否骨折不愈合、畸形愈合所致的关节面不平整及髌股关节对应关系不良等情况及程度。MRI 有助于诊断软骨及韧带损伤。

四、治　疗

髌骨骨折的治疗原则为尽可能保留髌骨，恢复伸膝装置完整，修复股四头肌扩张部的横行裂伤，保证关节面光滑完整，早期功能锻炼，防止创伤性关节炎的发生。

1. 复位方法

（1）手法复位：主要适用于伸膝装置完整的非移位性骨折，如非移位性骨折、星形骨折、纵行髌骨骨折等；或骨折块移位小于 3mm，关节面不连续、台阶小于 2mm 的骨折。

患者取仰卧位，膝伸直或屈 20°～30°，因微屈曲易使关节面恢复正常解剖位置。术者站于患侧，一手拇指、示指、中指捏挤远端向上推，并固定之，另一手拇指、示指及中指捏挤近端上缘的内、外两侧向下推挤，使骨折断端接近。经上述手法，骨折远近端对位良好，即可暂时固定。若手指触摸不平整时，或 X 线透视有前后残余移位，以一手拇指、示指固定下陷的一端，另一手拇指、示指挤按向前突出的另一端，使之对齐。然后将骨折远折端挤紧，用抱膝圈固定。复位满意，即骨折端紧密接触，关节面平整。有时关节面平整而前面尚有裂缝，亦应认为满意，每隔 1～2 日再推挤 1 次；或在抱膝圈固定下，可逐渐对位（图 3-97）。

（2）手术治疗：手术治疗的目的是解剖复位、恢复关节面的平整和伸膝装置。移位骨折的手术指征是骨折块移位大于 3mm，关节面不连续、台阶超过 2mm 的伸膝装置损伤。

应尽可能保持髌骨的完整性，只有当损伤严重而不能重建时才酌情考虑切除髌骨。手术切口可根据骨折类型选择，可分为髌前正中纵行、髌前横行或髌旁外侧切口，髌前横切口时需要注意不可伤及隐神经的髌下支。

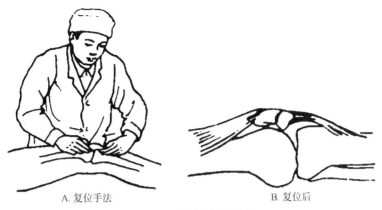

A. 复位手法　　　　　　　　　B. 复位后

图 3-97　髌骨骨折复位法

2. 固定

骨折外固定包括石膏外固定、抱膝圈外固定和布兜弹性多头带固定法。前两者适用于无移位的髌骨骨折，稍有移位的髌骨骨折其髌腱膜和关节囊无撕裂、关节面平坦完整者以及髌骨纵行骨折；后者适用于移位较多的骨折。

（1）石膏外固定法：包括石膏托、石膏夹和管形石膏外固定。适用于无明显移位骨折。

方法是先清洗局部皮肤，在严格无菌操作下抽吸关节腔内积血。有移位者手法挤压骨折块，使其相互靠拢。同时小范围活动膝关节，可使关节面自动恢复平整，然后用长腿石膏固定患膝于稍屈膝 15°~20°位。若以管形石膏固定，在石膏塑形前摸出髌骨轮廓，并适当向髌骨中央挤压使骨折块断面充分接触，这样固定牢靠，可早期进行股四头肌收缩锻炼，预防肌肉萎缩和粘连，外固定时间不宜过长，一般不超过 6 周。髌骨纵行骨折一般移位较小，用长腿石膏夹固定 4 周即可。在石膏塑形前两手掌自髌骨两侧向中央挤压，骨折即可复位，在去石膏后主动功能锻炼，一般疗效较好。

（2）抱膝圈外固定法：适用于无明显移位或轻度移位骨折（移位不超过 0.5cm）或粉碎性骨折。用绷带量好髌骨轮廓大小，做成圆圈，缠以棉花，用绷带缠好外层，另加布带四条，各长 60cm，制以抱膝圈，后侧垫一托板或石膏托固定膝关节于伸直位，将布带经膝两侧绕过托板或石膏托后结扎，若肿胀消退，根据消肿后髌骨轮廓大小，缩小抱膝圈，继续固定至骨折愈合（图 3-98）。

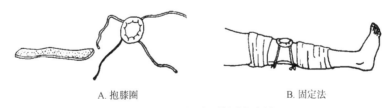

A. 抱膝圈　　　　　　　　　B. 固定法

图 3-98　抱膝圈及其固定方法

注意事项：抱膝圈固定要注意避免布带压迫腓总神经，造成腓总神经麻痹，影响治疗结果。有移位的髌骨骨折，经手法整复后，用抱膝圈固定，其固定效果不够稳定。在固定期间，尤其是开始屈伸锻炼后，由于撕裂的关节囊未经修补缝合，整复后的骨折块仍可分离，导致骨折不愈合或两骨折块向前成角畸形愈合。因此，用此法固定时，应及时检查纠正，如发现固定失败，及早改用其他有效的固定方法。

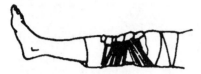

图 3-99　布兜弹性多头带固定法

（3）布兜弹性多头带固定法：对移位较多的患者，可用此法固定（图 3-99）。膝部两侧用纱布保护皮肤，然后用绷带将膝后活动板绑于腿上。

（4）手术治疗：手术治疗中钢丝克氏针张力带固定技术使用最为广泛。张力带钢丝技术可用来治疗移位的横断或粉碎性骨折，固定效果较确实，对于骨质坚硬、骨折块较完整的年轻患者可用空心螺钉固定骨折块，再与张力带结合，将钢丝从螺钉中心交叉穿过"8"字固定；对于严重粉碎性髌骨骨折，复位后可先用钢丝进行环扎后再用张力带钢丝技术固定；对于双极骨折可用螺钉、张力带、钢丝环扎或综合方法来治疗，应保留大的骨折块、去掉小的不能修复的骨折块，所有股四头肌和髌韧带上无法存活的软组织都应去除（图 3-100）。

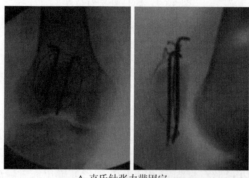

A. 克氏针张力带固定

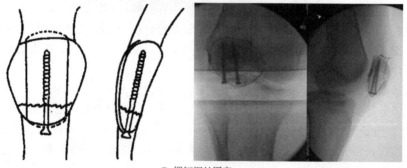

B. 螺钉钢丝固定

图 3-100　髌骨骨折内固定

3. 中药内服

髌骨骨折，关节内积血较严重，初期宜大量使用活血化瘀药及适当加渗湿药，如活血祛瘀方加薏苡仁、防己、车前子等；待肿胀渐消，再在活血化瘀的基础上和营止痛，续筋接骨，如和营止痛汤、接骨丹等；后期宜服补肾壮筋汤等。

4. 功能锻炼

整复后，应在有效固定下尽早行股四头肌功能锻炼及踝、趾关节屈伸 2 周，然后开始做膝关节被动屈伸，活动范围开始时不要超过 15°。第 4 周起，可嘱咐患者扶双拐患肢不负重地步行 1～2 周，再改为单拐。根据骨折类型及对位稳定程度，结合 X 线检查显示的骨折愈合情况而解除外固定，并加强膝关节功能锻炼，活动范围逐渐加大，加大的程度以患者自己不感到疼痛为宜。

5. 其他治疗

（1）中成药

1）七厘散：化瘀消肿，止痛止血。用于跌扑损伤，血瘀疼痛，外伤出血。口服，一次 1～1.5g，一日 1～3 次。外用，调敷患处。

2）跌打丸：活血散瘀，消肿止痛。用于跌打损伤，筋断骨折，瘀血肿痛，闪腰岔气。口服，一次 1 丸，一日 2 次。

3）云南白药胶囊：化瘀止血，活血止痛，解毒消肿。用于跌打损伤，瘀血肿痛，吐血，咳血，便血，痔血，崩漏下血，手术出血，疮疡肿毒及软组织挫伤，闭合性骨折，支气管扩张及肺结核咳血，溃疡病出血，以及皮肤感染性疾病。口服，一次 1～2 粒，一日 4 次（2～5 岁按1/4 剂量服用；6～12 岁按 1/2 剂量服用）。

4）接骨七厘片：活血化瘀，接骨止痛。用于跌打损伤，续筋接骨，血瘀疼痛。口服，一次5 片，一日 2 次，黄酒送下。

5）骨松宝胶囊：补肾活血，强筋壮骨。口服，一次 2 粒。治疗骨折及骨关节炎，一日 3 次；预防骨质疏松，一日 2 次。

（2）熏洗：跌打损伤中后期，局部隐痛时发，关节屈伸不利，可用活络舒筋洗剂及海桐皮汤等熏洗，以促进积瘀消散，和营止痛。

1）活络舒筋洗剂

组成：艾叶 15g，海桐皮 20g，威灵仙 15g，苏木 15g，生川乌 10g，生草乌 10g，川红花 10g，大黄 20g，三棱 15g，莪术 15g，川椒 15g，白芍 10g，桂枝 15g，没药 10g，乳香 10g，冰片 5g。

功效：活血舒筋，通瘀止痛。

2）海桐皮汤

组成：海桐皮 6g，透骨草 6g，乳香 6g，没药 6g，当归 5g，川椒 10g，川芎 3g，红花 3g，威灵仙 3g，甘草 3g，防风 3g，白芷 3g。

功效：活血舒筋，通瘀止痛。

以上熏洗剂煎至沸腾半小时后，先趁热以厚毛巾覆盖伤肢熏之，待降低至合适的温度时再浸泡患部，每日 2～3 次。

（3）外敷：外敷双柏膏。

组成：侧柏叶 2 份，黄柏 1 份，大黄 2 份，薄荷 1 份，泽兰 1 份。

功效：活血解毒，消肿止痛。

主治：骨折初期局部肿痛，有热瘀互结之势者尤为适用。

用法：外敷患部，同时进行包扎固定，24 小时换药一次，皮肤过敏者停止使用。

（4）外搽：在局部手法按摩或物理治疗的时候，可配合用冯了性风湿跌打药酒等外搽，有止痛消肿、舒筋活络之功效。

（5）物理治疗：可以使用中药离子导入、电脑中频等治疗，以舒筋活络，祛瘀消肿，促进关节功能恢复。

五、经验与体会

髌骨骨折可由直接暴力或间接暴力所致。直接暴力引起的，是由髌骨直接撞击于地面或遭受打击所致，骨折多为粉碎性，股四头肌腱膜和关节囊一般保持完整，对伸膝功能影响较小；

间接暴力所致者，是膝关节半屈曲位跌倒时，股四头肌强力收缩，髌骨与股骨滑车顶点密切接触成为支点，髌骨被强力牵拉和折顶而断裂，骨折多为横断，两折块分离、移位，伸膝装置受到破坏，关节囊及肌四头肌腱膜一般不完整。髌骨、股四头肌腱及髌韧带组成伸膝装置。髌骨有保护膝关节、增强股四头肌肌力、伸直膝关节最后 10°～20°的滑车作用。

因此在髌骨骨折病例的诊治中应注意尽可能保留髌骨结构的完整，以便于后期伸膝装置功能的恢复，保证患者的生活质量。

第二十一节　胫骨平台骨折

胫骨平台骨折（fracture of tibial plateau）又称为胫骨髁骨折。胫骨平台是膝关节的重要负荷结构，一旦发生骨折，内、外平台受力不均，将产生骨关节炎。由于胫骨平台内外侧分别有内、外侧副韧带，平台中央有胫骨粗隆，其上有交叉韧带附着，当胫骨平台骨折时，常发生韧带及半月板的损伤。胫骨平台骨折为关节内骨折，常波及胫骨近端关节面，易引起膝关节活动障碍。因而，对于胫骨平台骨折的诊断与处理是膝关节创伤外科中的重要问题。骨折好发于外髁，男性多于女性，以青壮年多见，占成人骨折的 1.9%。

胫骨平台骨折多系严重暴力所引起，临床以间接暴力引起多见。当站立时膝部外侧受暴力打击，外翻暴力造成外髁骨折；从高处跌下时，胫骨髁受到垂直压缩暴力，股骨髁向下冲击胫骨平台，则引起胫骨内、外髁同时骨折；单纯的胫骨内髁骨折极罕见。

一、分　型

1. Schatzker 分型（图 3-101）

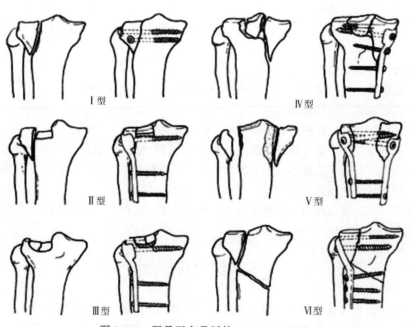

I 型　　　　　　　　　Ⅳ 型

Ⅱ 型　　　　　　　　　V 型

Ⅲ 型　　　　　　　　　Ⅵ 型

图 3-101　胫骨平台骨折的 Schatzker 分型

Ⅰ型：外侧平台的单纯楔形骨折或劈裂骨折，无关节面塌陷。多见于青壮年，此型占胫骨平台骨折的 15%。

Ⅱ型：外侧平台的劈裂压缩性骨折。多发生在 40 岁以上的患者，此型占胫骨平台骨折的 23.2%。

Ⅲ型：外侧平台单纯压缩性骨折。这种骨折可以是稳定或不稳定性骨折，此型占胫骨平台骨折的 14.5%。

Ⅳ型：内侧平台骨折。其可以是劈裂性或劈裂压缩性，常合并膝关节脱位、血管损伤，需仔细检查。此型占胫骨平台骨折的 14.5%。

Ⅴ型：包括内侧平台与外侧平台劈裂的双髁骨折。常合并血管神经损伤，此型占胫骨平台骨折的 12%。

Ⅵ型：同时有关节面骨折和干骺端骨折，胫骨髁部与骨干分离，即所谓的骨干-干骺端分离，通常患者有相当严重的关节破坏、粉碎、压缩及髁移位。此型占胫骨平台骨折的 20.8%。

2. AO 分型（图 3-102）

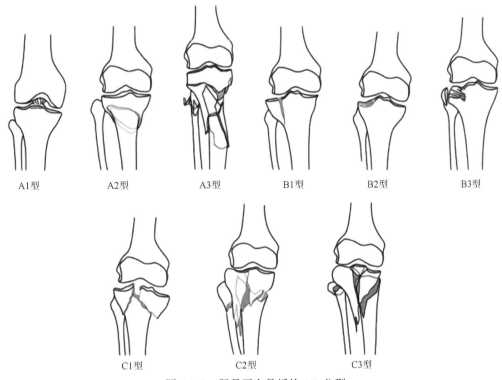

图 3-102　胫骨平台骨折的 AO 分型

AO 分型将胫骨平台骨折归为胫骨近端骨折，并分为关节外骨折（A 型）、部分关节内骨折（B 型）和完全关节内骨折（C 型），由于 A 型为关节外骨折，即累及干骺端或骨干部分，故胫骨平台骨折主要指 AO 分型中的 B 型和 C 型。部分关节内骨折可以分为：B1 型，内或外侧部分关节内骨折，简单劈裂；B2 型，内或外侧部分关节内骨折，简单压缩；B3 型，内或外侧部分关节内骨折，劈裂加压缩。完全关节内骨折可以分为：C1 型，双髁的完全性压缩或劈裂骨折，干骺端简单骨折；C2 型，双髁完全性的压缩或劈裂骨折，干骺端粉碎性骨折；C3 型，双髁完全性劈裂加压缩骨折，干骺端粉碎性骨折。

3. 三柱分型

罗从风等在三维 CT 基础上立体评估胫骨平台骨折，以胫骨棘连线为中点，两侧沿线分别至腓骨头前缘及胫骨平台内侧嵴，向前延至胫骨结节前缘，将胫骨平台分割为三个部分，分别定义为外侧柱、内侧柱及后侧柱，有利于制定手术入路及方案。

二、临床表现

1. 症状

患者有明显外伤史，伤后膝部疼痛、肿胀、功能障碍。无移位骨折除局部症状外可无明显临床症状，常需 X 线片确诊。移位骨折常由于严重血肿及暴力损伤软组织，造成膝关节和小腿上段严重肿胀，伤后 1～2 日内皮肤出现大量水疱，甚至皮肤坏死，给治疗带来很大困难。

2. 体征

（1）膝部及小腿上段明显瘀肿，膝关节负重、屈伸功能受限。

（2）胫骨髁部有明显压痛，有骨擦音，可有膝内翻或外翻畸形。

（3）单髁的塌陷骨折或合并侧副韧带损伤可出现侧向运动异常，内外翻试验阳性。

三、诊断要点

（1）有明显的膝部外伤史，多发于成年人。

（2）小腿上段肿胀、瘀斑、疼痛，膝部关节功能障碍。

（3）胫骨上端有明显压痛，膝关节内翻或外翻畸形，或可触及骨擦音。

（4）X 线、CT 检查可见胫骨平台部骨折。

四、治　疗

胫骨平台骨折属关节内骨折，治疗要求很高，治疗原则是在尽量减少组织再受损伤的前提下，恢复下肢的正常力线、长度和平台关节面平整，同时运用适当的固定，维持骨折端的稳定，争取早期功能锻炼，最大限度地恢复膝关节稳定性和关节活动功能。治疗前应进行认真细致的评估，内容包括患者的年龄、健康情况、职业、骨折类型、皮肤条件、合并损伤及其严重程度。

胫骨平台骨折的治疗离不开复位、固定、辨证用药与功能锻炼四个方面，由于胫骨平台骨折的复杂性及危害性，治疗中如何合理地安排这四个方面，是取得良好疗效的关键。

1. 复位方法

胫骨平台骨折无移位或者骨折塌陷<3mm，劈裂移位<5mm，或难以手术切开复位，可采用手法整复（图 3-103）。复位一般在腰麻或局部血肿内麻醉下进行，患者取仰卧位。复位前，先行膝关节腔穿刺并抽出关节内积血，取膝关节屈曲 20°～30°位进行操作，复位效果由 C 臂机监视。

（1）单髁骨折：以外髁为例，一助手握大腿下段，另一助手握小腿下段行对抗牵引。在纵向对抗牵引下，远端助手略内收小腿使膝内翻。膝内翻时，外侧关节囊若未破裂，可在紧张收缩的情况下，将骨折块拉向近、内侧；术者站于患侧，用两手拇指按压骨折片向上、向内复位。

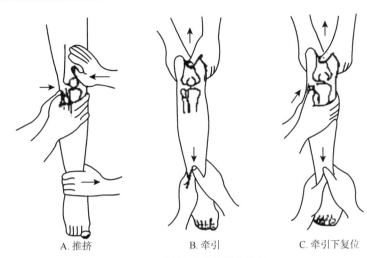

A. 推挤　　　　　　　　　B. 牵引　　　　　　　　C. 牵引下复位

图 3-103　胫骨平台骨折复位法

（2）双髁骨折：手法复位时，两助手分别握大腿下段及小腿下段对抗牵引。牵引时，要持续强有力，术者在对抗牵引下，以两掌合抱，用大鱼际部置于胫骨内、外髁上端之两侧，相向对挤，使骨折块复位。亦可用金属加压器夹两髁向中间复位。若复位过程有阻力或不顺利，可反复用手推挤骨折块，使之复位。复位后应加用持续牵引。

2. 固定

（1）夹板固定：复位成功后，稳定的骨折可用超膝关节夹板固定 4～6 周，固定前外髁骨折先在外髁的前下方放好固定垫，注意勿压伤腓总神经，双髁骨折则在内、外髁前下方各置一固定垫。若骨折整复后，骨折块仍有移位趋势，可加用胫骨下端或跟骨牵引，以增强骨折固定的稳定性，防止移位的再次发生。4～6 周后，拆除外固定，鼓励患者进行膝关节主动功能锻炼，6～8 周可部分负重，X 线片证实骨折达到骨性愈合后，方可完全负重。

（2）持续牵引：对于胫骨髁移位严重的粉碎性骨折，牵引治疗是常用的方法。可采用跟骨结节或胫骨下端骨牵引，牵引重量为 3～5kg，时间一般为 4～6 周，早期即鼓励患者进行膝关节的屈伸运动，通过膝关节的早期活动，使骨折愈合，按股骨髁的形态重新模造成型，即使严重粉碎的骨折，也可以模造出平整的关节面。

（3）外固定器固定：适用于移位大，伤情重或局部皮肤条件差不宜切开复位的胫骨平台骨折。外固定架治疗复杂的胫骨平台骨折，能较好维持关节复位及轴向对线，并允许早期治疗。固定时外固定架的针必须尽量在关节面下 1.5cm 的关节囊外，以免置针感染进入关节。一般固定时间为 6～8 周。

3. 中药内服

以骨折三期辨证原则为基础，根据具体状况，如年龄大小、体质强弱、损伤轻重等进行辨证用药治疗。原则上早期宜破血，中期宜和血，后期宜补肝肾。

（1）气滞血瘀证

1）证候特点：骨折早期，局部肿甚，疼痛剧烈，或疼痛稍有固定，经久不愈，痛处拒按，多呈刺痛，局部有青紫瘀斑或血肿，二便调，舌质暗红，苔薄黄或有瘀点，脉弦或结。

2）治法：活血化瘀。

3）推荐方剂：活血定痛汤。

4）基本处方：当归 12g，川芎 6g，乳香 6g，没药 6g，苏木 5g，红花 5g，三七末 3g（冲服），赤芍 10g，陈皮 5g，落得打 6g，地鳖虫 6g。每日 1 剂，水煎服。

5）加减法：大便秘结加大黄 12g、枳实 12g 以祛瘀通便；胃纳差加山楂 15g、神曲 10g 以开胃消滞；尿痛加车前草 18g、黄柏 12g 以清热利尿；口干口苦加天花粉 15g、栀子 12g 以清热生津。

（2）气血不和证

1）证候特点：损伤中期骨位已正，筋已理顺，筋骨已有连接但未坚实，瘀肿已化或渐趋消散，或尚有瘀血未去。症见局部仍肿胀，疼痛轻微，压痛局限，舌质暗红，苔薄白，脉弦涩。

2）治法：调和气血，续筋接骨。

3）推荐方剂：续骨活血汤。

4）基本处方：当归尾 12g，赤芍 9g，白芍 12g，生地黄 12g，红花 9g，土鳖虫 6g，骨碎补 12g，自然铜 12g（先煎），续断 12g，落得打 12g，乳香 6g，没药 6g。每日 1 剂，水煎服。

5）加减法：口苦咽干加栀子 12g、麦冬 15g 以养阴清热；大便溏，里急后重者加茵陈蒿 18g、厚朴 12g、苍术 10g 以行气化湿。

（3）肝肾不足证

1）证候特点：损伤后期，肌肉萎缩，屈伸不利，头目眩晕，形体消瘦，舌淡苔少，脉沉而弱。

2）治法：补益肝肾，强筋壮骨。

3）推荐方剂：补肾壮筋汤。

4）基本处方：熟地黄 20g，白芍 12g，当归 10g，山茱萸 10g，茯苓 20g，续断 15g，杜仲 15g，怀牛膝 15g，五加皮 15g，青皮 5g。每日 1 剂，水煎服。

5）加减法：脾胃气弱加黄芪 24g、党参 20g、白术 15g 以益气健脾；心悸失寐者加酸枣仁 24g、麦冬 15g、远志 9g 以养心安神。

4. 功能锻炼

早期功能锻炼可以有效地预防胫骨平台骨折后关节僵硬，对关节面不能达到解剖复位的骨折，早期的关节屈伸活动亦可促进关节面的模造。但是，对于固定欠稳固的骨折，过早的关节活动易造成骨折块再移位或骨不愈合。故治疗中应注意协调固定与活动的关系，既要合理地稳定骨折端，又要早期进行适当的功能锻炼，做到"动静平衡"，才能达到早期功能锻炼的目的。

固定 1 周以内疼痛肿胀较重，功能锻炼以肌肉静脉泵治疗为主，例如屈伸足趾、踝关节、收缩股四头肌等，内固定术后患者可给予下肢气压治疗仪；辅以主动间歇功能训练，可改善下肢血液循环、促进静脉回流，有利于消除术后肢体肿胀，并可有效防止感染、深部静脉血栓及术后小腿筋膜间室综合征，还可明显减轻患者术后疼痛。固定后第 2～3 周主要以应用 CPM 训练器行膝关节被动运动及主动间歇功能训练为主，可改善血液循环，降低深静脉血栓及感染的发生，有利于骨折愈合，可减轻疼痛、肿胀，还可防止关节粘连，最大限度地增加关节活动度。固定后第 3 周及以后以主动间歇训练为主，可进行足踝竹筒或者酒瓶滚动练习膝关节活动度及灵活度。固定后第 6 周逐渐开始负重，并可以进行平衡性及深感觉锻炼。

采用超关节夹板外固定者，先做股四头肌舒缩活动，2 周后可逐渐锻炼直腿抬高和膝关节屈伸活动，膝关节屈曲活动度应在 30°以内。膝关节屈曲超过 30°时，由于股骨的外旋而造成固定失稳。去除夹板后，患肢不应立即负重，可运用 CPM 或主动活动锻炼膝关节功能，6 周后可扶拐部分负重，由体重的 1/4 开始，再根据骨折愈合情况决定负重程度。

5. 其他治疗

（1）中成药

1）七厘散：化瘀消肿，止痛止血。用于活血化瘀等诸证，适用于骨折早中期，局部肿痛，活动不利。口服。成人一次 3 粒，一日 3 次；儿童 4～12 岁，一次 1 粒，一日 3 次。14 日为 1 个疗程。

2）接骨七厘片：活血化瘀接骨止痛。适用于跌打损伤，续筋接骨，血瘀疼痛。一次 5 片，一日 2 次，温开水或黄酒送服。14 日为 1 个疗程。

3）红花注射液：活血化瘀，消肿止痛。适用于治疗外伤局部肿痛，活动不利，有活血化瘀，消肿止痛之功。静脉滴注，一次 15ml，用 10%葡萄糖注射液 250～500ml 稀释后应用，一日 1 次。15～20 次为 1 个疗程。

（2）针灸

1）骨折早中期：泻法针刺太溪、足三里、曲池、合谷，每次 20 分钟，每日 3 次，具有调和气血，续筋接骨功效。

2）骨折后期：艾灸大杼、肾俞、阿是穴，每次 20 分钟，每日 3 次，具有补益肝肾，强筋壮骨的功效。

（3）推拿按摩：理筋手法由推拿手法组成，具有活血散瘀、消肿止痛、舒筋活络、松解粘连等作用。骨折早中后期均可根据情况选择运用。

1）骨折早期：局部肿胀、疼痛，可运用轻柔手法，如推法、捋顺法、摸法等，起到疏通血脉，活血化瘀，促进消肿，减轻疼痛的作用。

2）骨折中期：局部肿胀已消，但仍有疼痛，可选择捋顺法、搓抖法、拿捏法、拨络法等，起到调和气血，续筋接骨的作用。

3）骨折后期：关节功能受限，可选拨络法、关节屈伸法、推法、旋转摇晃法等多手法综合运用，促进关节功能恢复。

（4）中药膏外敷：早期可用四黄膏或双柏油膏外敷以活血祛瘀、消肿止痛、接骨续筋。

（5）熏洗

1）骨伤洗剂

组成：伸筋草、透骨草、五加皮、红花、三棱、秦艽、苏木、海桐皮、牛膝、木瓜各等份，为粗末，每包 30g。

用法：清水煮沸或用滚水冲后熏洗，每日 2～3 次。

适应证：骨折中后期关节屈伸不利，局部仍有疼痛。

2）骨外洗方

组成：生草乌 30g，生川乌 30g，大黄 30g，桂枝 30g，两面针 30g，当归尾 30g，鸡骨香 30g。

用法：清水煮沸后熏洗，每日 2～3 次。

适应证：骨折中后期关节强直拘挛、酸痛麻木或损伤兼夹风湿者。

（6）物理治疗

1）安德森骨折治疗仪：运用小剂量直流电作用于骨折端，可使骨钙沉着，改善营养物供给，从而促进骨折愈合。骨折早中后期均可使用，每次 20～30 分钟，每日 1～2 次。

2）中频电子治疗仪：同时使用两路频率相差 0～100Hz 的中频正弦电流，交叉地输入人体，而"内生"0～100Hz 的低频调剂的脉冲中频电流，从而改善局部血液循环，促进骨折愈合。多用于骨折中后期的治疗，每次 20～30 分钟，每日 1～2 次。

应当注意的是如果使用金属内固定物，应避免使用电疗，以免引起内固定电解反应。

五、名家、名医论坛

邓晋丰——论胫骨平台骨折的治疗

邓晋丰教授认为胫骨平台骨折虽然外伤暴力巨大致骨折移位明显，但并不是都需要手术治疗才能取得良好的效果，对于大多数平台骨折，合理地运用手法复位，选择合适的固定方法，加以积极的主被动功能锻炼，疗效仍是满意的。复位手法的运用非常重要，整复前考虑要周密细致，牵引要充分，手法应轻、巧、稳、准，力争一次整复成功，否则容易损伤关节面，造成关节内软组织损伤或出血。夹板的放置与塑形也非常重要，夹板应下达内、外踝上 4cm，内外侧板上超膝关节 10cm，胫骨前嵴两侧放置两块前侧板，外前侧正压在分骨垫上，两块前侧板上端平胫骨内、外两髁，后侧板的上端超过腘窝。移位较明显的骨折，经手法整复后，仍需用牵引维持对位，一般超关节夹板固定 4～6 周为宜。早期应积极进行膝关节主被动功能活动，尤其是主动活动更应重视。

六、评论与展望

胫骨平台骨折处理不当往往造成膝关节失稳及创伤性关节炎等严重并发症，是引起关节疼痛、活动受限的主要原因。骨折早期处理非常重要，要获得详尽的影像学检查资料，要详细询问病史，了解受伤机制，并详尽检查患肢情况，确切掌握骨折类型及移位方向，做到手摸心会，才能合理地安排治疗方案，取得良好的治疗效果。

对于很大一部分胫骨平台骨折，中医采用合理的手法复位、夹板固定和早期功能锻炼，配合中药内服外用、推拿手法、针灸治疗的中医中药措施，既可以促进关节消肿，又可能减轻关节创伤，并可随时调整夹板维持对位，可取得良好的效果，即使骨折经整复后对位较差者，远期仍可得到满意的膝关节活动度。手术治疗应慎重，手术治疗虽可得到较为满意的复位和固定，但由手术带来的创伤也是非常严重的，因此也带来了许多术后并发症，如伤口感染、下肢持续肿胀、关节粘连等。术前要认真评估，对骨折的类型及移位方向、局部皮肤条件、手术入路、钢板应放置的位置、采用何种内固定器材都应有充分的计划，这样对降低术后并发症，取得满意的效果是非常重要的，中医中药可以在减少胫骨平台围手术期并发症方面发挥重大作用。

胫骨平台骨折多合并有韧带及半月板损伤，对这一类的损伤往往会漏诊，远期也是造成关节紊乱和退变的原因之一，因此应重视韧带及半月板损伤，应在治疗骨折的同时一起处理。

不论何种类型的胫骨平台骨折均有不同程度的软骨损伤，而对于软骨损伤后的修复，目前尚缺乏有效的方法，如何治疗软骨骨折，加速软骨修复，创造良好的膝关节内环境也是今后中西医骨科医生研究的重点，目前已经有中药成分对于促进膝关节软骨修复，防治远期膝骨关节炎的研究成果报道。

在全身骨折中，胫骨平台骨折仍属疑难骨折之一，尤其是有关远期并发症的预防和处理仍处于探索阶段，但相信随着我们认识和研究的进一步深入，该骨折的预后和转归会有巨大的改善，中医中药在这个领域将大有所为。

第二十二节 胫腓骨干骨折

胫腓骨干骨折（tibia and fibula shaft fracture）是指胫骨结节、腓骨小头以下至内、外踝以上的骨折。本病是最常见的长骨骨折之一，在各年龄段均可发病，各年龄段发病率呈双峰分布，低能量螺旋骨折在 50 岁以上的患者中更常见，30 岁以下的患者更常见的是高能量的横向和粉碎性骨折。在年龄≥65 岁的患者中，女性比男性更常见。然而，年轻患者的高能量胫骨骨折男性患者为女性患者的两倍多。其中以胫腓骨双骨折最多，胫骨骨折次之，单纯腓骨骨折少见。胫骨中下 1/3 为三棱形和四方形骨干移行部，此处为骨折好发部位；胫骨全长内侧 1/3 面位于皮下，骨折易为开放性；小腿肌肉主要为外侧群及后侧群，骨折后易发生成角、短缩和旋转移位；小腿下 1/3 骨折因局部血运不良，易发生迟缓愈合或不愈合；小腿骨折易并发筋膜间室综合征。本病的诊断虽无困难，但如处理不当，则可能出现小腿筋膜间室综合征、迟缓愈合或不愈合等并发症。传统医学书中称本病为"胻骨"骨折。

一、分　型

1. AO 分型（图 3-104）

A：简单骨折。A1 螺旋形；A2 斜形；A3 横断。

B：楔形骨折。B1 螺旋楔形；B2 弯曲楔形；B3 粉碎楔形。

C：复杂骨折。C1 有两个内侧骨块；C2 多段；C3 不规则。

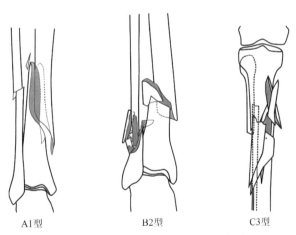

A1型　　　　B2型　　　　C3型

图 3-104　胫腓骨干骨折的 AO 分型（部分）

2. 开放性骨折 Gustilo 分型

Ⅰ型：伤口长度小于 1cm，较清洁的穿透伤，或骨尖自皮肤内穿出，软组织损伤轻微，无碾挫伤，骨折较简单，为横断骨或短斜形，无粉碎。

Ⅱ型：伤口长度超过 1cm，软组织损伤较广泛，无撕脱伤亦未形成组织瓣，软组织有轻度或中度碾挫伤，伤口有中度污染，中度粉碎骨折。

Ⅲ型：软组织损伤广泛，包括肌肉、神经，有严重污染，骨折粉碎，不稳定。

ⅢA 型：有广泛的撕裂伤及组织瓣形成，或为高能量损伤，无论伤口大小，骨折处有适当的软组织覆盖。

ⅢB 型：软组织广泛缺损，伴骨膜剥脱和骨外露，伴有严重污染或广泛感染。

ⅢC 型：并发重要动脉损伤或关节开放脱位。

二、临床表现

1. 症状

患者有明显外伤史，伤后患肢疼痛、肿胀和功能丧失。疼痛以肢体移动时尤甚；肿胀以损伤部位明显，可有瘀斑；直接暴力伤可见皮损；功能丧失表现在患肢不能站立、行走，主动活动或被动活动受限。小儿青枝骨折或裂纹骨折，临床症状可能很轻，但患孩拒绝站立或行走，局部有轻微肿胀及压痛时，即应做 X 线检查，以防漏诊或误诊。

2. 体征

在骨折处可有骨擦音和异常活动，移位骨折者，肢体短缩、成角及足外旋畸形，骨折部可触及移位之骨折端。开放性骨折除了上述骨折的表现以外，还有小腿软组织开放性损伤。开放伤口创面流血，可见骨端刺出皮外或直接暴露，可发生大面积皮肤剥脱伤、组织缺损、肌肉绞扎挫灭伤、粉碎性骨折和严重污染等（图 3-105）。

三、诊断要点

（1）有明显的外伤史，各年龄阶段均可发病，尤以青壮年为多见。

（2）患肢肿胀、疼痛、畸形和功能丧失，可有骨擦音及异常活动。

（3）X 线、CT 检查可见胫腓骨骨折（图 3-106）。

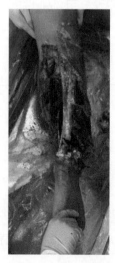

图 3-105　开放性胫腓骨干骨折

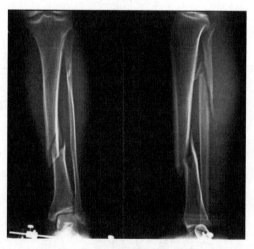

图 3-106　胫腓骨干骨折的 X 线正侧位片

四、治　疗

胫腓骨干骨折的治疗原则是恢复小腿的长度和轴线。因此应重点处理胫骨骨折，对骨折端的成角和旋转移位，应予以纠正，避免影响膝、踝关节的负重功能。对成年人胫腓骨干骨折，旋转畸形应尽可能纠正，成角畸形应尽量避免，以防负重时有不平衡的应力作用于关节面。骨折端的分离应尽量避免，以减少其不愈合的机会。复位的标准是力争达到小于5°的内外翻成角，小于10°的前后位成角，小于10°的旋转对线不良，小于15mm的短缩，两骨折端对位1/2以上。

对于大多数低能量闭合性骨折患者可用非手术治疗。而单纯胫骨闭合性骨折因其稳定性较好，更适于非手术治疗。无移位骨折，须用夹板或石膏固定，直至骨折愈合；有移位的稳定性骨折，可用手法整复、夹板固定或石膏固定；不稳定性骨折，可选用牵引或外固定支架固定，亦可选用手法复位、小夹板固定配合跟骨牵引治疗。婴幼儿胫腓骨骨折，以手法整复、小夹板固定为主。

小腿开放性骨折的软组织损伤轻重不等，可发生大面积皮肤剥脱伤、软组织缺损、肌肉挫灭伤、严重污染等。处理时伤口的开放或闭合、骨折的固定方法必须根据不同的病因、受伤时间和损伤程度而确定。小腿的特点是前内侧皮肤紧贴胫骨，清创后勉强缝合常因牵拉过紧而造成缺血、坏死或感染。因此对较小或较清洁的伤口，预计清创后一期愈合无大张力者，可行一期缝合。对于骨折的固定问题，预计伤口能够一期闭合或延迟一期闭合的患者，可按照闭合性骨折的处理原则进行治疗；如果污染严重或失去清创时机、感染可能性大的患者，单纯外固定又不能维持骨折对位时，可行跟骨牵引或用外固定架固定，一般不应使用内固定。

1. 复位方法

（1）手法复位法：手法整复时，可在麻醉下，患者取半卧位或仰卧位，膝关节屈曲30°～40°，一助手站于患肢外上侧，用肘关节套住患肢腘窝部，另一助手站于足部，一手握住前足，一手握足踝部，用力相对拔伸牵引3～5分钟，矫正重叠畸形，然后医者用分骨夹挤或提按推挤手法将骨折对位。

一般骨折近端多向前内侧移位，医者两手拇指按压骨折近端前内面，余指环握骨折远端后外部向前内提托，一般可复位。对于斜形、螺旋形骨折，因远端易向外移位，医者站于患肢外侧，一手拇指及其余四指分别放在骨折远端骨间隙的前、后侧，用力夹挤分骨，将远端向内侧提拉，另一手捏住近端内侧，同时用力向外推挤，嘱握足踝部的助手牵引下稍稍内旋，闻及复位的骨擦音，说明骨折端已复位。

医者两手握住骨折端，握足踝部助手轻轻前后摇摆骨折远段，使骨折端紧密嵌插，最后医者用拇指和示指沿胫骨骨嵴及内侧面来回触摸骨折部，若骨位已平正，则对位良好。也可将患者置于整复床一端，膝关节屈曲，患肢下垂，可有一定牵引作用，必要时再用手法牵引，然后再按上述方法整复。手法复位前应仔细阅读X线片，结合"手摸心会"的结果进行分析，拟定整复的具体方法。整复时应充分地拔伸牵引，动作忌粗暴。

（2）切开复位内固定的主要适应证

1）胫腓骨骨折合并神经血管损伤或筋膜间室综合征。

2）胫骨多段骨折或节段性粉碎性骨折，小腿长度难以维持者。

3）骨折端有软组织嵌入等造成闭合复位不成功的胫腓骨骨折。

4）胫腓骨骨折合并同侧股骨干骨折、膝关节或踝关节损伤，或双侧胫腓骨骨折，切开复位、内固定能为早期功能练习创造条件。

5）污染不重的开放性骨折在清创的同时行内固定治疗。

2. 固定

（1）小夹板固定用小腿五夹板（前侧两块夹板，内、外和后侧各一块夹板），利用三点加压的原理，根据骨折断端复位前移位方向及其倾向而放置适当的压力垫（图 3-107）。

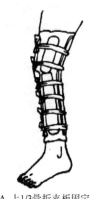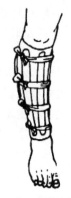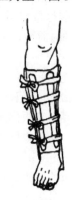

A. 上 1/3 骨折夹板固定　　　B. 中 1/3 骨折夹板固定　　　C. 下 1/3 骨折夹板固定

图 3-107　胫腓骨骨折的夹板固定

1）上 1/3 骨折时：膝关节置于屈曲 40°～80°位，夹板下达内外踝上 4cm，内外侧板上超膝关节 10cm，胫骨前脊两侧放置两块前侧板，外前侧板正压在分骨垫上，两块前侧板上端平胫骨内外两髁，后侧板的上端超过腘窝部，做超膝关节固定。

2）中 1/3 骨折时：外侧板下平外踝，上达胫骨外髁上缘，内侧板下平内踝，上达胫骨内髁上缘，后侧板下端抵于跟骨结节上缘，上达腘窝下 2cm，两前侧板下达踝上，上平胫骨结节。

3）下 1/3 骨折时：内外侧板上达胫骨内外髁平面，下平齐足底，后侧板上达腘窝下 2cm，下抵跟骨结节上缘，两前侧板下达踝上，上平胫骨结节。

将夹板按部位放好后，根据小腿长度环形绑扎数条扎带。下 1/3 骨折的内外侧板在足跟下方做超踝关节结扎固定。上 1/3 骨折内外侧板在股骨下端做超膝关节缚扎固定，腓骨小头处以棉垫保护，避免夹板压迫腓总神经而引起损伤。

每天检查夹板的位置和松紧度，密切观察患肢的感觉、血运及足趾活动情况，发现问题及时处理。定期复查 X 线片，特别是固定 2 周内应常复查 X 线片，发现骨折移位应及时处理。

（2）石膏固定：可分为长腿石膏托固定、石膏前后夹固定、U 形石膏夹板及长腿石膏管形固定。长腿石膏托固定适用于青枝骨折、裂纹骨折及不完全骨折；石膏前后夹固定适用于患肢肿胀严重或皮肤有挫伤，移位不大的横断骨折或锯齿状短斜面骨折；U 形石膏夹板固定适用于小腿下 1/3 及其以下部位的新鲜骨折，或在中 1/3 部位愈合后期的骨折。长腿石膏管形固定适用于除前述类型骨折外的其他类型的稳定性闭合骨折。中 1/3 部位的骨折可先以长腿石膏管形固定，待骨折已有连接性骨痂后，再更换为 U 形石膏夹板固定。

达到满意复位之后，在腓骨头和内外踝的骨突部位放上棉花和衬垫，然后按常规进行石膏固定，石膏固定通常把踝关节置放于功能位。如果把踝关节置功能位时胫骨有向后成角的趋势，则可以把踝关节置放于轻度屈曲位，固定 4～6 周后骨折端初步愈合再把石膏改型，置踝关节于功能位。膝关节通常置屈曲 20°～45°位，以利控制旋转，并能松弛比目鱼肌对骨折端的牵引力。

石膏固定不满意时，应及时更换或改用其他方法固定。

（3）常用的内固定：有髓内钉固定和钢板螺钉内固定。

1）胫骨髓内钉固定（图3-108、图3-109）：髓内钉固定是长骨骨干骨折手术治疗的金标准。小儿骨骺未闭合者慎用胫骨交锁髓内钉固定术，4～14岁儿童移位骨折可选择钛弹性髓内钉固定。稳定性骨折术后可立即活动关节肌肉，并可持双拐下地负重；不稳定性骨折在8～12周连续骨痂生长后可逐渐负重行走。

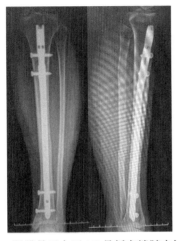 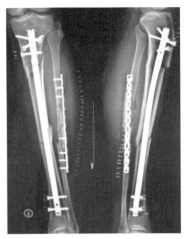

图3-108　胫腓骨干中下1/3骨折交锁髓内钉固定　　图3-109　胫腓骨干多段骨折专家级交锁髓内钉固定

2）钢板螺钉内固定（图3-110）：适用于胫骨横行骨折、斜形骨折或螺旋形骨折。钢板螺钉固定不如带锁髓内钉具有生物力学优势，骨折愈合时间及完全负重时间均晚于带锁髓内钉固定的患者。术后1～2周扶拐，患肢不负重下地，6～8周后逐渐负重。粉碎性骨折应延长至8～12周，有连续骨痂生长后方可逐渐负重行走。

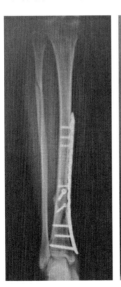 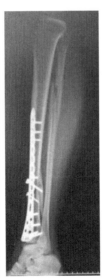 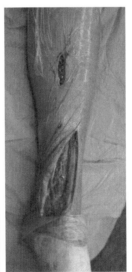

图3-110　胫腓骨干中下1/3骨折经皮钢板螺钉内固定

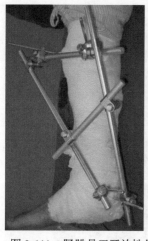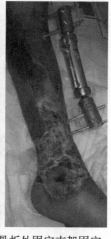

图3-111　胫腓骨干开放性骨折外固定支架固定

（4）外固定支架治疗：无论闭合还是开放性小腿骨折均适用，尤其是后者，更具有实用价值。严重的开放性骨折、软组织广泛挫灭伤甚至缺损，骨折粉碎时，往往唯一的选择就是外固定支架治疗（图3-111）。2周左右，待软组织条件好转，再改换其他固定。

3. 中药内服

（1）早期：是指骨折后1～2周内，相当于炎症期和修复期的第一阶段。患肢局部肿胀疼痛明显，骨折端容易发生再移位，筋骨脉络可反复损伤，气滞血瘀，经络受阻。因此，骨折早期以气滞血瘀为主要病理表现，故当行气消瘀。

1）证候特点：损伤后以血瘀为主，局部瘀肿疼痛。

2）治法：行气消瘀。

3）推荐方剂：桃红四物汤加减。

4）基本处方：生地黄10g，川芎6g，赤芍12g，当归12g，桃仁6g，红花6g，延胡索12g，木香10g（后下）。水煎服，每日1剂。

5）加减法：如果患者骨折伴有腑实证则去当归，加大黄10g、元明粉6g以泻瘀通便；如果开放性骨折并创伤感染，热毒蕴结，去当归，加黄连9g、黄柏10g、栀子9g以清热解毒；如果患肢肿胀严重，可加木通12g、泽泻15g以利水消肿。

（2）中期：指骨折损伤后3～4周（相当于修复期中段）。骨折处疼痛减轻，肿胀消退，一般软组织损伤已修复，骨折断端亦初步稳定。原始骨痂已开始逐步形成，但筋骨未坚，仍有瘀血未尽，当接骨续筋，祛瘀活血。

1）证候特点：骨折及软组织损伤中期。局部肿胀消退，疼痛减轻，但肢体乏力，活动受限。

2）治法：接骨续筋。

3）推荐方剂：续骨活血汤加减。

4）基本处方：当归尾12g，赤芍9g，白芍12g，生地黄12g，红花9g，地鳖虫6g，骨碎补12g，自然铜12g（先煎），续断12g，落得打12g，乳香6g，没药6g。水煎服，每日1剂。

5）加减法：如果患者兼有脾胃虚弱，加党参18g、白术12g、砂仁9g以补气健脾；如果患者兼有风湿，筋络挛缩，可加羌活10g、独活9g、防风9g以祛风除湿通络。

（3）后期：指骨折1个月以后（修复后期），一般已有骨痂生长，骨折断端也较稳定时。骨折早、中期调动了整体的脏腑气血功能，为使脏腑气血趋于平和，促进骨折部骨痂的不断生成改建，故后期治疗以补为主。肝主筋，肾主骨，肝肾同源。补益肝肾法具有加强肝肾功能，壮筋强骨的功效。适用于骨折后期，筋骨虽续，肝肾已虚，肢体功能尚未恢复，或年老体弱，骨折迟缓愈合，骨质疏松者。

1）证候特点：骨折后期，肝肾虚损，筋骨痿弱。

2）治法：补益肝肾。

3）推荐方剂：补肾壮筋汤。

4）基本处方：熟地黄20g，白芍12g，当归10g，山茱萸10g，茯苓20g，续断15g，杜仲

15g，怀牛膝 15g，五加皮 15g，青皮 5g。每日 1 剂，水煎服。

5）加减法：如果患者面色苍白，气血亏虚，可加黄芪 30g、白术 15g、龙眼肉 30g 以益气养心；如果风寒湿邪乘虚而入，侵袭经络、骨节，留而成痹，天阴下雨即酸痛，可加麻黄 9g、桂枝 12g、细辛 3g 以驱寒湿止痹痛。

4. 功能锻炼

整复固定后，即做足趾、踝关节屈伸活动及股四头肌舒缩活动（图 3-112）。

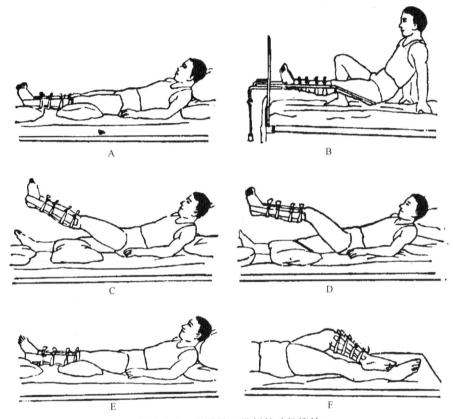

图 3-112 胫腓骨干骨折的功能锻炼

跟骨牵引者，还可以用健腿和两手支持体重抬起臀部，稳定性骨折从第 2 周起进行抬腿及膝关节活动，而坚强内固定术后早期下肢 CPM 锻炼作用是既可消除肿胀，促进循环，又可防止关节囊挛缩及肌腱粘连。操作时，动作要缓慢、柔和，活动范围由小逐渐加大。

在第 4 周开始扶拐做不负重步行锻炼，不稳定性骨折则解除牵引后，仍需在床上锻炼 5～7 日，才可扶拐做不负重步行锻炼；此时患肢虽不负重，但是足底要放平，不要足尖着地，也不要悬空，以免致骨折端受力引起旋转或成角移位；锻炼后骨折部无疼痛，自觉有力，即可用单拐逐渐负重行走。

在 3～5 周内为了维持小腿的生理弧度，避免骨折端向前成角，在床上休息时，可用两枕法，即在骨折远、近端各垫一枕，骨折处悬空。若解除跟骨牵引后，胫骨有轻度向内成角，可令患者屈膝 90°，髋屈曲外旋，将患肢足放于健肢的小腿上，呈盘腿姿势，利用肢体本身的重力来恢复胫骨的生理弧度。8～10 周根据 X 线片及临床检查，达到临床愈合标准，即可去除外固定。

5. 其他治疗

（1）中成药

1）伤科接骨片：活血化瘀，消肿，接骨止痛，用于四肢骨折。口服，每次 4 片，每日 3 次。

2）丹参注射液：活血化瘀，用于四肢骨折早期瘀血阻络。静脉滴注，一次 10～20ml，用 5%葡萄糖注射液 100～500ml 稀释后使用，每日 1 次。

3）注射用七叶皂苷钠：脱水消肿，用于骨折损伤早期局部肿胀。静脉滴注，一次 5～10mg，溶于 10%葡萄糖注射液或 0.9%氯化钠注射液 250ml 中使用。

（2）针灸：在外固定拆除后，可选用悬钟、三阴交、足三里、阳陵泉、阿是穴，配合电针治疗，有活血消肿止痛，促进骨折愈合的作用。

（3）推拿按摩：结合胫腓骨干骨折的特点，损伤早期多用捋顺法、推法、点法、拿捏法；中期多用摩法、擦法、搓法、滚法、揉法；后期则多用活络关节法，如屈伸关节、旋转摇晃等。

（4）熏洗：在骨折后期，出现关节强直拘挛，酸痛麻木，可采用骨外洗方剂如下：宽筋藤 30g，钩藤 30g，金银花藤 30g，王不留行 30g，刘寄奴 15g，防风 15g，大黄 15g，荆芥 10g。用法：煎水熏洗患肢，水温控制在 40℃左右，熏洗时可配合活动关节功能锻炼，效果更佳。有伤口者禁用。

（5）外敷：骨折初期（1～2 周）可外用消肿止痛膏、双柏散、驳骨油纱以活血化瘀、消肿止痛；骨折中期（3～6 周），可外敷接骨续筋膏、接骨散；骨折后期（7-10 周）可用舒筋活络膏药，如损伤风湿膏、伸筋散。

五、经验与体会

胫腓骨干骨折是四肢骨折中的常见病和多发病，其病因病机十分明确，临床表现比较典型，因此临床诊断不难。对于胫腓骨干骨折的治疗，传统中医有着深远的历史和丰富的经验，但亦存在不足；而现代医学尤其是手术治疗，为我们追求解剖复位和坚强固定提供了可能，但同时手术并发症亦一直在困扰着临床医生。

传统中医治疗对稳定性胫腓骨干骨折多采取闭合手法整复、小夹板固定；不稳定性骨折则配合跟骨牵引、中药三期辨证施治、积极功能锻炼，多年的临床总结证明其临床治疗效果满意。保守治疗的优点在于对软组织的损伤和对骨折端血运的干扰小；动静结合，早期功能锻炼，对骨折相邻关节功能的康复有利；生物固定，没有应力阻挡作用，骨折愈合时间较短，很少发生骨折延迟愈合、不愈合、再骨折、骨感染等并发症，并能缩短骨折愈合时间和减少或减轻患肢肿痛的症状。其不足之处则是难以达到解剖复位及坚强固定，难以早期活动关节和离床活动；整复后骨折断端还可能再发生移位，但轻微移位多不影响功能，偶见畸形愈合或皮肤压疮等并发症；少数极不稳定性骨折、开放性骨折或伴有严重软组织损伤的骨折不宜用上述方法治疗，需要采用手术治疗。

现代医学对胫腓骨干骨折多采用手术治疗，手术治疗的优点是能解剖复位，早期提供坚强的固定，骨折断端发生再移位的可能性极小，缺点则是软组织损伤大，对骨折端血运的干扰大，后期存在应力阻挡作用，均不利于骨折的愈合，因此骨折愈合时间一般较长。另外，手术治疗尚有并发深部感染或骨髓炎的风险，需二次手术取出内固定物。内固定方法有髓内和髓外固定两种，代表者有交锁髓内钉内固定和钢板螺钉内固定，均可以达到解剖复位，早期提供坚强固定，不固定相邻关节，能早期活动关节和离床活动，能减少骨折病的发生；但交锁髓内钉内固定术使患者和术者都暴露于 X 线下，亦有击爆骨干的风险；而钢板螺钉内固定则对软组织和骨折端血运干扰大，同时有应力遮挡作用，容易产生骨折延迟愈合或不愈合及拆除内固定钉板后再骨折等并发症。

作为现代中医骨伤或中西医结合的学者，我们的选择是什么？笔者认为中西医结合治疗胫腓骨干骨折糅合了中西医治疗的长处，同时弥补了两者相互之间的不足。对于稳定性骨折主张中医治疗为主；而对于不稳定性骨折则可以应用西医手术治疗方法，选择合适的内固定物，同时围手术期应用中医药辨证治疗，进行早期功能锻炼。中医药对骨折后活血化瘀、消肿止痛、接骨续筋、温经通络、滑利关节等方面有显著的效果；而且中医导引练功对术后患肢功能恢复有很大的帮助。

胫腓骨干骨折开放性损伤的机会大，对于伤口处理，皮肤、骨缺损的修复，以及早期合并创伤性筋膜间室综合征的防治等问题应该给予足够的重视。外固定支架作为有限的固定方法，在开放骨折粉碎性骨折中应用较广，效果显著。对于 GustiloⅢ型开放性骨折或多段粉碎性骨折，主张早期以外支架固定，只需达到功能性复位，保持肢体长度，则疗效满意。这也正是 AO 学派近年确定的生物型内固定和保留骨折端血供的法则，如 LISS 钢板是很大的改良设计，属于外支架原理体内应用的创新设计。

骨折延迟愈合或不愈合是胫腓骨下段骨折后期常见并发症，也是治疗上的一个难点。近年来对其病因和治疗均做了大量研究，也取得了重大的进展。现代医学治疗方法包括加强固定效果（如改变固定方式、增长固定时间等）、促进骨质生长（如植骨、注射骨生长因子、自身骨髓移植、肌骨瓣移植、应力刺激、电磁效应等）。中医药治疗仍有很大的潜力，希望中药治疗骨折延迟愈合或加快愈合的研究在不久的将来有突破性进展。

第二十三节　踝　部　骨　折

踝部骨折（ankle fracture）指胫腓骨远端内外踝骨折，是临床骨科常见的骨折之一。踝部骨折约占全身骨折的 3.92%，老年女性易发生踝部骨折。踝关节由胫骨、腓骨下端和距骨组成，胫骨下端内侧向下的骨突称为内踝，其后缘向下突出称为后踝，腓骨下端骨突构成外踝，内、外、后踝构成踝穴，而距骨居于其中。踝关节内侧有强大的三角韧带，外侧有距腓前、后韧带和跟腓韧带，胫腓骨之间有下胫腓韧带和骨间膜，以上三组韧带与骨一同维持踝关节的稳定性。踝部骨折在传统医学书中称"踝骨骨折""脚踝骨折"等。

一、分　　型

1. Lauge-Hansen 分型

Lauge-Hansen 分型强调足在损伤时所处的位置和造成损伤外力的方向，对手法整复具有指导意义。每类名称的前半部分系指受伤时足所处的位置，后半部分则指外力的方向。

（1）旋后-内收型：致伤机制为当足部处于旋后位时，距骨在踝穴内受到内收暴力所致，外踝受到牵拉，内踝受到挤压。分 2 度：Ⅰ度，首先出现踝关节平面以下腓骨横行撕脱骨折，或外侧副韧带撕裂；Ⅱ度，暴力继续，内侧踝出现垂直骨折（图 3-113）。

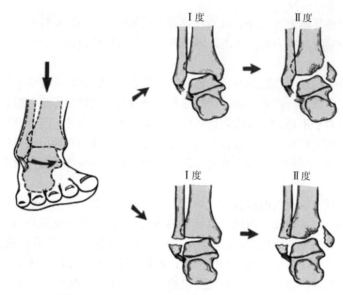

图 3-113　Lauge-Hansen 分型旋后-内收型骨折

（2）旋前-外展型：致伤机制为当足部处于旋前位时，距骨在踝穴内受到外展暴力，内踝受到牵拉，外踝受到挤压的外力，此时三角韧带首当其冲。分 3 度：Ⅰ度，内踝横行骨折或三角韧带断裂，内踝骨折位于踝关节水平间隙以下；Ⅱ度，胫腓骨联合韧带断裂或其附着点撕脱骨折；Ⅲ度，踝关节平面以上腓骨短、水平、斜形骨折（图 3-114）。

（3）旋后-外旋型：临床最常见，占 85%。致伤机制为当足部处于旋后位时，距骨受到外旋外力或小腿内旋而距骨受到相对外旋的外力。距骨在踝穴内以内侧为轴向外后方旋转，冲击外踝向后移位。分 4 度：Ⅰ度，下胫腓前韧带断裂；Ⅱ度，腓骨远端螺旋斜形骨折；Ⅲ度，后胫腓韧带断裂或后踝骨折；Ⅳ度，内踝骨折或三角韧带断裂（图 3-115）。

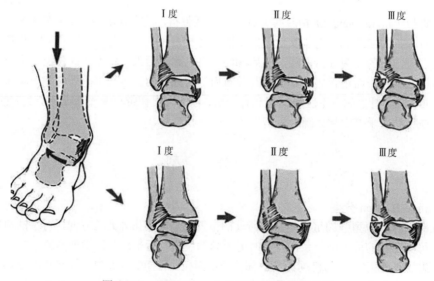

图 3-114　Lauge-Hansen 分型旋前-外展型骨折

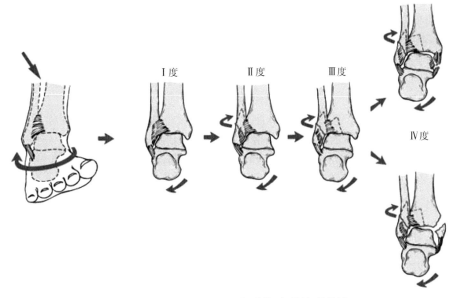

图 3-115 Lauge-Hansen 分型旋后-外旋型骨折

（4）旋前-外旋型：致伤机制为当足部处于旋前位时，三角韧带被牵扯而紧张，当距骨在外踝内受到外旋暴力时，踝关节内侧结构首先损伤而丧失稳定性，距骨以外侧为轴向前外侧旋转移位。分4度：Ⅰ度，内踝横行骨折或三角韧带断裂；Ⅱ度，前胫腓联合韧带断裂；Ⅲ度，踝关节平面以上腓骨短斜形骨折；Ⅳ度，后胫腓韧带撕裂或胫骨后外侧撕脱骨折（见图 3-116）。

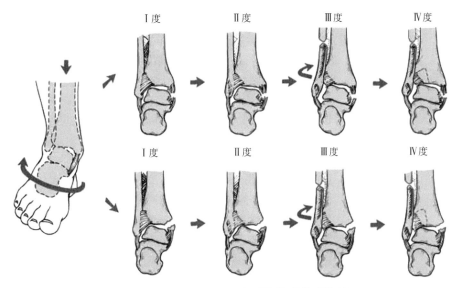

图 3-116 Lauge-Hansen 分型旋前-外旋型骨折

（5）垂直压缩型：由高处落下所引起的踝压缩性骨折，一般分为单纯垂直压缩型与复合垂直压缩型两类。

1）单纯垂直压缩型：①背伸型，引起胫骨前下缘骨折；②跖屈型，常引起胫骨后下缘骨折，以及胫骨远端粉碎性骨折，亦可伴有腓骨下端骨折。

2）复合垂直压缩型：多与旋转、内收、外展等暴力相结合，而在引起压缩骨折之同时，内外踝等处亦伴有不同类型之骨折征。

2. Danis-Weber 分型

Danis（1949 年）介绍了一种踝关节骨折分型法，后经 Weber 予以改进，称为 Danis-Weber 分型。它主要根据腓骨骨折的水平位置与胫距关节面的相应关系将踝关节骨折分为 A、B、C 三型。腓骨位置越高，胫腓韧带损伤越重，踝穴不稳定的危险越大。Weber 认为踝关节有一处以上的骨折或韧带损伤即是手术适应证。

二、临 床 表 现

1. 症状

有明确的踝关节外伤史，伤后局部疼痛、瘀肿、压痛和翻转畸形，功能障碍。

2. 体征

（1）局部肿胀，有时有瘀斑及踝部畸形。

（2）踝部有明显压痛，常可检出踝部骨擦音。

（3）将足外翻或内翻及旋转时，则受伤处的疼痛剧增。

（4）足的各种活动受限。

三、诊 断 要 点

（1）有明确的踝关节外伤史。

（2）临床表现：同上。

（3）X 线检查：踝关节正侧位片可显示骨折脱位程度和损伤类型，不但有利于诊断和制订治疗计划，还可以估计复位的精确程度及愈合情况。X 线片长度必要时应包括腓骨上段，以防止腓骨上段骨折的漏诊。踝穴位片显示踝穴位是下肢内旋 20°，此位置正常情况下所有的间隙相等，胫骨远端关节面与腓骨内侧关节面相延续。如果内侧间隙增大反映内侧韧带损伤，踝穴向外移位，如果延续性中断，出现台阶，提示腓骨短缩。当怀疑有韧带损伤时，可以在踝关节一侧施加应力后拍摄 X 线片，此时损伤一侧韧带不稳，间隙明显增大，为了比较应该双侧同时拍片（图 3-117、图 3-118）。CT 检查用于评估复杂的骨折类型，对 pilon 骨折及青少年三平面骨折尤为重要。对于平片不能确定的骨折，CT 三维重建能清楚显示，如软骨下骨折。磁共振检查主要用于检查急性或慢性肌腱和韧带损伤、细微的骨折以及软骨下骨损伤。

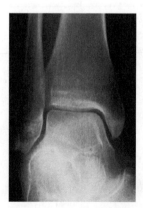

图 3-117　正常踝穴位 X 线片

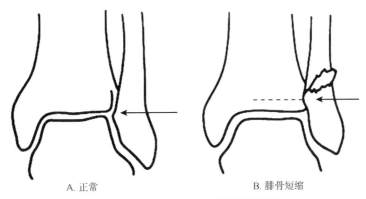

A. 正常　　　　　　　　B. 腓骨短缩

图3-118　通过胫骨连线判断腓骨短缩

四、治 疗

　　踝部骨折为关节内骨折，折线通过关节面，既不容易整复，又不容易固定。治疗原则是尽量使复位达到解剖复位，恢复关节面平整，内、外踝能正确对位，恢复正常的生理斜度，以适应距骨的形态，给予有效的内固定或外固定，待骨性愈合后才能考虑负重，以避免或减少创伤性关节炎的发生。

1. 复位

　　（1）操作方法：踝部骨折是由距骨移位所致者，远端骨折块多与距骨保持联系，随距骨的脱位而移位。整复时只要距骨脱位得以整复，胫距关节面恢复正常，则骨折亦随之复位。三踝骨折时，应先整复内、外踝，再整复后踝。如有重叠、旋转、侧方移位及成角，先整复矫正重叠、旋转、侧方移位，再矫正成角。施行复位手法时，应遵循"按暴力作用相反的方向进行复位和固定"的原则。具体手法如下，采用腰麻、腰硬联合麻醉或坐骨神经阻滞麻醉。患者平卧，屈膝 90°，一助手站于患肢外侧，用肘部套住患肢腘窝，另手抱于膝部向上牵拉。另一助手站于患肢远端，一手握前足，一手托足跟，行拔伸牵引，并使踝关节略跖屈，循原来骨折移位方向徐徐牵引。牵引不可用力过猛，以防加重韧带损伤。内翻骨折使踝徐徐由内翻至稍外翻，外翻骨折使踝徐徐由外翻至稍内翻，以利复位固定。无内、外翻畸形时，即两踝各向内、外侧方移位者，则垂直牵引。如有下胫腓关节分离者，可在内、外踝部加以对向合挤。待重叠及后上移位的骨折远端牵下后，术者用拇指由骨折线分别向上、下轻轻推挤内、外踝，以解脱嵌入骨折裂隙内的韧带或骨膜。

　　（2）手法复位要点

　　1）纠正旋转、内外翻：在纠正内、外翻畸形前，先纠正旋转畸形。一般内、外翻畸形均合并内、外旋。牵引足部的助手将足内旋或外旋并同时改变牵引方向，外翻骨折由外翻牵引逐渐改为内翻；内翻骨折者牵引方向由内翻逐渐改为外翻。同时术者两手在踝关节上、下方对向挤压，使骨折复位。

　　2）纠正前后移位：有后踝骨折合并距骨后脱位者，可用一手握胫骨下段向后，另一手握前足向前提。并徐徐将踝关节背伸，利用紧张的关节囊将后踝拉下。使向后脱位的距骨回到正常位置。当踝关节背伸到中立位时，向前张口的内踝亦大多数随之复位。如仍有裂口，可用拇指由内踝的后下方向前推挤，使骨折满意对位。

2. 固定

（1）小夹板固定：先在内、外踝的上方放一塔形垫，下方各放一梯形垫，或放置一空心垫，防止夹板直接压在内外踝骨突处。用五块夹板进行固定，其中内、外、后板上自小腿上 1/3 起，下平足跟，前内侧及前外侧夹板较窄，其长度上起自胫骨结节，下至踝关节上方。夹板必须塑形，使内翻骨折固定在外翻位，外翻骨折固定在轻度内翻位。固定位置适可而止，注意勿矫枉过正。放好夹板后，先捆扎小腿三道绑带，然后捆远端足底的一道。最后，可加用踝关节活动夹板（铝制或木制），将踝关节固定于中立位 4～6 周。兼有胫骨前唇骨折者，还应固定在轻度跖屈位，有后唇骨折者，则应固定在稍背伸位。固定后抬高小腿，屈膝 45°～60°。整复后第一周透视 1～2 次，后定期拍片随访。

（2）石膏固定：也可在手术室及 C-臂机下行手法整复，先 U 形石膏固定，X 线检查证实位置良好，后再石膏托固定（图 3-119）。

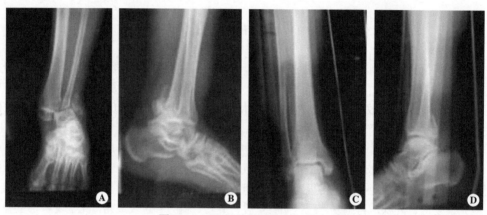

图 3-119　踝部骨折的整复与固定

A. 整复固定前正位 X 线片；B. 整复固定前侧位 X 线片；C. 整复、夹板固定后正位 X 线片；D. 整复、夹板固定后侧位 X 线片

（3）切开复位（图 3-120、图 3-121）：当发现软组织嵌入导致闭合复位失败、导致距骨移位或踝关节间隙增宽的不稳定性骨折、需要足置于非正常位置维持复位的骨折（如极度跖屈位），以及开放性骨折脱位时，需行切开复位内固定。

（4）踝关节开放性骨折脱位：多由压砸、挤压、坠落和扭绞等外力引起，伤口一般污染较重，感染率相对较高。序列清除并行有限固定对防止感染及保持骨折稳定是必要的，对于严重

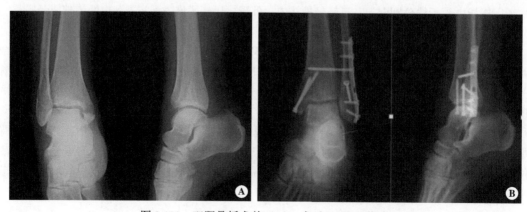

图 3-120　双踝骨折术前（A）、术后（B）X 线片

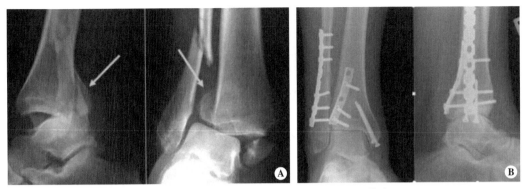

图 3-121 三踝骨折术前（A）、术后（B）X 线片

的踝关节开放骨折如 Gustilo III 型，可能需要反复清创并延期关闭伤口，外固定支架的应用有一定的适应证（图 3-122）。

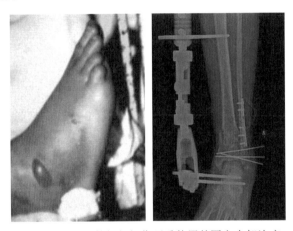

图 3-122 踝部软组织损伤严重使用外固定支架治疗

3. 中药内服

按骨折三期辨证用药。

4. 功能锻炼

整复固定后，应鼓励患者积极主动做背伸踝部和足趾活动。双踝骨折，在保持有效固定的情况下，加大踝关节的主动活动范围，并辅以被动活动。被动活动时，术者一手握紧内、外侧夹板，另一手推前足，只做背伸和跖屈，不做旋转或翻转活动。3 或 4 周后将外固定打开，对踝关节周围的软组织（尤其是肌腱经过处）进行按摩，理顺筋络。

5. 其他治疗

（1）中成药

1）七厘散：化瘀消肿，止痛止血。用于跌扑损伤，血瘀疼痛，外伤出血。口服，一次 1～1.5g，一日 1～3 次。外用，调敷患处。

2）跌打丸：活血散瘀，消肿止痛。用于跌打损伤，筋断骨折，瘀血肿痛，闪腰岔气。口服，一次 1 丸，一日 2 次。

3）云南白药胶囊：化瘀止血，活血止痛，解毒消肿。用于跌打损伤，瘀血肿痛，吐血，咳血，便血，痔血，崩漏下血，手术出血，疮疡肿毒及软组织挫伤，闭合性骨折，支气管扩张及肺结核咳血，溃疡病出血，以及皮肤感染性疾病。口服，一次 1～2 粒，一日 4 次（2～5 岁按 1/4 剂量服用；6～12 岁按 1/2 剂量服用）。

4）接骨七厘片：活血化瘀，接骨止痛。用于跌打损伤，续筋接骨，血瘀疼痛。口服，一次 5 片，一日 2 次，黄酒送下。

5）骨松宝胶囊：补肾活血，强筋壮骨。口服，一次 2 粒；治疗骨折及骨关节炎，一日 3 次；预防骨质疏松，一日 2 次。

（2）熏洗：跌打损伤中后期，局部隐痛时发，关节屈伸不利，可用活络舒筋洗剂及海桐皮汤等熏洗，以促进积瘀消散，和营止痛。

1）活络舒筋洗剂

组成：艾叶 15g，海桐皮 20g，威灵仙 15g，苏木 15g，生川乌 10g，生草乌 10g，川红花 10g，大黄 20g，三棱 15g，莪术 15g，川椒 15g，白芍 10g，桂枝 15g，没药 10g，乳香 10g，冰片 5g。

功效：活血舒筋，通瘀止痛。

2）海桐皮汤

组成：海桐皮 6g，透骨草 6g，乳香 6g，没药 6g，当归 5g，川椒 10g，川芎 3g，红花 3g，威灵仙 3g，甘草 3g，防风 3g，白芷 3g。

功效：活血舒筋，通瘀止痛。

以上熏洗剂煎至沸腾半小时后，先趁热以厚毛巾覆盖伤肢熏之，待降低至合适的温度时再浸泡患部，每日 2～3 次。

（3）外敷：外敷双柏膏。

组成：侧柏叶 2 份，黄柏 1 份，大黄 2 份，薄荷 1 份，泽兰 1 份。

功效：活血解毒，消肿止痛。

主治：骨折初期局部肿痛，有热瘀互结之势者尤为适用。

用法：外敷患部，同时进行包扎固定，24 小时换药一次，皮肤过敏者停止使用。

（4）外搽：在局部手法按摩或物理治疗的时候，可配合用冯了性风湿跌打药酒等外搽，有止痛消肿、舒筋活络之功效。

（5）物理治疗：可以使用中药离子导入、电脑中频等治疗，以舒筋活络，祛瘀消肿，促进关节功能恢复。

五、经验与体会

本病是临床骨科常见的骨折之一，治疗原则是尽量达到解剖复位，恢复关节面平整，内、外踝能正确对位，恢复正常的生理斜度，以适应距骨的形态，给予有效的内固定或外固定，待骨性愈合后才能考虑负重，以避免或减少创伤性关节炎的发生。

中医传统手法中对此类骨折的诊治有悠久的历史，元代危亦林已提出牵引反向复位法。他在《世医得效方·正骨兼金镞科》中介绍："或骨突出在内，用手正从骨头拽归外；或骨突向外，须用力拽归内。"

笔者认为在诊治踝部骨折的时候应将传统手法治疗与现代医学及康复学结合，形成中西医结合的踝骨骨折治养结合新模式。

第二十四节　距骨骨折

距骨骨折（talus　fracture）相对少见，典型的距骨骨折多是高能量损伤的结果。多发于青壮年，占全身骨折的 0.5%左右，在跗骨骨折中占第二位。距骨表面的 60%覆盖关节软骨，没有肌肉和肌腱附着。其上方与胫骨形成踝关节，下方通过距下关节复合体与跟骨相关节，距骨头的远端与舟状骨形成关节。因此，距骨骨折属于关节内骨折，多发于距骨颈部，常损害滋养血管，远期容易发生距骨体缺血性坏死。

一、Hawkins 的距骨颈骨折的分型（图 3-123）

Ⅰ型：没有移位的距骨颈骨折。
Ⅱ型：移位的距骨颈骨折并距下关节半脱位或脱位。
Ⅲ型：移位的距骨颈骨折并距下关节与胫距关节脱位。
Ⅳ型：移位的距骨颈骨折并距下关节与胫距关节脱位，距舟关节脱位。

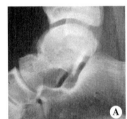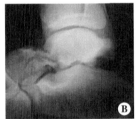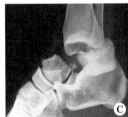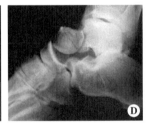

图 3-123　距骨颈骨折分型

A. 距骨颈骨折Ⅰ型；B. 距骨颈骨折Ⅱ型；C. 距骨颈骨折Ⅲ型；D. 距骨颈骨折Ⅳ型

二、临 床 表 现

1. 症状

有明显外伤史，伤后局部剧烈疼痛、肿胀，不能站立走路。

2. 体征

骨折明显移位则出现畸形、局部压痛、纵轴叩击痛，有时能触及骨擦音。距骨后突骨折，伤后踝后方跟腱两侧微肿、压痛，踝关节被动跖屈时疼痛加剧。

三、诊 断 要 点

（1）有明显的外伤史。

（2）临床表现：同上。

（3）常规足踝正位、侧位和斜位 X 线片可用于骨折的评估。正位和斜位（Mortise 位）可用于显示踝关节和距骨的关系，踝关节侧位片显示距骨颈骨折。应仔细阅片，观察有无合并其他骨折，

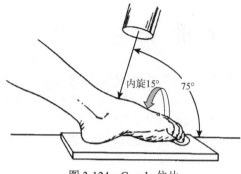

图 3-124　Canale 位片

譬如内踝骨折、跟骨骨折、舟骨骨折、骰骨骨折等。为进一步了解距骨骨折的内外翻移位，可行 Canale 位片（图 3-124）。CT 检查能更好地显示骨折特点、评估移位情况，还能发现最初 X 线片未能发现的骨折。针对距骨后关节面的压缩骨折，CT 检查更有意义。

四、治　疗

1. 手法复位

（1）距骨颈骨折（图 3-125）：患者经麻醉后，仰卧位，患肢屈膝 90°，助手环握小腿上部，医者手握前足。对于 Ⅱ 型骨折，术者将足轻度外翻，强力跖屈，向后推压，另一手握住小腿下端后侧向前提托，使距骨头与体两骨折块对合。对于 Ⅲ 型骨折，另一助手将足极度背伸，稍向外翻，并向下牵引，医者用两拇指将距骨体部向前方推压，使其复入踝穴，然后用拇指向前顶住体部，将前足稍跖屈，向后推压，使两骨折块对合。对于 Ⅳ 型骨折则先于跖屈位将脱出之距骨头向下推回原位，使骨折变成 Ⅱ 型或 Ⅲ 型，然后再按相应手法整复，如肿胀严重，可先行跟骨牵引 2~3 日，待消肿后再按上法整复。

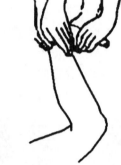

图 3-125　距骨颈骨折复位

（2）距骨后突骨折：一般不必复位，移位较大者可予手法复位。患者俯卧，屈膝，助手用力使足背伸，医者用两手拇指从后跟腱两侧用力将移位的骨折块向下推压，即可复位。

（3）距骨头骨折：一般移位不明显，不必复位。如移位较大可于跖屈位以拇指挤按复位。

牵引逐渐复位法：术前在病房采用骨牵引于 1~2 周内逐渐达到复位，然后连同牵引器械送入手术室实施手术，目的为减少损伤。但这种方法复位不可靠，而且增加患者卧床时间和各种相关并发症，已被逐步摒弃。

2. 手术复位

（1）切开复位内固定术：适用于距骨颈骨折合并距骨体后脱位及距骨体骨折严重移位，经手法整复失败者（图 3-126）。Hawkins Ⅰ 型骨折可行复位后空心钉内固定；Hawkins Ⅲ 型或 Ⅳ 型骨折需行切开复位内固定。术中显露不清晰者，内踝截骨有助于显露，完成距骨固定后复原内踝。

（2）距舟关节融合术：适用于距骨头粉碎性骨折、无法复位固定者。

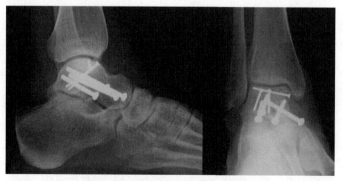

图 3-126　切开复位内固定术后

（3）胫距和距下关节融合术：适用于距骨粉碎性骨折或有进行性缺血性坏死征象者。

3. 固定

（1）距骨颈骨折：复位后固定，可取夹板四块，分别置于踝前足背内侧、踝前足背外侧、踝内侧、踝外侧，内踝下方及距骨头间背侧分别置一平垫，然后以胶带粘贴固定于距屈稍外翻位，也可以用石膏托或U形石膏固定。Ⅰ型骨折固定时间为8～12周，4～6周内不可负重。Ⅱ～Ⅳ型骨折复位后先于足部距屈轻度外翻位固定6～8周，再改功能位固定至骨性愈合。一般需3～4个月，不宜过早负重。

（2）距骨后突骨折：复位后以短直角托板或石膏托固定于踝背伸90°位4～6周。

（3）距骨头骨折：短直角托板或石膏托固定于功能位4～6周即可。

4. 中药内服

可按骨折三期辨证治疗，由于距骨愈合较慢，容易发生缺血性坏死，故中、后期应重用补气血、壮筋骨、促进骨痂生长的药物，解除固定后，配合中草药熏洗，以利关节活动。

5. 功能锻炼

复位固定后，即可开始足趾背伸、屈曲活动，以后做膝关节屈伸活动，在固定期间，不宜过早负重，解除固定后做踝关节屈伸、内翻、外翻等活动，并可配合局部按摩松解。

第二十五节　跟骨骨折

跟骨骨折（calcaneus fracture）是指由暴力所致跟骨的连续性中断，出现疼痛、肿胀、功能障碍的病症。跟骨骨折也是足跗骨骨折之一，最为常见，约占全部跗骨骨折的60%，多发生于成年人，儿童少见。跟骨，古代名"踵"。

跟骨是最大的跗骨，呈不规则的长方形，前部窄小，后部宽大，关节面众多。跟骨结节和前结节连线与后关节面切线构成25°～45°的结节夹角，名结节关节角，又名贝累氏（Böhler）角，为跟距关系的一个重要标志（图3-127）。跟骨骨折时，该角度变小，甚至呈负角，从而减轻腓肠肌的力量与足的弹性作用，也影响足的功能，跟骨前面与骰骨构成跟骰关节。跟骨载距突承受距骨颈，也是跟舟韧带的附着处，跟舟韧带很坚强，支持距骨头并承担体重。跟骨交叉角（Gissane角）正常为135°±10°，为由跟骨外侧沟底向前结节最高点连线与后关节面线的夹角，其增大提示跟骨丘部塌陷（图3-128）。

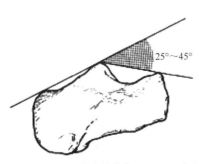

图3-127　跟骨结节关节角（Böhler角）

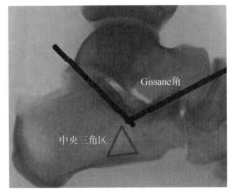

图3-128　跟骨交叉角（Gissane角）

一、基于 CT 的 Sanders 分型

在冠状面上选择跟骨后距关节面最宽处，从外向内将其分为 A、B、C 三部分，形成四部骨折（图 3-129）。

Ⅰ型：所有无移位骨折。

Ⅱ型：骨折明显移位（大于 2mm），后关节面含一条骨折线两个移位骨折块。

Ⅲ型：三部分骨折，典型骨折有一中央凹陷骨块。

Ⅳ型：后关节面为四部分及以上移位骨折。

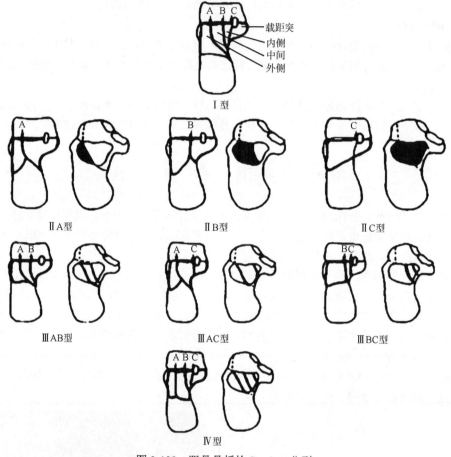

图 3-129　跟骨骨折的 Sanders 分型

二、临 床 表 现

1. 症状

跟骨骨折多有明显外伤史，伤后足跟部疼痛剧烈、肿胀明显，并出现瘀斑，瘀斑出现于跟骨内外侧，有时出现于足底部，患者不能站立行走。

2. 体征

跟部局部压痛，并有冲击痛，跟骨纵叩痛阳性，骨折严重者，足弓变低平，足部变长，足

跟增宽，活动患足跟部可使疼痛加剧，不能站立及行走。

三、诊断要点

1. 病史

有明显的外伤史。

2. 临床表现

同上。

3. 影像学表现

跟骨骨折的 X 线检查应包括 5 种投照位置。常规摄 X 线侧位片和轴位片，可以观察骨折的确切部位，是否有侧方移位、骨折线是否通过关节腔、跟骨结节关节角是否改变。侧位像用来确定跟骨高度的丢失（Böhler 角的角度丢失）和后关节面的旋转。轴位像用来确定跟骨结节的内翻位置和足跟的宽度。足的正位和斜位像用来判断前突和跟骰关节是否受累。另外，摄一个 Brodén 位像用来判断后关节面外形。CT 重建对于骨折的分型及评估非常有意义，须将 CT 与 X 线侧位片相结合判断。

四、治 疗

各类型跟骨骨折治疗的目标如下：①恢复距下关节后关节面的外形；②恢复跟骨的高度（Böhler 角）；③恢复跟骨的宽度；④腓骨肌腱走行的腓骨下间隙减压；⑤恢复跟骨长度、跟骨力线。尽量达到解剖复位，稳妥固定，避免发生并发症，便于早期活动。

制订治疗计划时应考虑以下因素：①患者年龄，绝大多数患者在 55 岁以下，高龄多种并存病患者需综合评估。②健康状况，如果肢体感觉丧失，无论是由创伤还是疾病（糖尿病或其他神经病变）所致，均属手术治疗的相对禁忌证。患者如有其他异常情况导致的活动受限，应采取保守方法治疗。③骨折类型，无移位或移位小于 2mm 时，采用非手术治疗；Sanders 分型Ⅱ型和Ⅲ型骨折采用切开复位更合适；Ⅳ型骨折多由有经验的医生切开复位，或融合。④软组织损伤情况，开放性骨折，可以行序列清创，有限固定，等待 2～3 周，待伤口稳定后再行内固定。⑤损伤后时间，手术应在伤后 3 周内完成。如果有肿胀、水疱或其他合并损伤而不能及时手术，适当等待后再处理。⑥医生的经验和条件，手术切开有一定的技术和设备要求，如不具备，不应盲目进行手术治疗。

1. 复位

（1）跟骨结节骨折：可通过 Thompson 试验来判断骨块有无与跟腱相连，让患者俯卧位，术者挤压腓肠肌，如能带动足部跖屈，则骨折块与跟腱不相连，反之则证明骨折块与跟腱相连。纵行骨折一般移位不大，如向上移位较大，呈鸟嘴样畸形时，可让患者取俯卧位，屈膝 90°，助手尽量使足跖屈，术者于跟腱两侧用力向上推挤骨折块使其复位（图 3-130）。

（2）经关节面的骨折：一般有移位，需要在克氏针的帮助下进行复位。视骨折移位的不同情况有不同的撬拨复位方法。常规消毒后在 X 线机下穿入克氏针于骨折块上，根据移位方向以及移位骨折块的多少使用单根或者多根克氏针进行撬拨复位。跟骨后关节面被翘起后，在粉碎的跟骨体内形成一个潜在空腔，为手法整复提供了有利条件。助手双手握患足足跟，向中心挤压，恢复跟骨高度，术者牵引患足前足，尽力跖屈，并用双拇指顶挤跟骨前部，以恢复跟骨结节角（图 3-131、图 3-132）。

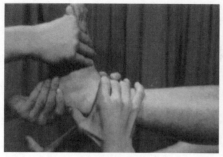

A. 挤压推按　　　　　　　　　　　　　　　B. 跖屈复位

图 3-130　跟骨结节骨折手法复位

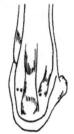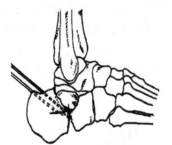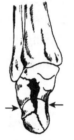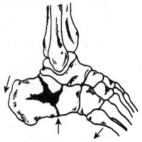

A. 骨折后面观　　　　B. 骨折撬拨侧面观　　　　C. 复位后侧面观　　　D. 固定后X线侧位片

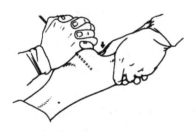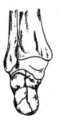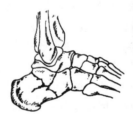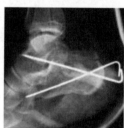

E. 撬拨下手法复位　　　F. 复位后后面观　　　　G. 复位后侧面观　　　H. 固定后X线侧位片

图 3-131　经皮克氏针撬拨整复及固定技术

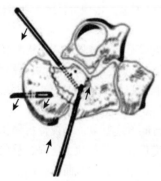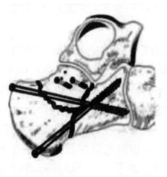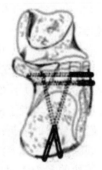

A. 经皮多方向辅助撬拨　　　　B. 复位后内固定侧面观　　　　C. 复位后内固定正面观

图 3-132　经皮克氏针撬拨复位示意图

　　X 线透视证实骨折复位满意，予克氏针固定，最后予足跖屈膝稍屈曲位石膏固定 4 周。4 周后拔除克氏针，更换短腿石膏固定 4 周。

　　（3）载距突骨折：一般移位不大，如有移位，复位时将足内翻并跖屈，并使用拇指将其推挤按压复位。

　　2. 固定

　　（1）石膏或小夹板固定：可使用石膏或者夹板固定。载距突骨折复位后固定时可以使用夹板，放置软垫保护后夹于跟骨两侧固定，最后予足托保护，亦可以使用短腿石膏固定 4~6 周，并在早期做足趾、踝关节功能锻炼。结节部骨折，如复位后稳定，可在足部跖屈位固定 4~6 周，如为不稳定骨折，则可以将克氏针经骨折块打入，尾端剪断留于皮肤表面，再予石膏固定。

　　（2）手术复位内固定：治疗常规使用外侧大 L 形切口，起于外踝尖上 4cm，腓骨与跟腱之间后 1/3，向下延伸至足部赤白内际处转向前于跟骰关节处。全层切开皮肤、皮下直至骨膜层，沿骨膜剥离暴露距下关节以及跟骰关节，可先由跟骨结节打入克氏针做牵引复位，纠正跟骨体的内翻以及压缩，再通过外侧骨折线间隙将塌陷的后关节面顶起，最后予钢板螺钉内固定（图 3-133）。

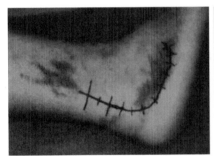
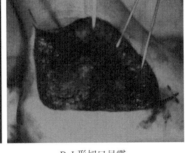
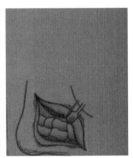

A. L 形模拟切口　　　　　　B. L 形切口显露　　　　　C. L 形切口下骨折示意图

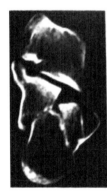
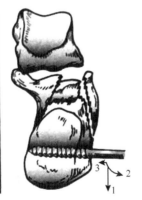
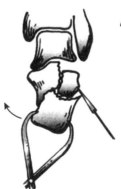
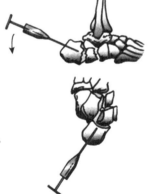

D. 粉碎性骨折X线片　　E. 跟骨结节置入克氏针　　　F. 骨折块复位　　　G. 撬拨下辅助骨折复位

图 3-133　外侧 L 形切口治疗移位的跟骨关节内骨折示意图

　　如果关节面严重粉碎，无法重建，则可以在恢复跟骨体的形态后予钢板螺钉内固定，然后二期行距跟关节融合手术。

　　由于外侧 L 形切口出现伤口不愈合、感染的风险较大，近年来微创下治疗跟骨骨折的报道越来越多，并取得了良好的效果。

3. 中药内服

可按骨折三期辨证治疗，由于距骨愈合较慢，容易发生缺血性坏死，故中、后期应重用补气血、壮筋骨、促进骨痂生长的药物，解除固定后，配合中草药熏洗，以利关节活动。

4. 功能锻炼

复位后即做功能锻炼，应该多行足趾活动以促进肿胀消退，多行膝、髋关节活动以防止关节僵硬。因需要较长时间的固定制动，为避免肌肉萎缩，可以在足背放置沙袋行下肢直腿抬高以及膝关节的抗阻屈伸锻炼。一般骨折，如没有涉及关节面，固定6～8周即可，其间可扶双拐不负重行走，锻炼足部活动。涉及关节面的塌陷粉碎移位明显的骨折，必须在复位固定2周后方可进行不负重的下地活动，并积极做踝关节以及足部的活动，通过关节的活动，可以使原来不平整的关节面得到进一步的复位。定期复查X线片，证实骨折愈合后方可负重。

第二十六节　跖骨骨折

跖骨骨折（fracture of metatarsal）是指足部跗骨以远至趾骨之间的骨损伤，是足部最常见的外伤性骨折，但也容易被忽视，多发生于成年人。在多发创伤的患者中最容易被漏诊，延误治疗，产生远期并发症。

跖骨共5块，从内向外依次为第一至第五跖骨，每块跖骨可分为基底、干和头三部。第一至第三跖骨底分别与1～3楔骨相关节，第四与第五跖骨底部与骰骨相关节。5块跖骨中，以第一跖骨最短、最粗、同时也最坚固，是支持体重的重要部位，在负重功能上最重要，骨折发生率也低。一旦骨折，应力求恢复解剖轴线，尽量使其恢复负重功能。于跖骨干中点测量内外骨皮质厚度，发现第二跖骨皮质最厚，其次为第一、第三跖骨，第四、第五跖骨皮质最薄。第一跖头的跖面通常有两籽骨，跖骨基底呈肾形，与第二跖骨基底之间无关节，亦无任何韧带相接，具有相当的活动性。外侧4个跖骨底之间均有关节相连，借背侧、跖侧及侧副韧带相接，比较固定，其中以第二、第三跖骨较为稳定。第四跖骨底呈四边形，与第三、第五跖骨相接。第五跖骨呈三角形，这两块跖骨具有少量活动性。第五跖骨底呈张开状，形成粗隆，向外下方突出，超越骨干及相邻骰骨外面，是足外侧的明显标志（图3-134）。

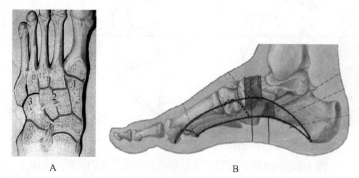

图3-134　跖骨结构（A）及足弓（B）

足跟骨、跗骨和跖骨组成的弧形结构，形成内、外两个纵弓和一个横弓。第一与第五跖骨头构成内、外侧纵弓前方的支重点，与后方足跟构成整个足部主要的三个负重点。5块跖骨间又构成足的横弓，跖骨骨折后，必须恢复其横弓及纵弓的关系。由于跖骨互相间的紧密联系和骨距靠近，除疲劳骨折和第五跖骨基底部骨折外，单独骨折的机会较少。

跖骨骨骺出现年龄，男性为 3~6 岁，女性为 1~5 岁；闭合年龄，男性为 17~19 岁，女性为 16~18 岁。

一、分　型

1. 跖骨干骨折

跖骨干骨折较为多见，可为单发也可为多发。由直接外力所致伤者多呈横断及粉碎状；由扭转及其他传导外力致伤者可造成斜形或螺旋形骨折。因屈肌及骨间肌的牵拉作用，骨折多向背侧成角。与骨折同时存在的软组织损伤应特别注意，常有在骨折复位后而发生的皮肤坏死，故在伤后需密切观察。

2. 跖骨颈骨折

跖骨颈骨折是较为常见的骨折形式，多为直接外力或传导外力致伤。骨折后，因骨间肌的牵拉，跖骨头多向跖侧移位而形成向背侧成角。复位不良会导致足跖侧压力异常引起疼痛。闭合复位很少能达到解剖复位，开放复位后应该用钢针做内固定。

3. 第五跖骨基底部骨折

第五跖骨基底部骨折是足部一种常见骨折。Damenon 和 Quill 把第五跖骨基底部分为 3 个区域（图 3-135）。

（1）Ⅰ区：Ⅰ区骨折为第五跖骨基底粗隆部的骨折，常为撕脱骨折。

（2）Ⅱ区：Ⅱ区骨折为第五跖骨基底干骺端骨折，骨折常为横行，又被称为 Jones 骨折。该区骨折可累及 4、5 跖间关节面。

（3）Ⅲ区：Ⅲ区骨折为干骺端以远 15mm 近端骨干的骨折，常为疲劳骨折（图 3-136）。

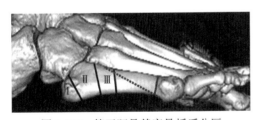

图 3-135　第五跖骨基底骨折后分区

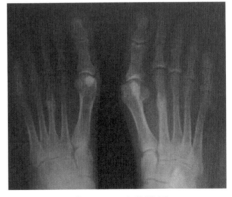

图 3-136　疲劳骨折

二、临床表现

1. 症状

跖骨骨折多有明显外伤史，或有劳损史。伤后足背疼痛剧烈，明显肿胀，足背及足底瘀血斑，不能站立走路。跖骨颈疲劳骨折，最初为前足痛，劳累后加剧，休息后减轻。

2. 体征

局部有压痛，有纵轴叩击痛，移位骨折处畸形，有时触及骨擦音与异常活动。跖骨颈疲劳骨折，2~3 周在局部可摸到骨隆突，由于没有明显的暴力外伤史，诊断常被延误。

三、诊 断 要 点

1. 病史

有明显的外伤史或劳损史。

2. 临床表现

同上。

3. 影像学表现

摄 X 线正、斜位片，可观察骨折的类型及移位情况而明确诊断。对于疲劳骨折，X 线片上骨折线不清，行 CT 检查有鉴别意义。

四、治　疗

开放骨折，在清创同时可行钢针内固定。有移位的跖骨骨折，需予以手法整复，整复后，敷以薄层药膏，包扎绷带，再顺跖骨间隙放置分骨垫，用粘胶固定，足背放弧面薄板垫，再扎绷带，然后穿上木板鞋固定 6～8 周。

1. 复位

有移位的闭合性跖骨骨折，需予以手法整复。复位时应在麻醉下进行，患者仰卧位，助手双手固定小腿下部，术者站于足对侧，一手四指放足背，拇指置足心，另手抓足趾，牵引 1～2 分钟（图 3-137A）。初牵引足趾向足背，约与跖骨纵轴成 20°～30°角，待远近骨折断端间重叠拉开对位后，再翻转向跖侧屈曲，与跖骨干纵轴间成 10°～15°角，同时在足心的拇指由跖侧推挤远侧断端向背使之对位（图 3-137B）。然后由背跖侧骨间隙对向夹挤分骨，矫正残余侧移位（图 3-137C）。

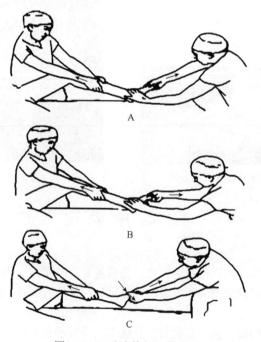

图 3-137　手法整复跖骨骨折

2. 固定

（1）第五跖骨基底骨折，行军骨折或无移位的骨干骨折可局部敷药，外用鞋底形托板或石膏托固定4～6周，待症状消失后即可行走。第五跖骨基底部骨折X线显示折线消失时间较长，不必待骨折线完全消失才行走。

（2）有移位的跖骨骨折，经手法整复后，敷以薄层药膏，包扎绷带，再顺跖骨间隙放置分骨垫，用粘胶固定，足背放弧面薄板垫，再扎绷带，然后穿上木板鞋固定6～8周。

（3）跖骨干部横断骨折愈合慢，需小腿石膏固定6周，一般多可愈合。如果发生不愈合，亦可局部植骨。

（4）跖骨茎突部撕脱之小骨块，常可在短期内愈合，不致造成长期病废，可用小腿石膏固定2～3周，早期扶拐活动。如骨折在4～6周后仍未愈合，一般多无症状，不需特殊治疗。

3. 手术切开复位内固定

有移位的跖骨干骨折行闭合复位相当困难，特别是仅有第二至第四跖骨骨折时。即使是所有跖骨均骨折了，因其相互的限制作用，在行闭合复位时也还是有相当困难的。虽然如此，对横行骨折而有明显移位者以及有明显跖背侧成角的骨折，仍应首先试行闭合复位。

跖骨颈骨折，复位不良会导致足跖侧压力异常而引起疼痛。闭合复位很少能达到解剖复位，多以开放复位，以克氏针或微型钛钢板做内固定（图3-138）。

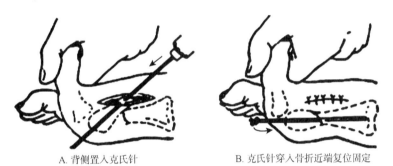

A. 背侧置入克氏针　　　　　　　B. 克氏针穿入骨折近端复位固定

图3-138　跖骨骨折克氏针固定术

手术操作方法：患者取仰卧位，可用局部麻醉，切口显露，以骨折部为中心，在足背部做一长约3cm的纵切口。切开皮肤及皮下组织，将趾伸肌腱拉向一侧，找到骨折端，切开骨膜并在骨膜下剥离，向两侧拉开软组织充分暴露骨折端。用小的骨膜剥离器或刮匙，将远侧骨折段的断端撬出切口处，背伸患趾，用手摇钻将克氏针从远侧骨折段的髓腔钻入，经跖骨头和皮肤穿出，使针尾达骨折部平面，将骨折复位再把克氏针从近侧骨折段的髓腔钻入，直至钢针尾触到跖骨基底部为止。然后剪断多余钢针，使其断端在皮外约1～2cm。缝合皮下组织和皮肤，将踝关节置于功能位，用膝下石膏托固定，若数根跖骨骨折，也可用同样方法进行处理。术后抬高患肢，一般术后6周去除石膏固定。也可以螺钉或钢板进行内固定。

4. 中药内服

可按骨折三期辨证治疗。

5. 功能锻炼

复位后即做功能锻炼，应该多行足趾活动以促进肿胀消退，多行膝、髋关节活动以防止关节僵硬。

第二十七节 趾骨骨折

趾骨骨折（fracture of phalanx）又称脚趾骨骨折，多见于成年人，居足部骨折第 2 位。小儿趾骨较短，骨折相对较少。左右足各有 5 趾，除蹈趾有 2 节外，其余趾均有 3 节，每节趾骨可分为底、体、滑车三部分。每趾的近节趾骨比较粗大，中节趾骨及末节趾骨呈结节状，小趾的中节趾骨与末节趾骨常融合成一块。足趾有助于维持平衡，且在步态周期推进期发挥作用。

趾骨近端骨骺出现年龄，男性为 2～6 岁，女性为 1～5 岁；其闭合年龄，男性为 17～19 岁，女性为 17～18 岁。

一、临 床 表 现

1. 症状

伤后患趾肿痛剧烈，活动受限，不能下地走路，或出现畸形。

2. 体征

局部压痛，纵向冲击痛，触诊可有骨擦音和异常活动。

二、诊 断 要 点

1. 病史

趾骨骨折多有明显外伤史。

2. 临床表现

同上。

3. 影像学表现

X 线正、斜位片可以明确诊断，并可以观察骨折类型（图 3-139）及移位情况。末节骨折多有纵向劈裂或横向分离移位，应予以注意。

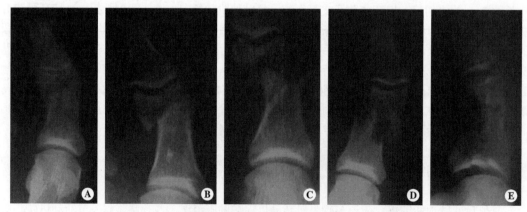

图 3-139 各种类型的趾骨骨折

A. 趾骨远端关节内骨折；B. 趾骨远端关节外斜形骨折；C. 趾骨远端关节内并骨干骨折；D. 趾骨干螺旋骨折；
E. 趾骨复杂关节内外粉碎性骨折

三、治　疗

趾骨骨折有伤口者，应清创缝合，预防感染，甲下血肿严重者，可穿刺放血或拔甲。

趾骨骨折很少需要手术治疗，大多数趾骨骨折可用保守方法治疗（图3-140）。骨折移位，可手法复位，必要时亦可开放复位，克氏针内固定。特别是关节内骨折块明显移位至第1跖趾关节内，骨折需要切开复位内固定，以防止畸形和关节退行变。开放骨折，骨折发生在末节而骨折块较小者，对游离骨块可予以切除，切除时要把残端趾骨用骨钳咬齐。

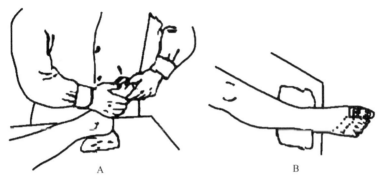

图3-140　趾骨骨折复位手法（A）与固定形式（B）

1. 复位

在局部麻醉下，患者取仰卧位，足跟垫一沙袋，术者用1块纱布包裹骨折远端，双手拇、示指分别握住两断端，进行相对拔伸，并稍屈趾，即可复位。若有侧方移位，术者一手拇、示指捏住伤趾末节拔伸，另一手拇、示指用捏挤方法使骨折端对位。

2. 固定

整复后，患趾用2块夹板置于趾骨背侧和跖侧固定。斜形骨折者，可行趾骨及皮肤牵引固定。也可手法整复后，固定在相邻足趾，但各趾之间要垫以纱布，然后再用粘膏固定，应注意不要过紧以免发生坏死。

对于开放性损伤要保持局部清洁防止感染，移位较大者，手法复位不满意，必要时可开放复位，克氏针内固定。

3. 中药内服

按骨折三期辨证治疗。

4. 功能锻炼

一般整复固定后，可练习足趾屈伸活动，3周后解除固定，便可下地行走。

第二十八节　骨　盆　骨　折

骨盆骨折（fracture of the pelvis）多为交通事故及工伤事故所致，多见于青壮年，约占骨折总数的1%～3%，随着医疗技术的提高，骨盆骨折病死率与致残率较以往有所降低。

骨盆是由骶骨、尾骨和两侧髋骨（髂骨、耻骨和坐骨）连接而成，如漏斗状的环形结构，称骨盆环。骨盆的骨连结有后方的骶髂关节和前方的耻骨联合。

骨盆上连脊柱，支持上身的体重，同时又是连接躯干与下肢的桥梁。躯干的重力通过骨盆传达到下肢，下肢的运动和振荡也通过骨盆传达到躯干。

骨盆环分为前、后两部。后部为承重弓，包括骶股弓和骶坐弓。骶股弓由两侧髋臼向上通过髂骨加厚部，经骶髂关节达骶骨，此弓在站立时支持体重；骶坐弓由两侧坐骨结节向上经髂骨加厚部，通过骶髂关节达骶骨，此弓在坐位时承受体重。

骨盆前部有上束弓和下束弓，上束弓经耻骨体及耻骨上支，防止骶股弓分离（图 3-141）；下束弓经耻骨下支及坐骨支，支持骶坐弓，防止骨盆向两侧分开（图 3-142）。此两弓起到约束、稳定和加强两个主弓的作用。

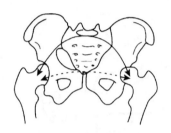

图 3-141　骨盆上束弓
实线：骶股弓；虚线：联结弓

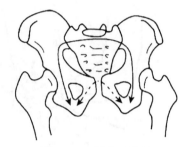

图 3-142　骨盆下束弓
实线：骶坐弓；虚线：联结弓

骨盆壁与盆腔脏器、神经、血管相邻近，骨折时可伴有这些组织结构的损伤。骶管内为马尾神经，骶神经根从 8 个骶神经孔出来，可因骶骨骨折而损伤。坐骨神经从坐骨大孔出骨盆，累及坐骨大孔的骨折如髋臼后缘及坐骨骨折可能损伤坐骨神经。坐骨和尾椎邻近直肠，骨折移位可能压迫或刺破直肠。两耻骨弓下方有尿道通过，当耻骨联合损伤、耻骨支骨折时，可损伤后尿道。髂外血管及股血管邻近耻骨上支，骨盆骨折移位引起大出血是一种不可忽视的严重并发症。

一、分　　型

1. 骨盆环无断裂骨折

（1）髂骨翼骨折：此类骨折多为直接暴力损伤所致（图 3-143）。骨折可为线状或粉碎性。因髂骨翼内外均有丰厚的肌肉及骨膜覆盖，此种骨折多无明显移位或仅有轻度移位。如果移位严重，常有广泛的软组织损伤及血肿形成。

（2）一侧或两侧单一耻骨支或坐骨支骨折：此类骨折多由侧方挤压所致，骨折端有轻度移位，但对骨盆的稳定性与负重功能无影响。

（3）骨盆撕脱骨折或骨骺分离：此类骨折多见于青少年运动损伤，肌肉猛烈收缩，将一部分骨质撕脱下来。常见髂前上棘撕脱骨折、髂前下棘撕脱骨折、坐骨结节撕脱骨折（图 3-144）。

（4）骶椎（S_2 以下）横断骨折：此类骨折多出现在高处跌倒，骶椎直接轴向受力时。骨折线为横行，偶尔远端可有向前移位，有时合并骶神经损伤，如生殖器和会阴感觉异常，肛门括约肌功能障碍；少数合并直肠破裂。

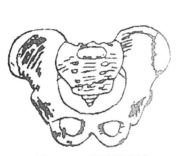

图 3-143　髂骨翼骨折

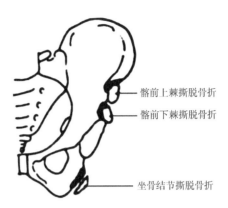

髂前上棘撕脱骨折

髂前下棘撕脱骨折

坐骨结节撕脱骨折

图 3-144　骨盆撕脱骨折或骨骺分离

2. 骨盆环一处骨折

　　骨折只在一处破坏了骨盆环的连续与完整，骨盆多不会发生明显的移位（图 3-145）。并发症小很少发生，骨盆环仍较稳定。常见有　侧耻骨上下支骨折，多由侧方挤压伤导致，骨折移位多不严重。因骨折发生在骨盆环前侧，未累及承重弓，故对骨盆环的稳定性及负重功能无大影响。

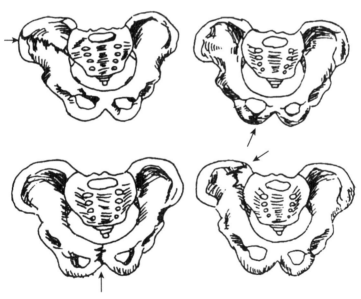

图 3-145　骨盆环一处骨折

箭头所指为骨折处

3. 骨盆环两处以上断裂骨折

　　此类骨折多由较大暴力所致，常有较大的移位及骨盆变形，骨盆环失去稳定性，病情重笃，并发症的发生率及死亡率高，是骨盆骨折中最严重的一型。常见有两种类型（图 3-146）。

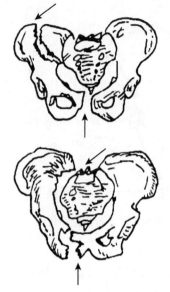

图 3-146 骨盆环两处以上断裂骨折

箭头所指为骨折处

（1）双侧耻骨上下支骨折：此类骨折多为骨盆侧方挤压所致。骨折多发生在耻骨段上，骨折端多有重叠或向后移位，常合并尿道损伤。

（2）骨盆环前后联合损伤：当较大暴力作用于骨盆环时，可导致骨盆环前方耻、坐骨骨折或耻骨联合分离与后方骶髂关节脱位或关节附近骶骨或髂骨骨折。由于骨盆环前、后两处断裂，结果使骨盆分为两半，伤侧连同患侧下肢一起沿骨盆纵轴内旋、外旋或向上移位，使骨盆变形。

4. 髋臼骨折

髋臼骨折发生于暴力经股骨头对髋臼的撞击的损伤，骨折的方式取决于暴力作用时股骨头的位置，可发生前柱、后柱和中心位置的骨折。髋关节脱位时股骨头撞击髋臼所致者亦多见。

在临床上，骨盆骨折具体分型多采用 Tile 分型（图 3-147）。

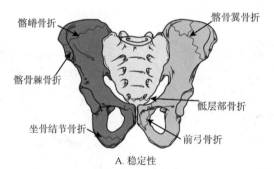

A. 稳定性

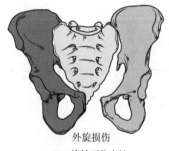

外旋损伤

B1. 旋转不稳定性

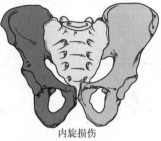

内旋损伤

B2. 旋转不稳定性

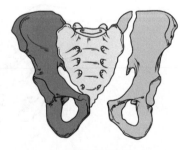

C. 旋转与垂直不稳定性

图 3-147 骨盆骨折的 Tile 分型

Tile 基于骨盆垂直面的稳定性、后方结构的完整性以及外力作用的方向，将骨盆骨折分为 A、B、C 三型，按顺序病情严重程度逐渐增加。但对每一个患者的具体处理，还需要个性化评估。

Tile 骨盆骨折分型是目前临床医生应用最广泛的分型方法，对临床医生确定治疗方案及手术方式有指导意义。

二、临床表现

1. 症状

单纯骨盆骨折多见局部疼痛、肿胀、瘀斑，起坐、站立和翻身时疼痛加重，甚至不能转动。

2. 体征

局部压痛、瘀血，下肢旋转、短缩畸形，可见尿道口出血，会阴部肿胀。骨盆环的骨折多见骨盆分离试验和骨盆挤压试验、4字征、扭转试验为阳性，但禁用于检查严重骨折患者。

三、诊断要点

1. 病史

多有明显外伤史。

2. 临床表现

同上。

3. 影像学表现

临床上多拍摄骨盆正位、出口位、入口位、髂骨斜位和闭孔斜位片，可明确骨折部位和骨折移位情况；髂骨翼内旋时，宽度变小，髂骨闭孔变大；髂骨翼外旋时，其宽度增加、闭孔变小。疑有骶尾椎骨折可摄骶尾椎正、侧位片。螺旋CT平扫加三维重建，可清楚显示骨盆骨折移位的情况，尤其是三维重建，对骨盆骨折的诊断，提供了一个更加直观的判断。

四、治 疗

急救时首先应注意患者的全身情况，是否有大出血（包括内出血）休克或创伤性休克表现，是否合并有内脏损伤。对于严重损伤血流动力学不稳定的患者，首先进行快速输液和输血，纠正休克，稳定血流动力学，应用创伤控制理论，对骨盆进行简单有效的外固定，减少搬动，防止继发损伤和生命危险。

对骨盆骨折的治疗，通常根据骨折的程度，骨盆环破坏的程度不同而确定不同的治疗原则。骨盆环完整的骨折处理相对较易，遵循复位、固定、药物和功能锻炼的原则。骨盆环破坏严重的骨折，复位和固定不易，而且常有严重的合并症，处理更需积极，常需应用手术进行大体复位和固定。必要时做尿道等内脏修补。

1. 复位固定

（1）骨盆环无断裂骨折

1）髂骨翼骨折：单纯髂骨翼骨折，骨折无须复位与固定，只需进行对症处理，卧床休息，局部外敷跌打药膏、镇痛膏等，待疼痛消失后，即可下地活动，预后良好。手术方式可选择拉力螺钉固定或重建钢板固定。

2）一侧或两侧单一耻骨支或坐骨支骨折：由于骨盆环完整，骨折无明显移位，故不需特别处理。早期治疗包括卧床休息数日，外敷跌打药膏，内服活血散瘀中药。卧床期间，膝下置以软垫，保持膝关节于半屈曲位，以减少疼痛，一旦疼痛消失，即可开始逐步负重活动。手术方式可选择重建钢板固定。

3）骨盆撕脱骨折或骨骺分离

a. 髂前上棘撕脱骨折：处理此种骨折，无论有无移位，骨折可迅速愈合，一般愈合后对功能亦无影响。髂前上棘骨折，骨折块有移位者，应予以手法复位：患者仰卧，患侧膝下垫高，使髋膝关节呈半屈曲位，术者用捏挤按压手法将骨折块推回原位。

早期需对症处理，卧床休息。卧床期间，用一软垫将膝部垫高，保持膝关节适当屈曲位，以减轻疼痛，3～4 周后，待骨折愈合，疼痛消失后，即可下地负重活动，通常 2～3 个月内可完全恢复功能。

b. 髂前下棘撕脱骨折：髂前下棘骨折，骨折块有移位者，应予以手法复位：患者仰卧，患侧膝下垫高，使髋膝关节呈半屈曲位，术者用捏挤按压手法将骨折块推回原位。

早期需卧床休息。卧床期间，保持屈膝位，以减轻疼痛，待疼痛消失后，即可下地活动。

对于髂前上棘或髂前下棘骨折，患者如果是运动员或要求高效运动者，首选切开复位，拉力螺钉内固定。

c. 坐骨结节撕脱骨折：患者取侧卧位，伸髋屈膝，术者用两手拇指按压使骨折块复位。复位后保持患肢伸髋屈膝位休息，以松弛腘绳肌，防止再移位。3～4 周后，待疼痛消失，即可恢复活动。一般愈合后周围可有许多新骨形成，但不影响功能。

4）第 2 骶椎以下横断骨折：无移位或移位轻微者，无须复位。

5）骶、尾骨骨折脱位：复位时患者取侧卧屈髋屈膝位。术者戴手套，示指伸入肛门内，扣住向前移位的骶或尾骨下端，向后推挤使其复位。

早期只需卧床休息，避免触碰，坐位时可加用气圈保护，避免承重。疼痛于数周或数月内即可逐渐消失，而无病废。

（2）骨盆环一处骨折：因此种骨折发生在骨盆前部，移位极少，骶髂关节无损伤，对骨盆稳定性及负重无影响，早期处理需卧床休息，外敷跌打药膏，内服活血散瘀中药。卧床期间，膝下垫一软垫，保持髋关节适当屈曲，放松腹部及大腿诸肌，以减轻疼痛。一旦疼痛消失，即可下地负重活动。

（3）骨盆环两处及以上断裂骨折

1）双侧耻骨上下支骨折：此种骨折骨盆后侧完整，骨折移位不大者，对骨盆稳定性及承重功能无大影响，骨折本身无须复位。骨折移位较大者，骨盆环的前方中间段游离，由于腹肌的牵拉而向上移位。整复时患者仰卧屈髋，助手把住腋窝向上牵引，术者双手扣住耻骨联合处，将骨折块向前下方扳提，触摸耻骨联合之两边骨折端平整时，表示已复位。整复后术者以两手对挤髂骨部，使骨折端嵌插稳定。

复位后卧床休息即可。卧床期间，膝下垫一软垫，保持髋关节适当屈曲位。以减轻疼痛。6～8 周即可下地负重活动。如合并尿道损伤，需由泌尿外科行修补尿道手术，骨折行切开复位钢板内固定。

2）骨盆环前后联合损伤：是骨盆骨折中最严重的一种，常合并有内出血及盆腔脏器损伤，伤势严重而复杂。处理不当不仅可遗留畸形，影响功能，甚至可危及患者生命安全。因此，首先处理危及生命的损伤及并发症，其次及时进行骨折的妥善处理。对此种骨盆环前后联合损伤，骨折移位，骨盆变形，应尽快予以复位，纠正骨盆变形，并给予持续的固定，以减轻疼痛、减少出血、防止再损伤、预防并发症，为骨折愈合、功能恢复提供良好的条件，防止畸形愈合。

a. 手法复位后患肢牵引加骨盆兜固定：可于一般情况稳定后，在硬膜外麻醉下手法复位。患者仰卧位，两下肢分别由助手扶持，用宽布带绕过会阴部（衬厚棉垫），后段兜住健侧坐骨结节，经健侧肩后外方；前段经患侧肩前外方，均固定于手术台端或墙钩上或助手把持，做对抗牵引，肩上部与手术台间撑一木板以防钳夹躯干；术者先将患侧髂骨向外轻轻推压，以利复位；然后患侧下肢略外展，两助手轻轻牵引双下肢，术者用双手将患侧髂骨嵴向远侧推挤，矫正向上移位，此时可听到骨折复位的响声。患者改为健侧卧，术者用手掌挤压髂骨翼，使骨折端互相嵌插。

复位后可用多头带包扎固定，分离型骶髂关节脱位用骨盆兜带将骨盆兜住，吊于牵引床的纵杆上，4～6周即可（图3-148）。对于骨折块连同伤肢向上移位者，同时在患侧下肢行持续皮肤牵引或股骨髁上牵引，重量约4～6kg。早期禁坐，以免骨折再移位。6～8周骨折临床愈合后，拆除固定，持拐行走，但患肢不负重。几周后逐渐锻炼负重步行。

b. 利用下肢骨牵引复位与固定：采用胫骨结节或股骨髁上持续骨牵引，以达到骨盆骨折逐渐复位与固定，是最基本、常用和安全的方法。如需牵引力量较大，最好用双侧下肢牵引，可以更好地使骨盆固定，防止骨盆倾斜。牵引重量一般为体重的 1/7～1/5，注

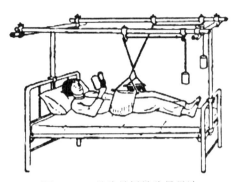

图3-148 骨盆骨折骨盆悬吊法

意开始时重量要够大，3～4日后，摄片复查骨折复位情况，再根据骨折复位情况酌情调整，直至复位满意后为止。维持牵引至骨愈合，一般需 8～12 周，不宜过早去掉牵引或减重，以免骨折再移位。骨盆分离，可同时加用一骨盆兜带悬吊骨盆，使外旋之骨盆复位。

若半侧骨盆单纯外旋，同时向后移位，亦可采用 90°-90°-90°牵引法。即在双侧股骨下端做骨牵引，将髋、膝和踝三个关节皆置于 90°位，垂直向上牵引利用臀肌做兜带，使骨折复位。此种方法的优点是便于护理，并可减少对髋部的压迫，避免发生压疮。

c. 利用外固定器复位与固定：此种方法具有使不稳定性骨盆环骨折重新获得稳定，迅速减轻疼痛、减少出血，并可早期离床活动，减少卧床并发症等优点。如果应用得当，疼痛可立即减轻，并可在床上活动。3～4日后，可带支架离床活动。部分患者使用外固定器固定后，半侧骨盆仍可向上移位，早期仍需要辅以下肢骨牵引，8～12 周后，可去掉外固定活动。总之，应用外固定器治疗骨盆骨折，是骨盆骨折治疗的方法之一，有一定的使用价值，但并不简单易行，需要有可靠的器械和一定的临床经验，应有严格的适应证，不宜普遍应用。

d. 手术治疗：采用手术切开复位，钢板螺钉、加压螺钉等内固定治疗骨盆环联合损伤。其优点是可以使不稳定性骨折迅速获得稳定，对耻骨联合分离、骶髂关节骨折脱位、髂骨完全骨折并明显移位等损伤效果较好。对陈旧性骨折后遗骶髂关节不稳定，经长期保守治疗无效，疼痛严重者，可行骶髂关节融合术。

（4）髋臼骨折

1）无移位的轻型髋臼骨折，只需卧床休息。为减少股骨头对髋臼的压迫，可以做患肢牵引，牵引期间，早期开始功能锻炼，6～8周后去除牵引，患肢不负重扶拐活动，然后逐渐恢复正常活动。

2）重型有移位髋臼骨折的处理，应予以整复和固定。常用的方法如下。

a. 利用下肢牵引整复和固定：绝大多数的患者，双方向的牵引可获得满意的结果。其方法是在股骨髁上或胫骨结节做骨牵引，牵引时既不内收也不外展，再在大小转子之间外侧上一螺钉，或从前向后打一克氏针做骨牵引，牵引方向与纵轴牵引成直角，向外侧牵引，注意使两牵力的合力方向与股骨颈方向一致。两牵引重量相同，一般各悬重 10kg（图3-149）。以后每天复查 1 次 X线片，直至股骨头重新回复至髋臼顶的下面。双方向牵引须维持4～6周，并在牵引下早期进行髋关节功能活动。8～

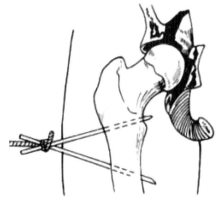

图3-149 髋臼骨折双方向牵引

12 周去牵引，不负重活动，3 个月后逐步负重行走。应用牵引治疗，脱位之股骨头一般很容易被拉出至正常位置，但髋臼骨折多不能被完全复位。通过牵引下的早期活动的模造作用，臼底扭曲变形而凹凸不平的部位可以被瘢痕组织充填变平，其表面形成一层纤维玻璃软骨，可重新形成一适宜的髋臼，仍可获得相当有用的功能，而且往往和 X 线片所反映的情况不一致。

b. 手术切开复位及内固定：明显的髋关节面不平和移位，最终将导致创伤性关节炎的发生。髋臼重要部位的解剖复位和稳定的内固定，可以改善移位骨折的预后（图 3-150）。手术应在伤后最初几天内进行。合并髋关节脱位者，必须急诊整复，然后用骨牵引维持复位与固定，待患者经过复苏及适当准备后即可手术。或先行牵引治疗，不能复位、关节内有软组织或较大骨片嵌于股骨头与髋臼之间者，应予以切开整复内固定。术后 1 周后开始关节活动，2 周后下地不负重活动。2~3 个月后骨折愈合并开始负重活动。

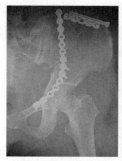
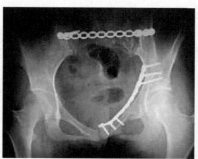
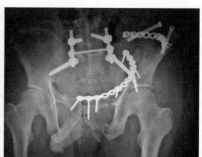

A. 骨折内固定正位片　　　B. 骨折内固定钢板正位片　　　C. 复杂骨折联合内固定正位片

图 3-150　髋臼骨折手术切开复位及内固定术后 X 线片

此种方法，应用得当，可以改善髋臼骨折的预后，能取得牵引复位和固定不能达到的效果。唯手术难度较大，特别是髋臼顶部与后柱的复位和固定比较困难。要求术者需具备一定的技术与经验，而且需要有理想的器材。否则，手术也会遇到想象不到的困难，甚至导致失败。

2. 中药内服

骨折早期，如因出血过多而引起休克时，可方选独参汤加附子、炮姜回阳救逆，同时冲服三七粉。若局部肿胀、疼痛严重者，应活血化瘀、消肿止痛，可选桃红四物汤加减。伤后下焦蓄瘀、腹胀纳呆、二便不通者，治宜通腑活血、顺气止痛，可选桃仁承气汤加减。如伤后小便不利、黄赤刺痛、小腹胀满、口渴发热等，治宜清热泻火，利水通淋，可选八正散加减。外用双柏散外敷。

骨折中后期按骨科三期辨证施治。

3. 功能锻炼

一般来说，未损伤骨盆后部负重弓者，伤后 1 周练习下肢肌肉收缩及踝关节伸屈活动，伤后 2 周练习髋膝关节伸屈活动，3 周后扶拐下地活动。如骨盆后部负重弓损伤者，固定牵引期间应加强下肢肌肉收缩锻炼及踝关节活动，解除固定、牵引后，应抓紧时间进行各方面的练功活动。

第二十九节　颈椎骨折

颈椎骨折，指因直接或间接暴力所致的颈椎骨、关节及韧带的损伤，常伴有脊髓神经损伤，多属不稳定性骨折，是脊柱损伤中较严重的一种类型。根据骨折部分可分为上颈椎骨折和下颈椎骨折。常见的上颈椎骨折包括寰椎骨折、齿状突骨折、枢椎椎弓峡部骨折（Hangman 骨折）等，分别占颈椎骨折的 3%～13%、10%～20%、4～7%；下颈椎骨折主要是包含 C_3～C_7 节段区域内的骨折，约占颈椎骨折的 65%。

一、分 型

1. 寰椎骨折

根据损伤机制，Levine-Edwards 将寰椎骨折分为以下 3 种类型（图 3-151）。

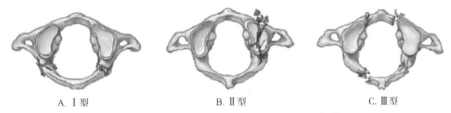

A. Ⅰ型   B. Ⅱ型   C. Ⅲ型

图 3-151 寰椎骨折的 Levine-Edwards 分型

（1）Ⅰ型：为寰椎后弓骨折，由于过度后伸和轴向载荷作用于枕骨髁与枢椎棘突之间，并形成相互挤压外力引起，可并发齿状突骨折或枢椎椎体骨折。

（2）Ⅱ型：为寰椎侧块骨折，有时波及椎动脉孔。

（3）Ⅲ型：由于轴向挤压而导致寰椎前弓和后弓双骨折，又称 Jefferson 骨折。

寰椎骨折同时合并寰椎横韧带断裂，可引起寰椎向前脱位，同时齿状突相对后移，可挤压脊髓，引起脊髓损伤，甚至出现全身瘫痪或死亡风险，应给予高度重视。

2. 齿状突骨折

齿状突具有独特的解剖形态，与寰椎及附着韧带构成寰枢椎复合体，齿状突作为该复合体的重要骨性中轴，是维持局部稳定最为重要的结构。齿状突骨折将直接导致局部解剖及生理功能的破坏，形成寰枢椎不稳。齿状突骨折主要由车祸导致，造成齿状突骨折的暴力通常由水平的剪切力和垂直的压缩力组合而成。根据损伤的机制及骨折形态，Anderson-D'Alonzo 将齿状突骨折分为 3 型（图 3-152）。

（1）Ⅰ型：是齿状突尖部骨折，为齿状突尖韧带和一侧的翼状韧带附着部的撕脱骨折，较为少见。损伤机制为暴力与矢状面成 90°施力。

（2）Ⅱ型：是指涉及齿状突颈部的骨折，此型最为常见并且不稳定，可见向前或向后移位。损伤机制为暴力与矢状面方向成 45°施力。

（3）Ⅲ型：是指延伸到枢椎椎体的骨折，骨折端下方有较大的松质骨基底，骨折线常涉及一

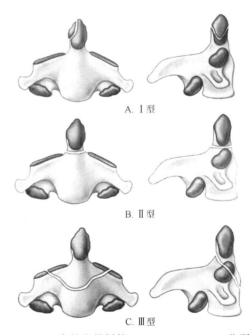

A. Ⅰ型

B. Ⅱ型

C. Ⅲ型

图 3-152 齿状突骨折的 Anderson-D'Alonzo 分型

侧或两侧的枢椎上关节面。损伤机制为暴力直接施加在矢状面上。

3. 枢椎椎弓峡部骨折

枢椎椎弓峡部骨折，是指发生在枢椎上下关节突之间的椎弓峡部骨折，常伴有周围韧带及椎间盘损伤，从而合并 $C_2 \sim C_3$ 节段不稳或脱位，又称 Hangman 骨折。常为过伸及轴向压缩力引起。根据损伤的机制及骨折形态，Levine-Edwards 将枢椎椎弓峡部骨折分为 4 型（图 3-153）。

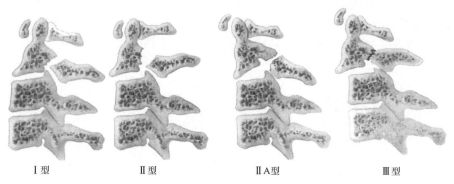

Ⅰ型　　　　Ⅱ型　　　　ⅡA型　　　　Ⅲ型

图 3-153　枢椎椎弓峡部骨折的 Levine-Edwards 分型

（1）Ⅰ型：包括所有非移位的关节突间部骨折，枢椎椎体相对于 C_3 椎体后上缘没有成角或移位小于 3mm。损伤机制为头部过伸暴力加轴向压缩。

（2）Ⅱ型：移位大于 3mm，损伤机制为在过伸和轴向压缩引起枢椎关节突间部近乎垂直的骨折，随后突然地屈曲导致 C_2/C_3 椎间盘损伤，枢椎椎体向前移位、成角。

（3）ⅡA 型：指 C_2/C_3 椎间严重成角，骨折线从后上到前下斜行通过枢椎椎弓，提示极不稳定。损伤机制为屈曲、牵张为主。

（4）Ⅲ型：是指双侧关节突间部骨折，移位严重，且伴有下关节突脱位。损伤机制为头部屈曲暴力加轴向压缩。

4. 下颈椎骨折

下颈椎，一般指枢椎以下的颈椎，包括 $C_3 \sim C_7$ 节段。下颈椎的解剖结构允许其可进行前屈、后伸、侧屈、旋转等较大范围的活动，各方向的活动中受到不能负载的外力损伤时，可发生下颈椎骨折。2015 年 AOSpine 分型小组提出了以新的损伤形态分类为基础的 AOSpine 下颈椎损伤分型方法，包括 4 个部分：①损伤形态；②关节突关节损伤状态；③神经功能状态；④特殊案例修正。通过以上 4 个部分对下颈椎损伤进行具体描述。

（1）损伤形态

A 型：椎体压缩骨折，张力带完整（图 3-154），又可分为以下 5 型。

A0 型：无骨折或轻微损伤，如单一椎板或棘突骨折。

A1 型：涉及单一终板的椎体压缩骨折，椎体后壁完整。

A2 型：涉及上下两个终板的椎体冠状裂缝或钳夹骨折，不累及椎体后壁。

A3 型：涉及单个终板的椎体爆裂骨折，累及椎体后壁，伴有骨块后移。

A4 型：涉及上下两个终板的椎体爆裂骨折或椎体矢状面骨折，累及椎体后壁。

B 型：下颈椎结构的牵张分离，导致后方或前方张力带损伤，脊柱轴向对线良好，无移位和脱位（图 3-155）。

B1：后方张力带损伤（骨），骨结构分离骨折，涉及椎体的后方张力带损伤，前方结构（椎间盘或纤维环）可能被累及。

B2：后方张力带损伤（骨、关节囊、韧带），后方关节囊-韧带或骨-关节囊-韧带结构完全破坏或分离。前方结构（椎体或椎间盘）可能被累及，并应指定具体的哪种分离。

B3：前方张力带损伤，前方结构（椎体、椎间盘）破坏或分离，累及后方附件。这种损伤可能通过椎体-椎间盘，也可单一通过椎体本身（如强直性脊柱炎）。完整的后方张力带有助于阻止严重的移位。

C 型：一个椎体相对另一个椎体在任何方向上移位或旋转，前方、后方、侧方移位，垂直方向分离（图 3-156）。

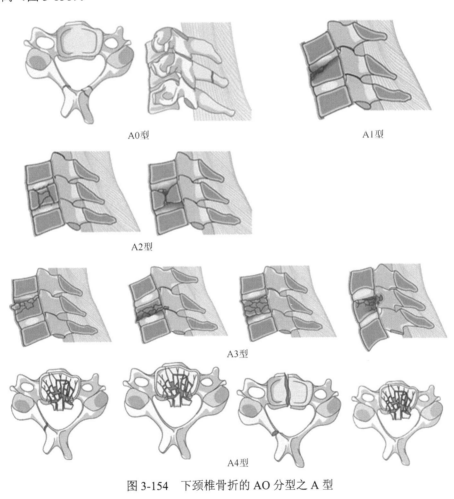

图 3-154 下颈椎骨折的 AO 分型之 A 型

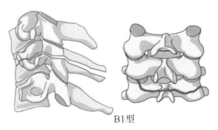

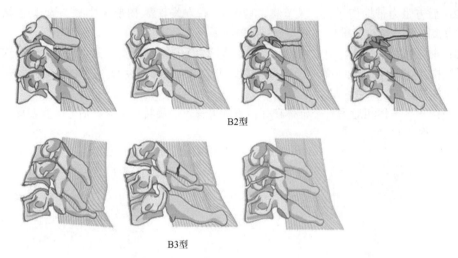

B2型

B3型

图 3-155　下颈椎骨折的 AO 分型之 B 型

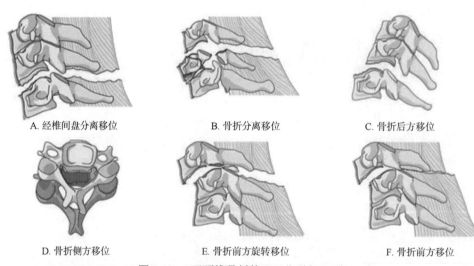

A. 经椎间盘分离移位　　　　　B. 骨折分离移位　　　　　C. 骨折后方移位

D. 骨折侧方移位　　　　　E. 骨折前方旋转移位　　　　　F. 骨折前方移位

图 3-156　下颈椎骨折的 AO 分型之 C 型

（2）关节突关节损伤状态（图 3-157）

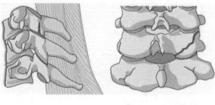

F1型

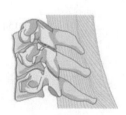

F2型

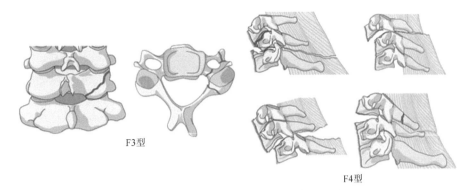

F3型

F4型

图 3-157 下颈椎骨折的 AO 分型之 F 型

F1 型：无移位的关节面骨折（上下关节面）碎片＜1cm，累及侧块＜40%。

F2 型：关节面骨折伴随潜在的不稳（上下关节面）碎片＞1cm，累及侧块＞40%，或伴有移位。

F3 型：侧块漂浮。在特定节段或一系列节段，椎弓根和椎板破坏导致上下关节突分离。

F4 型：关节病理性半脱位或分离。头端椎体的下关节突的尖端位于尾端椎体上关节突的上端上；头端椎体的下关节面在尾端椎体上关节面上平移，并维持在尾端椎体上关节面的腹侧。

（3）神经功能状态

N0：神经功能正常。

N1：暂时性神经功能障碍，随着时间推移，可完全恢复（在受伤后的 24 小时内）。

N2：神经根性症状。

N3：不完全性脊髓损伤。

N4：完全性脊髓损伤。

Nx：不能确定神经功能情况。

（4）特殊案例修正

M1：后方关节囊韧带复合体损伤，而没有完全断裂。

M2：严重的颈椎间盘突出。

M3：僵硬性或代谢性骨病，如弥漫性特发性骨肥厚症、强直性脊柱炎、颈椎后纵韧带骨化症、胸椎黄韧带骨化症等。

M4：椎动脉损伤征。

二、临 床 表 现

1. 症状

颈椎骨折多有明确外伤史，以直接暴力多见。伤后出现颈部疼痛、僵硬、活动受限。上颈椎骨折，可出现声音嘶哑、吞咽困难、头痛、枕大神经痛、肢体麻木、一过性瘫痪或全身瘫痪、二便失禁等症状。下颈椎骨折，合并脊髓、神经损伤时，轻者出现神经根刺激症状，重者可出现不全瘫，甚至完全截瘫。

2. 体征

局部可见肿胀、压痛或伴有颈部外观畸形。

三、诊 断 要 点

1. 病史

多有明显外伤史。

2. 临床表现

具有颈椎骨折后产生的疼痛、颈部活动受限、神经功能障碍，以及颈部外观畸形的表现。

3. 影像学表现

颈椎骨折在颈围保护下行 X 线检查，拍摄颈椎正侧位及张口位片，必要时加摄斜位片，明确骨折部位、移位方向及椎管内占位情况，以做出初步损伤程度判断。

四、治　疗

脊柱是具有生物力学稳定性同时又具有活动功能的结构，因此，颈椎骨折的治疗应遵循重建稳定性和尽量保留活动功能的原则，并根据骨折类型、患者年龄及患者自身要求采取合适的治疗方案。

1. 复位

颈椎骨折复位前应首先确定好适应证，如已出现全瘫，则不必复位，若尚有部分功能存在或无瘫痪，结合影像学检查，应及时复位，越早越好。

（1）寰枢椎骨折手法复位：患者取仰卧位，头探出床头，助手两手扳住两肩固定身体，医生用一手托枕部，一手托下颌，使头处于仰位，进行拔伸。拔伸力要逐渐加大，在拔伸情况下缓慢进行头的轻度前后（屈伸）活动和试探进行旋转活动，活动范围不能太大，以达到骨折和脱位复位与舒理筋络为目的。

（2）下颈椎骨折卧位复位法：患者最好取俯卧位，如伤重翻身不便，亦可取仰卧位。在给患者翻身活动时，务必保持头身一致转动，勿在翻身时扭动颈椎，以免出现意外。患者卧位后，一助手用两手分别托在枕部与下颏，缓缓用力拔牵，使头呈过伸位（屈曲型），另一助手用两手攀患者两肩向下，做对抗牵引，用力持续稳定，待患者肌肉放松时，术者用两手拇指按压后凸的棘突，牵引头部的一助手配合轻轻旋动头部以助复位，有时可听到复位音。复位后仍保持牵引，将患者置仰卧位，颈部放在特制的枕头上，使头部处于过伸位（图 3-158）。

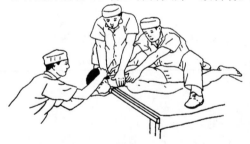

图 3-158　下颈椎骨折卧位复位法

（3）颈椎骨折牵引复位：让患者仰卧在床上，医生坐于患者头前，用手牵引头部，用足踏在患者双肩并用力向下推，形成相对牵引以复其位。复位后可采用枕颌带牵引或颅骨牵引弓牵引，牵引重量为 2～4kg，牵引体位为头过伸位，牵引时间为 2～4 周，撤除牵引后，可用颈托固定，下床活动。也可在牵引复位后，采用头颈胸 Halo 架外固定，早期下床活动。

2. 固定

（1）寰椎骨折：无移位骨折者可用颈围固定 8～12 周；移位骨折但无合并横韧带断裂，可用枕颌带牵引或颅骨牵引 3 周，牵引重量为 2～5kg，也可用 Halo 架或头颈胸石膏固定 8～12 周。寰椎骨折合并横韧带断裂者，采用内固定手术治疗。

（2）齿状突骨折：无移位的 I 型、III 型，采用 Halo 架或头颈胸石膏固定 8～12 周。对于有移位的齿状突骨折，应予颅骨牵引，牵引重量可从 2kg 逐步增加到 5kg。当 X 线片透视复位满意后，在牵引状态下用 Halo 架或头颈胸石膏固定 8～12 周。对于 II 型及 II A 型齿状突骨折，采用手术复位内固定术。

（3）枢椎椎弓峡部骨折：无移位的 I 型损伤，属于稳定型，可采用 Halo 架或头颈胸石膏固定 8～12 周。对于不稳定的 II 型、II A 型和 III 型损伤，采用手术切开内固定术治疗。

（4）下颈椎骨折：无移位骨折者可采用 Halo 架或头颈胸石膏固定 8～12 周。对于有移位的下颈椎骨折，但不伴有脊髓、神经损伤时，应予颅骨牵引复位后，采用 Halo 架或头颈胸石膏固定 8～12 周。对于有移位的下颈椎骨折，同时伴有不完全性脊髓损伤或神经根损伤时，应予颅骨牵引复位后，采用减压复位内固定手术治疗。对于有移位的下颈椎骨折，同时合并完全性脊髓损伤者，直接手术减压复位，进行重建颈椎稳定的内固定手术治疗。

手术治疗的适应证：①寰椎骨折合并横韧带断裂；②II 型及 II A 型齿状突骨折；③不稳定的 II 型、II A 型和 III 型枢椎椎弓峡部骨折；④下颈椎骨折伴有脊髓、神经损伤时；⑤上、下颈椎骨折，不伴有脊髓及神经根损伤时，保守治疗失败。手术方式可采用前路切开或闭合复位内固定术、后路切开复位内固定术、前后路联合复位内固定术。

3. 中药内服

按照骨伤科三期治疗，结合具体体质因素辨证用药。

4. 功能锻炼

早期功能锻炼可促进全身气血流通，加强新陈代谢，提高机体抵抗力，防止肺部感染、压疮、尿路感染等并发症，同时可以锻炼肌力，为恢复肢体功能与下地活动准备条件。无脊髓及神经根损伤的颈椎骨折，应在外固定保护下，早期下床活动；需要在床上牵引者，主动进行四肢功能锻炼。对于合并脊髓及神经损伤患者，术前后均应早期行四肢主动或被动功能锻炼及床上翻身活动，为早期下地活动做准备；并鼓励患者进行深呼吸及简单的扩胸、鼓肚锻炼，以促进呼吸、胃肠功能恢复。

第三十节　胸腰椎骨折

脊柱骨折十分常见，约占全身骨折的 5%～6%，其中胸腰段骨折最常见。胸腰椎是人体的中枢支柱，胸腰椎交界处活动较多，是较容易损伤的部位，胸腰椎骨折常见的两种类型为骨质疏松性压缩性骨折及爆裂性骨折。

骨质疏松性压缩性骨折一般指前屈伤力造成椎体前半部分（前柱）压缩，脊椎后部的椎弓（后柱）正常。椎体通常为楔形变，是脊柱骨折中较多见的损伤类型。本病易发于 50 岁（绝经）之后的女性及 70 岁之后的男性，临床上以 L_1、T_{12} 常见，其次是 T_{11}、L_2、L_3。高处坠落伤及交通事故是胸腰椎爆裂性骨折的主要原因，致伤暴力包括过度的前屈、后伸、挤压、分离、剪切和旋转等，超过生理极限即可引起损伤。

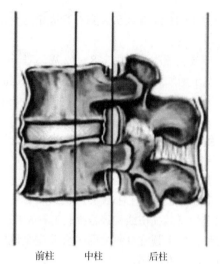

图 3-159　胸腰椎的解剖结构

前柱：椎体的前 2/3，纤维环的前半部和前纵韧带；中柱：椎体的后 1/3，纤维环的后半部和后纵韧带；后柱：后关节囊、黄韧带、骨性神经弓、棘上韧带、棘间韧带和关节突

每块脊椎分椎体与附件两部分。可以将整个脊柱分为前、中、后三柱（图 3-159）。中柱和后柱包裹了脊髓和马尾神经，该区的损伤可以累及神经系统，特别是中柱的损伤，碎骨片和髓核组织可以突入椎管，损伤脊髓，因此对每个脊柱骨折病例必须了解有无中柱损伤。胸腰段脊柱（T$_{10}$～L$_2$）处于两个生理弧度的交会处，是应力集中之处，因此该处骨折十分常见。

一、分　型（图 3-160）

1. 单纯性楔形压缩性骨折

通常为高空坠落伤，足、臀部着地，身体猛烈屈曲，产生了椎体前半部压缩。暴力沿 X 轴旋转的力量，使脊柱向前屈曲，椎体前方压缩，或沿 Z 轴过度侧屈，椎体的一侧出现侧方压缩。一般压缩不超过椎体高度的 1/3 时，只损伤前柱，中、后柱结构无损坏，属稳定性骨折；如压缩超过 1/3，则后柱的小关节有不同程度的损伤，脊柱后凸畸形明显，且后部结构的张力增加，可遗留慢性腰痛。老年骨质疏松，滑倒及弯腰损伤，甚至弯腰动作轻微的力量可引起压缩性骨折。

2. 稳定性爆裂性骨折

暴力来自 Y 轴的轴向压缩，如高空坠下跟部着地而脊柱保持正直，胸腰段椎体因纵向的挤压而破碎，由于不存在旋转的暴力，脊柱的后柱则不受影响，但破碎的椎体与椎间盘可突出于椎管的前方而损伤脊髓。

3. 不稳定性爆裂性骨折

暴力来自 Y 轴的轴向压缩以及顺时针或逆时针的旋转，可能还有沿 Z 轴的旋转力量的参与，使脊柱的前、中、后三柱同时出现损伤，造成脊柱不稳定、创伤后脊柱后凸畸形和进行性神经损害。

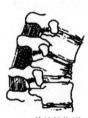
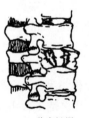
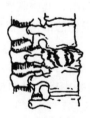
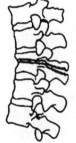
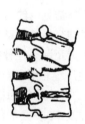
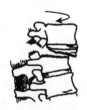

A. 单纯性楔形压缩性骨折　　B. 稳定性爆裂性骨折　　C. 不稳定性爆裂性骨折　　D. Chance骨折　　E. 屈曲-牵拉型损伤　　F. 骨折-脱位

图 3-160　胸腰椎骨折分类

4. 椎体水平撕裂性骨折（Chance 骨折）

暴力来自沿着 Y 轴旋转的力最大，使脊柱过伸而产生损伤，同时还有沿着 X 轴旋转力量的参与。例如从高空仰面落下，着地时背部被物体阻挡，脊柱过伸，前纵韧带断裂，椎体横行裂开，棘突互相挤压而断裂，有时发生上一节椎体向后移位。

5. 屈曲–牵拉型损伤

典型的损伤机制为由于汽车座带束于患者的腹部，当高速行驶的汽车突然减速或撞车时，束带以上的躯干由于惯性作用而前屈，前冲的力量同时产生一个向前拉伸的力量，椎体后部的韧带先完全撕裂，继而脊柱的后柱撕裂，椎体由后方向前撕裂。常合并有脊髓神经的损伤。

6. 脊柱骨折–脱位

暴力来自 Z 轴，如强大的暴力直接撞击伤者的后背部，脊椎沿横面产生移位，通常是椎间盘平面损伤，脊柱的三柱完全破坏，脱位导致的损害程度往往比骨折严重，由于椎管的对线对位被破坏，脊髓损伤非常严重，甚至完全断裂。当关节突完全脱位时，上位椎骨的下关节突移至下一节椎骨的上关节突的前方，相互阻挡，称为关节交锁。这种损伤极为严重，脊髓损伤难免，预后差。在高能量损伤的车祸、塌方、高空跌坠等，常存在压缩、旋转等综合暴力，引起严重的骨折脱位。

二、临 床 表 现

1. 症状

根据外伤史推断受到的暴力，大多数胸腰椎骨折为间接暴力所致。暴力的传导，可引起直接受伤点以外的部位的骨折。多有腰背痛，而老年人的胸腰椎压缩性骨折，往往主诉下腰痛。疼痛在站立及改变体位时加剧。站立、坐位和翻身困难，各方向活动受限并引起疼痛加重。不同平面、不同程度的脊髓受伤后，出现不同的脊神经功能异常、肢体的麻木或疼痛、瘫痪和二便功能障碍。

2. 体征

骨折部位有明显的压痛和肌肉的痉挛。

三、诊 断 要 点

1. 病史

多有明显外伤史。

2. 临床表现

腰背痛、腰部活动可诱发疼痛加重，可伴有神经损伤的症状，局部有明显压叩痛。

3. 影像学表现

X 线检查是首选的检查方法，可根据临床检查所怀疑的损伤部位，进行必要的 X 线检查。体位选择正侧位，必要时拍摄斜位片。

四、治 疗

胸腰部的损伤在急诊时就要提高警惕，不能在搬运过程中屈曲、过伸和扭转脊柱，以免造成进一步的损伤。一个人抬头，一个人抬脚或用搂抱的搬运方法十分危险，因为这些方法会增加脊柱的弯曲，可将碎骨片向后挤入椎管内，加重脊髓的损伤（图 3-161）。正确的方法是采用担架、木板甚至门板运送。先使伤员双下肢伸直，木板放在伤员一侧，三人用手将伤员平托至门板上；或二三人采用滚动法，使伤员保持平直状态，成一整体滚动至木板上（图 3-162）。

胸腰椎骨折治疗之前，必须明确诊断，对骨折的部位，三柱损伤的程度，其稳定性如何，是否合并脊髓、马尾或神经根的损伤以及腹膜后血肿等做到心中明了。对于单纯骨折、稳定性骨折，多采用非手术治疗，而卧床休息是非手术治疗的基本疗法。对于骨折后脊柱成角畸形要加以矫正，一般通过手法复位或借助器械加以复位。而对有脊髓损伤的不稳定性骨折，治疗要及时，要立即使用类固醇激素以对抗脊髓的再损伤。

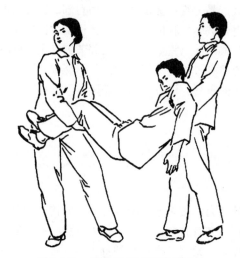

图 3-161　脊柱骨折不正确搬运法

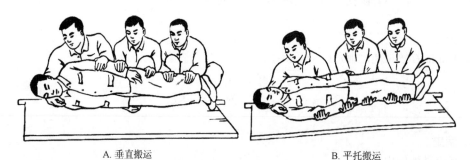

A. 垂直搬运　　　　　　　　　　　B. 平托搬运

图 3-162　脊柱骨折正确搬运法

1. 复位

（1）单纯性压缩性骨折

1）椎体压缩不到 1/5 者，或年老体弱不能耐受复位及固定者，仰卧硬板床，骨折部位垫厚枕，使脊柱过伸，同时嘱伤员 3 日后开始做腰背肌锻炼。开始时臀部左右移动，稍后屈髋屈膝，臀部抬离床面，逐渐过渡到用双足和头部顶床，腰背离床抬起，身体呈弓状。年轻者 4～6 周带腰围下地活动，但不得弯腰。伤后 3 个月可正常活动。年老体弱者，卧床 4 周即可戴腰围下地活动，3 个月内不能弯腰。

2）椎体压缩高度超过 1/5 的青年和中年骨折，可用过伸悬吊复位法进行复位，矫正向后成角畸形。过伸悬吊复位的方法：患者俯卧，双上肢置于头部两侧，双侧踝关节处用中巾包裹，用牵引带缚紧踝部。有滑轮装置的牵引架置于床尾将牵引带向上方牵引，使患者腹部离床，仅胸部着床，维持牵引约 7～10 分钟（图 3-163）。将一软枕垫于胸前，术者立于床边，触摸到骨折部位突起的棘突。用一手掌压于骨折部分，另一手复压于第一手的手背上，嘱患者做深呼吸，在患者呼气之末用力向下按压，使骨折部位的脊椎向前移，一般压 3～5 次，检查后凸畸形消失即可。操作前可适当使用止痛剂。复位后患者卧床休息，同时做腰背肌功能锻炼，6～8 周后戴腰围下地活动，禁止弯腰 3 个月。

3）腰部后部结构的骨折，如椎弓骨折、棘突骨折、横突骨折，可卧床休息，并用腰围制动，卧床时间相对延长至 4～6 周，起床后继续佩戴腰围，时间约 2～3 个月。同时进行腰背肌功能锻炼和其他保守治疗。

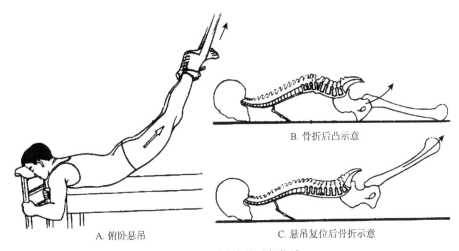

B. 骨折后凸示意

A. 俯卧悬吊

C. 悬吊复位后骨折示意

图 3-163　过伸悬吊复位法

（2）椎体爆裂性骨折或脱位：单纯的椎体爆裂性骨折，一般无合并脊髓和马尾神经损伤者，可卧床休息，佩戴腰围，同时行腰背肌功能锻炼。移位骨折，尤其是向椎管方向移位者需卧床 6～8 周。

2. 固定

对脊柱的治疗，强调恢复脊柱的解剖及功能单位，重视受压的脊髓神经的减压和防治脊髓的再损伤。对于严重的脊柱骨折脱位和脊髓损伤的患者，采用手术减压和内固定，已成为目前的主要方法。

3. 中药内服

脊柱骨折的辨证用药有一定的规律性，早期血瘀气滞，治法为理气活血，泻下逐瘀，用复元活血汤，便通后改用活血祛瘀汤；中期气血不足，血瘀未清，治宜益气养血、和营通络，方用壮筋养血汤加黄芪，以活血通络；后期气血未和，肝肾亏虚，治法宜补肾强筋活血通络，用补肾活血汤，截瘫患者气虚血瘀，宜益气活血为主。

4. 功能锻炼

对脊柱骨折脱位的治疗，一般遵循复位、固定、功能锻炼和药物治疗的原则。由于脊柱解剖的特殊性，以及脊髓神经功能的重要性，对有脊髓神经损伤的患者，更强调及早解除脊髓神经的受压和恢复脊柱的稳定性，并用各种康复手段促进其功能的恢复。

第三十一节　肋骨骨折

肋骨骨折（rib fracture）常见于胸壁创伤的患者，以成年人多见，为外伤所致。少数见于老年骨质疏松患者和肿瘤患者，为病理性骨折。单条肋骨骨折一般较少移位，多条肋骨骨折时，因肋间肌的相互固定作用减弱，故多有移位，若骨折端刺伤胸膜或胸腔脏器时，可造成气胸、血胸或气血胸。交通事故中，胸壁骨质创伤，常有多根肋骨骨折，同时合并胸壁内脏损伤。亦有多根多处骨折，多根多处骨折使局部胸壁失去完整肋骨支撑而软化，出现反常呼吸，即吸气时软化区胸壁内陷，呼气时外突，称为连枷胸。

一、临 床 表 现

1. 症状

伤后局部疼痛，局限压痛和呼吸时疼痛，应考虑骨折，患者多能指出骨折部位。

2. 体征

骨折处有压痛或畸形。胸廓挤压征阳性。多处肋骨骨折呼吸运动时疼痛加重，引起呼吸变浅，可出现反常呼吸和呼吸困难。

二、诊 断 要 点

1. 病史

多有明显外伤史。

2. 临床表现

局部疼痛和呼吸痛，胸廓挤压征阳性。

3. 影像学表现

X 线检查甚为重要，凡是胸部外伤患者，疑有骨折，必须拍摄胸部正、侧位 X 线片，明确骨折的部位、根数及移位情况，更重要的是检查有无气胸、血胸等发生及其程度如何，必要时做重建 CT。如气胸量多时，肺可被压缩，纵隔可向健侧移位。血胸量少，仅肋间角消失，大量血胸时，则全肺被液体阴影所掩盖。如同时存在气血胸时，则出现液平面。

三、治　疗

单支肋骨骨折，胸部稳定性尚好，一般不需整复。粉碎性骨折和多段骨折时出现胸壁不稳定性，引起呼吸受限和换气量减少，需复位固定。如有肋骨骨折合并其他并发症时，必须及时积极处理。一般肋骨骨折遵循复位、固定、药物、功能锻炼的原则。

1. 复位

有移位的骨折尽量争取复位。患者取仰卧位或坐位，一助手平按患者上腹部，令患者用力吸气，至最大限度再用力咳嗽，同时助手用力按压上腹部，术者以大拇指下压突起之肋骨端，即可复位。若为凹陷骨折，在咳嗽的同时，术者双手对准患部的两侧，使下陷者复起。

2. 固定

（1）宽弹性绷带固定法：骨折复位后，局部肿不甚者，可外贴伸筋膏，肿甚者外敷祛瘀消肿膏，然后覆以硬纸壳，胶布贴于胸壁，再用宽绷带或多头带包扎固定。敷药者3～5日更换，后贴伸筋膏，继续固定3～4周。

（2）胶布固定法（叠瓦式胶布固定）：适用于第5～8肋骨骨折，每条胶布宽约7cm，比患者胸廓半周约长10cm。患者取坐位，两臂外展或上举，在呼气末即胸廓最小时，先在后侧超过中线5cm处，用第1条胶布贴在骨折部下两肋，然后以叠瓦状（后一条盖住前一条的1/2～2/3）向上增加4～5条，以跨越骨折部上、下各两条肋骨为宜（图3-164）。

3. 骨牵引固定法

多根双处或多处骨折，必须迅速固定胸壁，减少反常引起的生理障碍，可用厚敷料垫于伤处，然后用胶布固定，必要时行肋骨牵引。其方法是：患处常规消毒，局部麻醉下在骨折中部做一小切口，行骨膜剥离，穿过一根不锈钢丝，与牵引装置相连接。若为多根肋骨骨折，需一一进行牵引，牵引重量为0.5～1kg。亦可用巾钳进行牵引，在浮动胸壁中央，选择1～2根下陷严重的肋骨，在局部麻醉下用巾钳夹住下陷之肋骨，通过滑动牵引来消除胸壁浮动（图3-165）。

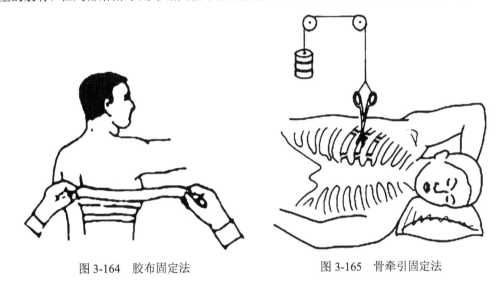

图3-164　胶布固定法　　　　　　　　图3-165　骨牵引固定法

4. 手术治疗

（1）适应证

1）呼吸机依赖、有明显反常呼吸的连枷胸患者，没有严重的肺挫伤及颅脑损伤。

2）肋骨骨折断端运动导致或加剧患者疼痛，镇痛治疗失败。

3）胸壁塌陷、软化导致胸壁疝，肋骨骨折断端错位明显，限制肺复张或刺入肺脏。

4）症状明显的肋骨骨折不连。

5）开胸手术的其他指征。

（2）切开复位内固定：切开复位内固定的方式有微型锁定钢板、重建钢板、钢丝等固定肋骨断端（图3-166）。如系严重多根多处肋骨骨折或两侧肋骨骨折，胸壁塌陷，患者无法进行呼吸时，可采用"内固定术"，进行气管切开，插入带有气囊的气管导管，连接正压麻醉机，进行人工呼吸，用正压空气（或氧）通过气管，使肺脏膨胀，胸壁膨起，通过胸腔内压把下陷的肋骨"固定"在吸气的位置。"内固定术"要进行3～5日，直至患者能自如呼吸为止。

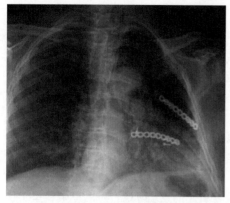

图 3-166　肋骨骨折钢板固定

5. 中药内服

（1）早期（受伤 10 日内）：伤处胸肋肿痛，局部瘀斑，拒按，深呼吸及咳嗽、喷嚏时加重，严重者不敢大声说话，呼吸困难。舌暗红或有瘀斑，苔薄白，脉弦或数。治宜活血化瘀，理气止痛。方选复元活血汤加减。

（2）中期（受伤 10 日后）：伤处疼痛缓解，但深呼吸及咳嗽时仍较痛，拒按，舌暗红，苔薄白，脉弦。治宜补肝益肾，补养气血，辅以行气活血。代表方剂为续骨活血汤加减。

（3）后期（伤后 6～8 周后）：一般骨折已愈合，但可能仍遗留肋部隐隐作痛，胸部憋闷不畅，咳嗽咳痰时仍有抽痛，舌淡红，苔薄白，脉细。治宜化瘀和伤，行气止痛。代表方剂为柴胡疏肝散加减。

6. 功能锻炼

解除固定后，练习深呼吸及上肢伸展动作。

参 考 文 献

邓晋丰，陈炳坤，刘金文，1985. 肱骨髁上骨折的整复与固定[J]. 广东医学，（6）：10-12.

邓晋丰，许学猛，2000. 中医骨伤证治[M]. 广州：广东人民出版社：250-252.

邸维玉，2001. 名医接骨方浅析[J]. 实用医技，（4）：304-305.

林子顺，王和鸣，2003. 中国百年百名中医临床家丛书·林如高[M]. 北京：中国中医药出版社：41-43.

石印玉，等，1993. 石筱山、石幼山治伤经验及验方选[M]. 上海：上海中医学院出版社：111-112.

钟广玲，陈志维，2002. 陈渭良骨伤科临证精要[M]. 北京：北京科学技术出版社：107-108.

EVANS E M，1949. The treatment of trochanteric fractures of the femur[J]. J Bone Joint Surg Am，31B（2）：190-203.

Gustilo R B，Anderson J T，2002. Prevention of infection in the treatment of one thousand and twenty-five open fractures analysis[J]. The Journal of Bone and Joint Surgery，58（4）：453-458.

Gustilo R B，Mendoza R M，Williams D N，1984. Problems in the management of type III（Severe）open fractures[J]. The Journal of Trauma，24（8）：742-746.

Marsh J L，Songo T F，Agel J，2007. Fracture and dislocation compendium. Orthopaedic Trauma Association Committee classification，database and outcomes committee[J]. Journal of Orthopaedic Trauma，21：72-74.

Muller M E，Nazarian N，Koch P，et al.，1990. The comprehensive classification of fractures of long bones：les os longs[M]. Berlin：Springer-Verlag.

S. Terry Canale M D，James H. Beaty M D，2009. 坎贝尔骨科手术学[M]. 11 版. 王岩，主译. 北京：人民军医出版社：2706.

第四章 脱 位

第一节 颞颌关节脱位

颞颌关节脱位，又称下颌关节脱位，多发于老年人及体质虚弱者。根据发病的时间、部位及不同的原因分为新鲜性、陈旧性和习惯性脱位，单侧脱位和双侧脱位，前脱位和后脱位等。临床上多为前脱位，后脱位很少见。

颞颌关节由下颌骨的一对髁状突和颞骨的一对下颌关节窝组成。髁状突和关节窝均在关节囊内，关节囊较薄弱而松弛，尤以关节囊的前壁为甚。颞颌关节是人体头面部唯一能活动的关节，属左右联动关节，它的主要运动是下颌骨的下掣（开口）、上提（闭合）、前伸、后退及侧转。

一、诊 断 要 点

多有过度张口或暴力打击等外伤史。

1. 双侧前脱位

局部酸痛，下颌骨下垂，向前突出。口不能张合，言语不清，口流涎唾。触诊时在双侧耳屏前方可触及下颌关节凹陷，颧弓下方可触及下颌髁状突。

2. 单侧前脱位

口角㖞斜，颏部也向前突出，并向健侧倾斜。在患侧颧弓下可触及下颌骨髁状突，在患侧耳屏前方可触及一凹陷。

二、治 疗

1. 手法整复治疗

（1）双侧脱位口腔内复位法（图4-1）：患者取坐位，术者站在患者面前，用无菌纱布包缠拇指，然后将双手拇指伸入到患者口腔内，指尖尽量置于两侧最后一个下臼齿的咬面上，其余手指放于两侧下颌骨下缘，两拇指将臼齿向下按压，下颌骨移动时再向后推，余指协调地将下颌骨向上端送，听到滑入的响声，说明脱位已复入。与此同时，术者拇指迅速向两旁颊侧滑开，随即从口腔内退出。

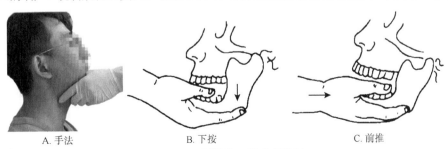

A. 手法   B. 下按   C. 前推

图 4-1 双侧脱位口腔内复位法

（2）单侧脱位口腔内复位法：患者取坐位，术者位于患者旁，一手掌部按住健侧耳屏前方，将头部抱住固定，另一手拇指用纱布包缠好插入口内，按置于患侧下臼齿，其余 2～4 指托住下颌。操作时，2～4 指斜行上提，同时拇指用力向下推按，感觉有滑动响声，即已复位。

（3）口腔外复位法：术者站在患者前方，双手拇指分别置于患者两侧下颌体与下颌支前缘交界处，其余四指托住下颌体，然后双手拇指由轻而重向下按压，余指同时用力将下颌向后方推送，听到滑入关节之响声，说明脱位已整复。此法适于年老齿落的习惯性脱位患者。

（4）软木复位法：脱位 3 周后仍未整复者，为陈旧性脱位。因其周围的软组织已有程度不同的纤维性变，用上述方法整复比较困难者，可用此法。在局部麻醉下将高 2cm 的软木块置于两侧下臼齿咬面上，然后上抬颏部，由于杠杆作用，可将髁状突向下方牵拉而滑入下颌窝内。

2. 固定方法

复位成功后，托住颌部，维持闭口位，用四头带兜住患者下颌部，四头分别在头顶上打结，固定 1～2 周，习惯性颞颌关节脱位固定 2～3 周；其目的是维持复位后的位置，使被拉松拉长的关节囊和韧带得到良好修复，防止再脱位。

3. 药物治疗

初期应选用理气、活血、舒筋方剂，以促进气血运行、筋脉畅通，如复元活血汤等。中后期应选用补气养血、益肝肾、壮筋骨的方剂，如壮筋养血汤、补肾壮筋汤等。

4. 其他疗法

（1）硬化剂关节腔内注射法：习惯性脱位复位后可在局部浸润麻醉下，于张口位分别向两侧关节囊注入 5%鱼肝油酸钠 0.5ml，经 2～3 次治疗，多可使关节囊纤维化和收缩，限制颞颌关节活动，预防再脱位。

（2）手术治疗：陈旧性脱位手法复位较为困难，若关节周围粘连严重，手法复位失败后，可行切开复位或髁状突切除术。

三、病 案 精 选

1. 段胜如医案

刘某，女，70 岁。1968 年 5 月 4 日初诊。

1 小时前因打哈欠，突然发生口不能闭合，流口水，说话及吞咽困难，即来门诊。

检查：下颌骨向前突出，颧骨下方两侧皮下可摸到一突起硬块，下颌小头处触之空虚，诊为下颌关节脱位，乃放一枕头于地上，嘱患者倚墙而坐，术者站于对面，双拇指洗净，分放于下颌骨两侧臼齿上，另四指托于下颌角及颏下。由于患者坐位低，术者两臂可伸直，使两拇指下压之力来自上半身，不仅仅是拇指与前臂之力，因此，在与患者咬肌相持过程中，两手毫不觉累，正用力下压时，患者呵呵诉痛，嘱不要紧张，请勿抵抗，相持约 1 分钟，在不知不觉中听到一弹响声，脱臼已复位。于头颊部用绷带固定，嘱食流质饮食 7 日。

1968 年 5 月 11 日复诊，诉食流质不饱，常感饥饿，乃去除绷带，改吃软食，嘱若要打哈欠，先用两手掌压住下颌关节，即不会脱位，勿吃太硬食物，也要避免张口大笑。

1968 年 5 月 20 日复诊，诉已恢复正常饮食，未曾再脱位。嘱 3 个月内打哈欠或大笑之前，先用两手掌压住下颌关节。

1968 年 8 月 20 日来复查，3 个月期间未敢吃太硬食物，遵嘱打哈欠或大笑之前，先压住下颌关节，一直未再发生脱位，嘱以后仍须如此注意。

评析：本案为段胜如治疗颞颌关节脱位验案之一。下颌关节由下颌小头与颞骨的下颌窝构成，中间有一椭圆形关节盘，既可调节关节运动，又可缓和及减轻震荡。它有上下前后左右侧6个方向的运动，以侧方运动较小。颞颌关节脱位常因打哈欠或大笑发生下颌关节一侧或双侧脱位，颏部向前突出，张口，流口水，说话及下咽不便。临床上可见一侧或两侧耳垂前方相当于颌骨的下颌小头处摸去空虚，皮下可触及下颌小头。

2. 石幼山医案

李君，57岁。就诊日期：1962年3月7日。

本素羸弱，寝纳欠佳，昨晚临睡而频频呵欠，以致下颌脱落。下颚向前，张口不能合，当为按捺端托而复位，唯体弱气虚。防其再落。诊脉细软，当以扶正调治。

炙绵黄芪9g，炒党参6g，全当归5g，炙冬术6g，小生地黄12g，川续断9g，白蒺藜9g，制何首乌9g，白茯苓12g，夜交藤12g，合欢皮9g，香谷芽12g。

评析：此例为石幼山治疗颞颌关节脱位验案。颞颌关节脱位并不罕见，有相当一部分是习惯性脱位。一般说来，复位不困难。但是，临床上也见到因复位困难，以致转口腔科局部麻醉下再行整复的，这是未得复位要领的缘故。幼山先生指出："这个关节脱位的复位要点是拇指用力地向下后推按，如果强调其余手指同时端托下颌可能顾此失彼以致拇指用力不足而难奏效。"这是很重要的经验。脱位后关节位置异常，复位时手指（或再加上缠裹手指的纱布）纳入口腔的刺激、手法整复时的疼痛都会使面部肌肉紧张。这样的肌紧张是复位失败的原因。正因为如此，有时会几次复位都未成功，而后已显得疲惫的患者坐在一旁休息，不自觉地自行按摩颊部，片刻后术者只是轻轻地将其下颌向后推或者是患者无意中把自己下颌向后一推，竟获复位。反复复位后的疲惫再加上按摩，也没有"一本正经"复位时的紧张，肌痉挛解除后复位就很方便。所以也只要拇指充分用力克服面颊部肌肉的紧张，使移位的下颌骨关节突经下向后滑过颞骨关节结节，就能自然进入下颌窝而得复位。当然，拇指用力不是粗暴地用力，而是刚柔相济，持续、稳定而有力地用力。另外，复位手法前按摩面颊部穴位有助于解除肌紧张，也利于复位。幼山先生在20世纪50年代后多用口腔外复位，其长处在于按摩面颊有利肌肉松弛，并且没有手指纳入口腔加重肌紧张的不利因素。

《千金宝要》在介绍颞颌关节脱位复位手法时已经指出："推当疾出指，恐误齿伤人指也。"口腔内复位若不用纱布包裹术者手指，而患者又是齿冠残缺的老人确实有此可能，幼山先生在青年时就曾碰到过。虑被啮伤也易用力不足，口腔外复位则无此弊。

颞颌关节单侧脱位，这时复位手法与双侧脱位相同，但是未脱位侧应用手把持固定，不能像双侧脱位那样两侧同时用力，若同时用力则可能产生脱位侧复位而未脱位侧脱位的情况，临证时当予注意。

第二节 肩关节脱位

肩关节脱位是指肩胛盂与肱骨头失去正常的解剖对合关系。肩关节（盂肱关节）是人体活动度最大的关节，由于关节盂为扁平的盘状结构，肱骨头仅有1/4与关节盂相关节，其稳定性依赖关节周围的软组织，如盂唇、盂肱韧带和肩袖。因此，肩关节是人体最常发生脱位的关节。

一、临 床 表 现

1. 症状

患侧肩关节肿胀疼痛，关节活动受限，健侧手常扶持患肢前臂，头倾向患侧，以减少肌肉牵拉，减轻疼痛。

2. 体征

（1）畸形：肩关节失去原有的浑圆轮廓，呈方肩畸形。

（2）弹性固定：上臂保持固定轻度外展前屈位，任何活动导致疼痛。

（3）关节窝空虚：触诊时肩峰下空虚，可在腋窝、喙突或锁骨下触及肱骨头。

（4）搭肩试验（杜加斯征）阳性：正常情况下，将手搭到对侧肩部，其肘部可以贴近胸壁。有脱位时，如果将患侧肘部紧贴胸壁，手掌搭不到健侧肩部；或手掌搭在健侧肩部时，肘部无法贴近胸壁，即为杜加斯征阳性。

3. 常见并发症

（1）复发性肩关节脱位：年轻患者较常见。

（2）肩袖撕裂：是远期肩关节活动受限和不稳的常见原因。

（3）神经损伤：腋神经损伤最常见。

（4）肱骨近端骨折：以肱骨大结节骨折最常见，常在关节复位后骨折也随之复位。

（5）肩关节僵硬或强直：常由暴力手法复位 、复位后未固定或固定时间过长导致，老年人更为常见。

二、诊 断 要 点

肩关节脱位有其特殊的典型体征。受伤后，局部疼痛、肿胀，肩部活动障碍。若伴有骨折，则疼痛、肿胀更甚。

1. 前脱位

患者常以健手扶持患肢前臂，头倾向患侧以减轻肩部疼痛。上臂处轻度外展、前屈位。肩部失去正常圆钝平滑的曲线轮廓，形成"方肩"畸形。肩部软组织肿胀，肩峰至肱骨外上髁距离增长。患肩呈弹性固定状态，位于外展约 30°位，做任何方向的活动都可引起疼痛加重。触诊肩峰下空虚，常可在喙突下、腋窝处或锁骨下触到脱位的肱骨头。杜加斯征阳性。肩部正位和穿胸侧位 X 线片，可确定诊断及其类型，并可以明确是否合并有骨折（图 4-2）。

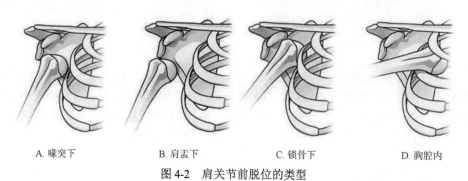

A. 喙突下   B. 肩盂下   C. 锁骨下   D. 胸腔内

图 4-2 肩关节前脱位的类型

2. 后脱位

肩关节后脱位是所有大关节脱位中最易误诊的一种损伤，较少见。肩关节后脱位大多数为肩峰下脱位，它没有前脱位时那样明显的方肩畸形及肩关节弹性交锁现象。主要表现为有肩部前方暴力作用的病史，喙突突出明显，肩前部塌陷扁平，可在肩胛冈下触到突出的肱骨头，上臂呈现轻度外展及明显内旋畸形。肩部上下位（头脚位）X 线片可以明确显示肱骨头向后脱位。

三、治 疗

1. 手法整复治疗

以前脱位为例。

（1）牵引推拿法：患者仰卧，用布带绕过胸部，一助手向健侧牵拉，另一助手用布带绕过腋下向上向外牵引，第三助手紧握患肢腕部向下牵引，向外旋转，并内收患肢。三助手同时徐缓、持续不断地牵引，可使肱骨头自动复位。若不能复位，术者可用一手拇指或手掌根部由前上向外下，将肱骨头推入关节盂内。第三助手在牵引时，应多做旋转活动，一般均可复位。

（2）手牵足蹬法（图 4-3）：患者取仰卧位，以右肩为例，术者立于患侧，双手握住患肢腕部，右膝伸直用足蹬于患者腋下，顺势用力牵拉伤肢，持续 1～3分钟，先外展、外旋，后内收、内旋，伤处有滑动感，即表明复位成功。

（3）拔伸托入法：患者取坐位，第一助手立于患者健侧肩后，两手斜形环抱固定患者做反牵引，第二助手一手握肘部，一手握腕上，向外下方牵引，用力

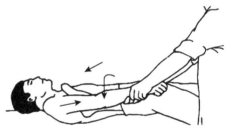

图 4-3 手牵足蹬法示意图

由轻而重，持续 2～3 分钟，术者立于患肩外侧，两手拇指压其肩峰，其余手指插入腋窝内，在助手对抗牵引下，术者将肱骨头向外上方钩托，同时第二助手逐渐将患肢向内收内旋位牵拉，直至肱骨头有回纳感觉，复位即告完成。

（4）牵引回旋法：患者取坐位，助手一人立于其后，用手按住患者双肩。术者立于患侧，用一手臂从眉部后侧穿过腋下，屈肘 90°，握住其腕部；用另一手握住患者肘部。术者两手臂协同用力，轻轻摆动患肢，然后术者握肘部之手先用力向下牵拉，当肱骨头被牵下时，置于腋下的手臂用力向外上拉肱骨上段，此时握肘部之手向上推送伤臂，当有滑动感时，即表明复位成功。

（5）椅背复位法：患者坐在靠背椅上，将患肢放在椅背外侧，腋肱紧靠椅背，用棉垫置于腋部，保护腋下血管、神经，一助手扶住患者和椅背，术者握住患肢，先外展、外旋牵引，再逐渐内收，并将患肢下垂，然后内旋屈肘，即可复位成功。此法是应用椅背作为杠杆支点整复肩关节脱位的方法，适用于肌力较弱的肩关节脱位者。

（6）悬吊复位法：患者俯卧于床上，患肢悬垂于床旁，根据患者肌肉发达程度，在患肢腕部系布带并悬挂 2～5kg 重物（不要以手提重物），依其自然位持续牵引 15 分钟左右，多可自动复位。有时术者需内收患肩或以双手自腋窝向外上方轻推肱骨头，或轻旋转上臂，肱骨头即可复位。此方法安全有效，对于老年患者尤为适宜。

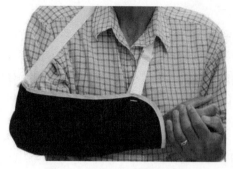

图 4-4 复位后前臂吊带固定

2. 固定方法

一般采用胸壁绷带固定，将患侧上臂保持在内收、内旋位，肘关节屈曲 60°~90°，前臂依附胸前，用绷带将上臂固定在胸壁 2~3 周（图 4-4）。一般原则是年龄越小，制动时间倾向于越长。

3. 手术适应证

（1）多数新鲜肩关节脱位，都能通过手法复位，但遇到下列情况者，可考虑切开复位：合并肱二头肌长头腱向后滑脱、肱骨外科颈骨折、关节盂大块骨折、肱骨大结节骨折等，手法复位不能成功者；或脱位合并血管、神经损伤，临床症状明显者。

（2）陈旧性脱位 6 个月以内的青壮年患者，或陈旧性脱位时间虽短，但合并有肱骨大结节骨折、肱骨颈骨折、腋部神经损伤以及闭合复位不成功的患者。手术方法较多，有肩胛下肌关节囊重叠缝合术（Putti-Platt 法）、肩胛下肌止点外移术（Magnuson 法）、切开复位、肱骨头切除术、人工肱骨头置换术和肩关节融合术等。

4. 药物治疗

（1）新鲜脱位：早期宜活血祛瘀、消肿止痛，内服舒筋活血汤、活血止痛汤等，外敷活血散、消肿止痛膏；中期肿痛减轻，宜舒筋活血、强壮筋骨，可内服壮筋养血汤、补肾壮筋汤等，外敷舒筋活络膏；后期体质虚弱者，可内服八珍汤、补中益气汤等，外洗方可选用苏木煎、上肢损伤洗方等，煎水熏洗患处，促进肩关节功能的恢复。

（2）习惯性脱位：应内服补肝肾、壮筋骨的药物，如补肾壮筋汤、健步虎潜丸等。对于各种合并症，有骨折者，按骨折三期辨证用药；有合并神经损伤者，应加强祛风通络，用地龙、僵蚕、全蝎等，有合并血管损伤者，应加强活血祛瘀通络，可合用当归四逆汤加减。

5. 陈旧性脱位的处理

陈旧性肩关节脱位的治疗因患者年龄、全身情况、脱位时间长短以及存在的症状和功能情况而有很大不同。老年患者脱位时间较长，无任何临床症状者，不采取任何治疗；年龄虽在 50 岁左右，体质强壮，脱位时间超过 2 个月，但肩关节外展达 70°~80°者，亦可仍顺其自然，不做治疗；年龄较小，脱位时间超过 2 个月，且伴有骨折，或大量瘢痕组织形成者，不宜采用手法复位，应切开复位。

（1）功能治疗：对于陈旧性肩关节脱位治疗，医务人员和患者不要把复位作为唯一目标，而应以最后的功能恢复作为治疗的目的。对于年老体弱、骨质疏松或脱位时间超 2 个月的中年以上的患者，可认为功能锻炼是一种积极的、有效的治疗方法。功能锻炼应循序渐进，活动范围逐渐加大，禁忌强力被动推拿按摩，以免增加创伤，影响功能恢复。

（2）闭合复位：适用于青壮年脱位在 1 个月以内，而又无骨折及神经血管受损等合并症者。脱位在 1~2 个月者也偶有成功的机会。复位时应采用全身麻醉，以使肌肉完全松弛。复位时必须先行手法松动肱骨头周围的粘连，一助手固定患者肩胛骨，另一助手握住患者前臂行牵引，术者握住患者上臂做轻轻摇动并旋转脱位的肱骨头，逐渐增大活动范围以松解肱骨头周围的粘连，随着周围粘连组织撕裂的响声出现，肱骨头的活动范围逐渐增大。维持牵引下拍摄 X 线片证实脱位的肱骨头已接近肩盂，肱骨头与肩盂间无骨性阻挡时，方可试行复位。复位手法要轻柔，禁用暴力和杠杆应力，以免造成骨折。

四、病案精选

1. 成业田医案

侯某，女，58岁。初诊日期：1972年7月6日。

右肩着地摔倒，当即来医院治疗。右肩肿胀，呈方形肩，杜加斯征阳性，拍X线片为右肩盂下脱臼，合并大结节撕脱骨折，采取手法复位，一次成功，绷带固定。将患肢肘关节屈曲90°，用三角巾吊于胸前，然后嘱其练习功能运动，在此期间，可做握掌和耸肩等活动，但嘱患者2至3周内要禁止做上肢外展、外旋动作，后痊愈，功能正常。

评析：本案为成业田治疗肩关节脱位验案之一。成业田，原北京市中医医院骨科主任、教授。肩关节脱位在骨科来说，是一种常见的损伤。因为肩关节不但活动范围较大，而且加上关节盂浅小、关节囊松弛等结构上的弱点，所以在日常生活工作中，遭受直接或间接暴力打击，发生脱位的机会也相对增多。根据肩关节脱位后肱骨头所停留的部位不同，肩关节脱位又分为三种。下脱位：肱骨头位于关节盂下方。前脱位：肱骨头位于关节盂前，喙突或锁骨下部。后脱位：肱骨头位于关节盂的后侧。前脱位较常见，其中以喙突下脱位最多，后脱位极少见。且肩关节脱位好发于20～50岁的男性，根据脱位的时间与复发次数，分为新鲜、陈旧和习惯性三种。

2. 唐志宁医案

患者，男，27岁。1996年3月10日就诊。

打球时跌倒，躯干向一侧倾斜，手掌撑地致伤。引起右肩部肿痛，畸形，活动受限。伤后3小时就诊。检查发现右肩关节肿胀、疼痛，呈"方肩"畸形，功能障碍，患臂弹性固定于20°～30°肩外展位，杜加斯征阳性，肩峰下部空虚，旋转肱骨干时，可在喙突下叩及脱位的肱骨头，无血管神经损伤体征。X线片示右肩关节前脱位（喙突下脱位），即行手法整复，屈肘90°将上臂保持在内收内旋位，前臂依附胸前，用绷带固定于胸臂，三角巾悬吊。X线片示右肩关节前脱位已复位。术后1周除去绷带，仅保留三角巾继续悬吊2周，拆除外固定后，按术后常规处理，30天复查，肩关节活动功能恢复正常。

评析：本案为唐志宁治疗肩关节脱位验案之一。唐志宁，广州市越秀区正骨医院副主任中医师，长期从事中西医结合治疗骨伤科工作，擅长近关节及关节内骨折治疗。肩关节脱位的病因不外直接暴力和间接暴力两种。直接暴力，多因打击或冲击等外力直接作用于肩关节而引起，但极少见。临床常见的是向后跌倒时，以肩部着地或因后方的冲击力，使肱骨头向前脱位。间接暴力，可分为传达暴力与杠杆作用力两种，临床最多见。

（1）传达暴力：患者侧向跌倒，上肢外展外旋，手掌向下撑地，暴力由掌面沿肱骨轴向上传达至肱骨头。肱骨头可能冲破较薄弱的关节囊前壁，向前滑出至喙突下间隙形成喙突下脱位，较为多见。若暴力继续向上传达，肱骨头可能被推至锁骨下部成为锁骨下前脱位，较为少见。

（2）杠杆作用力：当上肢上举、外旋、外展向下跌倒，肱骨颈受到肩峰冲击，成为杠杆支点，使肱骨头向前下部滑脱，先呈盂下脱位，后可滑至肩前成喙突下脱位。

3. 林如高医案

宋某，男，31岁。1983年5月26日就诊。

患者于40日前从3米高水库堤坝上摔下，当时右肩部畸形，肿痛，活动障碍，曾就诊于当地个体医生，给予复位、固定，局部肿痛减轻。但于上周解除固定时，发现右肩部仍畸形，右上肢不能上举，遂在县医院拍片诊为右肩关节脱位，今转来诊。

检查：患者面色稍苍白，舌暗红，脉沉细。右肩部呈"方肩"畸形，肩部肌肉萎缩，局部轻压痛，在锁骨下可触及肱骨头。右肩活动受限，以外展及上举受限为明显。右手搭肩试验阳性。诊断右肩关节陈旧性脱位。

治疗经过：入院后右肩部先以旧伤洗剂熏洗，每日 3 次，连续 3 日。在每次熏洗后，采用拔伸、摇转及局部按摩等手法，以松解粘连和挛缩，使右肩活动度逐渐增大。3 日后进行复位，先在肩关节囊内注射 1% 普鲁卡因 15ml，然后以立位杠杆整复法进行复位，听到响声，当即畸形消失，右手搭肩试验阴性。在右腋下置腋管，再以绷带单肩"8"字固定，局部外敷活血散，内服壮骨舒筋汤。1983 年 6 月 18 日 X 线拍片复查示右肩关节对位良好，解除外固定，逐渐练习右肩部各方向活动。5 周后患者右肩活动基本正常。出院带回舒筋止痛水外擦。

评析：本案为林如高治疗肩关节脱位验案之一。立位杠杆整复法是林如高先生用以整复陈旧性肩关节脱位的手法。在臂丛或局部麻醉下，患者取坐位，第一、第二助手分别站在患者前、后侧，用肘部同抬一根圆木棍（硬木制成，直径 3～4cm，中段均匀包扎约 20cm 长棉花），置于患侧腋下，嘱两助手用力将棍子向上抬高，使患肩处于抬肩位为度。医者站在患肢前外侧，双手分别握住上臂中部及下部，肩部外展 45° 向下用大力拔伸，同时逐渐摇转，肱骨头已松动后，第二助手将棍子拿开，第一助手从健侧双手指交叉扣紧，抱住患侧胸廓腋下部，不使其身体向患侧倾斜。医者一手继续握住患肢上臂中部进行持续牵引，另一手拇指置于患侧肱骨，余指插入患侧腋下，提托肱骨头，同时外旋，逐渐内收上臂，听到响声，即已复位。

肩关节脱位常有明显的外伤史或既往有习惯性肩关节脱位史，稍受外力作用又复发。肩部疼痛、肿胀、功能障碍，若合并肱骨大结节撕脱者，局部肿胀明显，可有瘀斑或骨擦音，患者常用健手扶托患肢前臂。患肢失去圆形膨隆外形，肩峰显著突出，肩峰下部空虚，形成"方肩"畸形，并弹性固定于肩外展 20°～30° 位，在喙突下、腋窝内或锁骨下可触及肱骨头，杜加斯征阳性，盂下脱位时患肢较健侧长。此外还要注意患肢有无神经、血管损伤的表现。

4. 石幼山医案

张某，女，70 岁。1975 年 11 月 15 日就诊。

患者 3 日前跌伤，左肩瘀肿剧痛，经某医院摄片发现"左肩关节脱臼合并肱骨外科颈骨折"。经复位不够理想，瘀血凝结，青紫肿痛四散，早年素患高血压及心脏病，时常昏厥。方拟化瘀消肿续骨、平肝化痰。

防风二钱，当归二钱，赤芍三钱，石决明六钱，钩藤三钱，陈胆星二钱，石菖蒲二钱，川芎一钱五分，泽兰三钱，片姜黄二钱，炒陈皮一钱五分，骨碎补三钱，新红花一钱，伸筋草四钱，鸡血藤四钱。10 剂。

去固定，嘱功能锻炼。

六诊：骨折接续后，关节筋络气血尚未通畅，举提酸楚牵掣，畏冷少力。再拟活血益气温筋壮肌之剂。

上方去川芎、泽兰、姜黄，加川桂枝一钱，黄芦三钱，10 剂。加强功能锻炼。

七诊：左肩肱骨外科颈骨折移位接续后，气血尚未通畅，高举、后挽牵掣不利，畏冷少力。改以丸剂调治以资巩固。佐以热敷熏洗、舒筋通络。

健筋壮骨丹四两，十全大补丸四两，分 12 日服。

外用洗方：川桂枝三钱，全当归三钱，透骨草四钱，川独活三钱，油松节四钱，新红花二钱，伸筋草四钱，扦扦活四钱。每日早、晚熏洗，加强功能锻炼活动。

评析：本案为石幼山治疗肩关节脱位合并肱骨外科颈骨折验案之一。本例骨折移位明显，且近关节，当时瘀阻青紫，肿痛亦剧，经外敷、小夹板固定并服中药 3 个月，功能基本恢复正常。在 1961 年曾患左股骨颈骨折，亦由石幼山治疗，卧床休息 2 个月逐步锻炼，去年已恢复正常。该患者虽年已古稀而平素好活动，二次骨折影响关节，然骨折接续较快，功能恢复满意。迄今仍每日清晨进行打太极拳、舞剑等活动，故体育活动对增强体质促进骨折愈合确有很好作用。肩关节的解剖特点是肱骨头大，呈半球形，关节盂小而浅，关节囊和韧带薄弱松弛，其结构不稳定，活动度大，因此肩关节脱位是临床上常见的关节脱位之一。

第三节　肘关节脱位

肘关节脱位是最常见的脱位之一，多发生于青壮年，儿童与老年人少见。肘关节是屈曲关节，由肱桡关节、肱尺关节及桡尺近侧关节组成，构成这三个关节的肱骨滑车、尺骨上端的半月切迹、肱骨小头、桡骨头共包在一个关节囊内，有一个共同的关节腔。肘关节囊的前后壁薄弱而松弛，但两侧的纤维层则增厚形成桡侧副韧带和尺侧副韧带，关节囊纤维层的环形纤维形成坚强的桡骨环状韧带，包绕桡骨头。从整体来说，肘关节屈伸活动，是以肱尺关节为主，肱桡关节和桡尺近侧关节协调配合完成的。肘部的三点骨突标志是肱骨内、外上髁及尺骨鹰嘴。伸肘时这三点成一直线，屈肘时这三点形成一等边三角形，故又称"肘后三角"。此三角关系可作为判断肘关节脱位和肱骨髁上骨折的标志。

由于构成肘关节的肱骨下端呈内外宽厚，前后扁薄状，侧方有坚强的韧带保护，关节囊之前后都相对薄弱。尺骨冠突较鹰嘴小，对抗尺骨向后移位的能力要比对抗向前移位的能力差，所以肘关节后脱位远比其他方向的脱位多。肘关节脱位根据桡尺近侧关节与肱骨远端所处的位置可分为后脱位、前脱位、侧方脱位及骨折脱位等。按发病至整复时间，可分为新鲜脱位及陈旧脱位。

一、诊 断 要 点

具有外伤史，肘部肿胀、疼痛、畸形、弹性固定，肘关节处于半伸直位，被动运动时不能伸直肘部，活动功能障碍。根据脱位类型及合并症不同，分述如下。

1. 后脱位（图 4-5）

肘关节呈弹性固定于 45°左右的半屈曲位，呈靴状畸形（图 4-6），肘窝前饱满，可触到肱骨下端，肘后空虚凹陷，尺骨鹰嘴后突，肘后三点骨性标志的关系发生改变，与健侧对比，前臂的掌侧明显缩短，关节的前后径增宽，左右径正常。

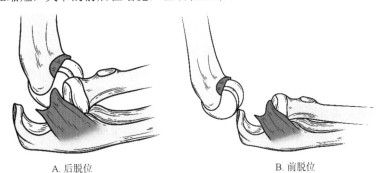

A. 后脱位　　　　　　　　　　　　　　B. 前脱位

图 4-5　肘关节后脱位与前脱位

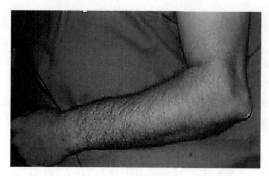

图 4-6　靴状畸形

2. 侧后方脱位

除具有后脱位的症状、体征外，可呈现肘内翻或肘外翻畸形，肘关节出现内收、外展等异常活动，肘部的左右径增宽。

3. 前脱位（图 4-5）

肘关节过伸，屈曲受限，肘窝部隆起，可触及脱出的尺桡骨上端，在肘后可触到肱骨下端及游离的尺骨鹰嘴骨折片。与健侧对比，前臂掌侧较健肢明显变长。肘关节正侧位 X 线片可明确脱位的类型，并证实有无并发骨折。

4. 早期合并症

肱骨内或外上髁撕脱骨折，尺骨冠状突骨折，桡骨头或桡骨颈骨折，肘内、外侧副韧带断裂，桡神经或尺神经牵拉性损伤，肱动、静脉压迫性损伤及前脱位并发鹰嘴骨折等。

5. 后期合并症

侧副韧带骨化，损伤性骨化性肌炎，创伤性关节炎及肘关节僵直等。肘关节后脱位与肱骨髁上骨折鉴别要点：脱位多见于青壮年，而骨折好发于 10 岁以下儿童。脱位时，压痛较广泛，肘后三角关系失常，伴有弹性固定；而骨折后，多伴有皮下瘀斑，压痛位于髁上且明显，肘后三角关系正常，有骨擦音或异常活动，但无弹性固定。

二、治　疗

新鲜性肘关节脱位，应以手法整复为主，宜早期复位及固定。并发骨折者，应先整复脱位，然后处理骨折。麻醉的选择，原则上应使复位手法在肌肉高度松弛及无疼痛感觉下进行。陈旧性脱位，应力争手法复位，若复位失败，可根据实际情况考虑用手术治疗。

1. 手法整复治疗

以后脱位为例。

（1）拔伸屈肘法：患者取坐位，助手立于患者背侧，手握其上臂，术者站在患者前面，以双手握住腕部，置前臂于旋后位，与助手相对牵引，3～5 分钟后，术者以一手握腕部保持牵引，另一手的拇指抵住肱骨下端向后推按，其余四指置于鹰嘴处，向前端提，并缓慢地将肘关节屈曲，若闻及入臼声，则说明脱位已整复（图 4-7）。

（2）膝顶复位法：患者取坐位，术者立于患侧前面，一手握其前臂，一手握住腕部，同时一足踏在凳面上，以膝顶在患侧肘窝内，先顺势拔伸，然后逐渐屈肘，有入臼声音，患侧手指可摸到同侧肩部，即为复位成功（图 4-8）。

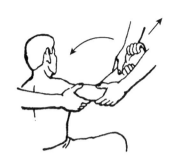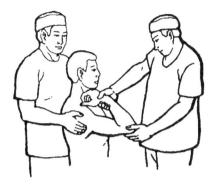

图 4-7　拔伸屈肘法

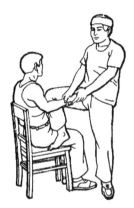

图 4-8　膝顶复位法

（3）推肘尖复位法：患者取坐位，第一助手双手握其上臂，第二助手双手握腕部，术者立于患侧，双拇指置于鹰嘴尖部，其余手指环握前臂上段，先拉前臂向后侧，使冠突与肱骨下端分离，然后助手在相对牵引下，逐渐屈曲肘关节，同时术者由后向前下用力推鹰嘴，即可还纳鹰嘴窝而复位。

2. 固定方法

脱位复位后，一般用绷带做肘关节屈曲位"8"字固定；1周后采用肘屈曲90°前臂中立位，三角巾悬吊或直角夹板固定，将前臂横放于胸前，2周后去固定。合并骨折者，可加用夹板固定。亦可采用长臂石膏后托在功能位制动3周。

3. 手术适应证

手术适用于闭合复位不成功者或伤后已数月且无骨化性肌炎和明显骨萎缩者。若脱位时间长，关节僵在非功能位、有明显功能障碍，此时关节软骨已变性及剥脱，不可能再行开放复位术，而患者之职业义要求有活动的肘关节，此时可做关节切除或成形术。人工关节置换术能恢复良好的关节活动并有适度的稳定性。习惯性肘关节脱位产生原因有先天性关节囊松弛、鹰嘴发育不全、冠突骨折不愈合及后外侧脱位伴肱骨外上髁骨折不愈合等因素。其治疗应根据不同的病理变化采用不同疗法，如后外侧关节囊及侧副韧带紧缩术等。

4. 药物治疗

复位后，可按损伤三期辨证施治。

三、病 案 精 选

1. 唐志宁医案

患者，男，15 岁。1996 年 5 月 21 日就诊。

打球时跌倒，右手掌撑地致伤。引起右肘部肿痛、畸形、活动受限。伤后 1 小时就诊。检查发现右肘关节疼痛、肿胀，肘尖后突畸形，肘前后径增宽，肘后三角关系改变，弹性固定于半伸肘位，肘屈伸功能障碍。X 线片示右肘关节后脱位，合并尺骨喙突骨折，骨折片向前上方移位。

即行手法整复。屈肘 110°前臂旋后位，单侧后夹板做超肘关节固定。X 线片示右肘关节已复位，尺骨喙突骨折片对位满意，再行捺正手法矫正其残余移位，屈肘 130°。

告知患者，脱位经复位固定后，不可放松固定或用力拽屈拽直。此处筋多，吃药后若不曲直，则恐成疾，日后曲直不得。肘关节损伤后极易产生关节僵硬，故脱位整复后，应鼓励患者早期进行练功活动。固定期间可做肩、腕及掌指等关节活动，去除固定后，逐渐开始肘关节主动活动，以屈肘为主，伸肘功能由前臂下垂的重力及提物而逐步恢复。必须避免肘关节的粗暴被动活动，以防发生损伤性骨化。

术后 3 周拆除外固定，按术后常规处理。30 日后复查，右尺骨喙突撕脱骨折对位好，已临床愈合。肘关节屈伸活动范围为 0°~145°。

评析：本案为唐志宁治疗肘关节后脱位合并尺骨喙突骨折验案之一。本病受伤机制多由传递暴力或杠杆作用所致。跌倒时，肘关节呈伸直位，前臂旋后，手掌撑地，使肘关节过度后伸，鹰嘴突尖端急骤地冲击肱骨下端鹰嘴窝，产生一个有力的杠杆作用，使止于喙突下的肱前肌及关节囊的前壁撕裂，在关节前方无任何软组织阻止的情况下，肱骨下端继续前移，尺骨鹰嘴向后移，形成临床上常见的肘关节后脱位。

肘关节后脱位合并肱动脉受压及肱动脉断裂，国内外文献均有报道，临床诊治应引起注意。如疑有血管损伤应尽早处理，特别是当肘关节复位后肘部肿痛不减反而加剧，而且患肢血运障碍无改善，不能扪及桡尺动脉搏动时应及早手术探查，否则可造成不可逆的损伤。肘关节后脱位的诊断要点及与前脱位的比较：后脱位时肘关节疼痛、肿胀、活动功能障碍。肘窝前饱满，可摸到肱骨下端，尺骨鹰嘴后突，肘后部空虚，呈靴状畸形。有时可触及喙突或肱骨内上髁的骨折片。肘关节呈弹性固定在 45°左右的半屈位，肘后三点骨性标志的关系发生改变，前臂前面明显缩短（与健侧对比），关节前后径增宽，左右径正常。若有侧方移位，还呈现肘内翻或肘外翻畸形。

前脱位时肘关节疼痛、肿胀、活动功能障碍。肘关节过伸，屈曲受限，呈弹性固定。肘前隆起，可触到脱出的尺桡骨上端，在肘后可触到肱骨下端及游离的鹰嘴骨折片。前臂前面较健侧显长。

2. 胡黎生医案

患者，女，48 岁。1985 年 12 月 7 日来诊。

患者下电车时被人拥倒，右前臂伸直旋后位手掌触地后，肘关节疼痛，不能活动 2 小时。诊查：右肘关节变形，肘窝空虚，肘后三角关系异常，肘关节摇摆，并有骨擦感。摄 X 线片示右肘关节后脱位，远端向桡侧移位，肱骨内上髁撕脱、粉碎，骨折片卡于关节内。行手法整复，患者仰卧，两助手分别握持其上臂上端、前臂下端，伸直位对抗牵引 3 分钟，术者双手环抱其肘关节，四指在前，拇指在后，对向推移同时，令远位助手渐屈肘关节至90°，继而术者摇摆肘关节，并环抱拢聚肘关节矫正侧移，再反复屈伸肘关节。功能正常，即表示骨折脱位矫正。复摄X线片示骨折、脱位矫正，解剖复位。复位后行屈肘联合夹板绷带固定，内上髁处置10层纱布垫，以2cm宽、20cm长弹性较好的竹片，顺前臂长轴方向用胶布固定之，再以绷带缠绕加固，屈肘90°悬吊胸前。5日调整固定1次。以"胡氏三七活血丸"内服2周。治疗2周复查，肘关节肿痛消失，屈伸功能完全恢复正常，唯肘内侧韧带略松弛，X线片示肱骨内上髁骨折线模糊，临床治愈。解除固定物，投"胡氏壮筋续骨丹"外用熏洗药，并进行功能锻炼。

评析： 本案为胡黎生治疗肘关节后脱位合并肱骨内上髁粉碎性骨折验案之一。肘关节后脱位临床多见，系因伸肘旋后位手掌触地时间接暴力致尺骨鹰嘴后移，肱骨内上髁撕脱和侧方移位。此症救治及时，复位容易，并可完全恢复功能，手法整复效果相当满意。如延误治疗造成陈旧性损伤，则即便手法整复，功能也会受限制。故早期诊断、早期治疗十分重要，本案2周痊愈，即是证明。

胡氏整复肘关节脱位，无论后脱位还是前脱位，均强调要较长时间伸直位对抗牵引，以使肌肉充分松弛。脱位远、近两段平行移位，骨端重叠矫正为复位奠定了良好基础。摇摆和双手环抱及反复屈伸肘关节，既可矫正侧方移位，又利于关节内骨片复位。胡氏有时采用牵引旋转前臂法以矫正桡骨头脱位和肱骨内、外髁骨折移位，同时，有舒理筋脉之功效。

屈肘联合夹板使前臂有所依托，又便于早期屈伸功能的锻炼。后脱位，须于肘后夹板后加20层纱布垫，目的在于防止肘关节屈伸时再脱位。

新鲜肘关节脱位固定时间以2周左右为宜，以利于关节囊和肘关节周围韧带愈合，时间过短愈合不佳，时间过长则影响肘关节功能恢复。几年来，胡氏用上述方法治疗肘关节脱位数十例，均获较好疗效。

3. 萨仁山医案

王某，女，51岁。1974年10月3日就诊。

来院前曾在某医院诊断为左肘关节脱位，整复两次未成功，检查：左肘瘀血肿胀很重，功能障碍，经X线片诊为左肘关节后脱位。当即手法整复，一次成功，后因以往曾进行多次手法，高度瘀血，后期形成骨化性肌炎，经中药内服外用治疗，骨化性肌炎而获痊愈，疗程1个月。

评析： 本案为萨仁山治疗肘关节脱位验案之一。全身所有的脱位中，以肘关节脱位最为多见。其发生多为间接暴力所致，当肘关节处于伸直位，手掌着地跌倒时，身体重量的冲力沿上臂下传，而地面的反冲力则沿前臂上传，此两种相对的冲力集中于肘部而致关节脱位。由于当时上肢内收或外展所处的位置不同，根据尺骨鹰嘴在脱位后所处的部位不同，肘关节脱位又分为前脱位、后脱位、内脱位、外脱位四种类型。前脱位在临床上极罕见，以后脱位较多，并且常与内、外脱位合并发生，形成后外脱位或后内脱位，同时不少人还常兼有肱骨内上髁的撕脱骨折。

4. 林如高医案

林某，女，38岁。1969年7月26日就诊。

患者于3小时前因骑自行车不慎跌倒，以左手先着地，左肘部即感肿痛剧烈，伴见畸形而送来医院。

检查：患者痛苦面容，右手托扶左前臂，左肘部固定于屈曲130°位，呈轻度肘内翻畸形，左肘窝饱满，可摸到肱骨头，肘后空虚，尺骨鹰嘴在肘后内侧触及。X 线片示左肘关节后脱位，伴尺侧移位。诊断：左肘关节后脱位。

治疗经过：先轻度拔伸，矫正侧方移位，然后以拔伸屈肘法整复，当即疼痛减轻。屈肘 90°位纱布胸前悬吊固定。局部外敷消肿散，内服安神止痛汤。2 周后局部肿痛消失，解除固定，以舒筋止痛水外涂，内服风伤伸筋汤，练左肘屈伸活动。3 周后左肘关节活动接近正常，给予化瘀通络洗剂熏洗，于 4 周后查患者肘部活动正常。

评析：本案为林如高治疗肘关节脱位验案之一。拔伸屈肘法系林氏整复单纯性肘关节后脱位的手法。整复方法如下。患者正坐靠背椅上，助手站于患肢外侧，双手环握患者上臂中部。医者一手握前臂下部，进行相对拔伸。另一手拇指按尺骨鹰嘴向前，余指推挤肱骨髁向后，同时逐渐屈曲肘关节，听到响声，即达复位。如合并有侧脱位，应在拔伸下先用双手掌相扣挤手法整复侧脱位，然后再以拔伸屈肘法整复后脱位。在胸前悬吊固定 2 周后，内服风伤伸筋汤、外涂舒筋止痛水，同时配合肘关节屈伸活动，可加快肘关节恢复正常功能。

肘关节脱位时，肱三头肌腱和肱前肌腱被撕脱、剥离，骨韧带、关节囊被撕裂，肘窝形成血肿，该血肿容易发生骨化，成为整复的最大障碍或影响复位后肘关节的活动功能。另外，肘关节脱位可合并肱骨内上髁骨折，有的还夹在关节内而影响复位，若忽视将会造成不良后果。移位严重的肘关节脱位，可能损伤血管与神经，应予以注意。

第四节　月骨脱位

月骨脱位是腕骨脱位中最常见者。月骨位于近排腕骨正中，其凸面与桡骨远端关节面构成关节，其凹面与头状骨相接触，内侧与三角骨、外侧与舟状骨互相构成关节，所以月骨四周均为软骨面。月骨的前面相当于腕管，有屈指肌腱和正中神经通过。在月骨与桡骨下端前、后两面有桡月背侧、掌侧韧带相连，营养血管经过韧带进入月骨，以维持其正常血液供应。

一、诊断要点

有明显腕背伸手掌着地外伤史，腕部肿胀。使患者双手握拳，当月骨脱位时，该侧第 3 掌骨头有明显的短缩。腕部活动受限，手指屈曲困难，腕关节不能背伸，掌腕横纹处有压痛，并可触到脱出的月骨。腕部向尺偏，叩击第 4 掌骨头时，有明显的疼痛。正中神经亦可受压而致手掌桡侧麻木。

X 线正位片显示，脱位的月骨呈三角形（正常月骨应为四方形），且投影与头状骨下端重叠。侧位片显示，月骨脱向掌侧，半月形凹面也转向掌侧。

二、治　疗

新鲜脱位用手法复位，一般均可成功。少数病例手法复位不成功者，可用钢针撬拨复位。陈旧性脱位者，必要时应进行手术治疗。

1. 整复治疗（图 4-9）

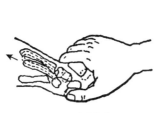

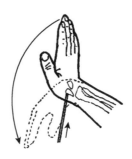

A. 手法复位　　　　　　　　　B. 针拨复位法

图 4-9　手法、针拨复位

（1）手法复位：患者在臂丛麻醉下，取坐位，肘关节屈曲 90°，腕部极度背伸，第一助手握肘部，第二助手握示指与中指，对抗牵引，在拔伸牵引下前臂逐渐旋后，3～5 分钟后，术者两手四指握住腕部，向掌侧端提，使桡骨与头状骨之间的关节间隙加宽，然后用两拇指尖推压月骨凹面的远端，迫使月骨进入桡骨与头状骨间隙，同时嘱第二助手逐渐使腕关节掌屈，术者指下有滑动感，且患手中指可以伸直时，说明复位成功。

（2）针拨复位法：手法复位不成功者，可采用此法。麻醉后，用细的骨圆针，在无菌及 X 线透视下，自腕掌侧把钢针刺入月骨凹面的远端，在腕背伸对抗牵引下，向背侧顶拨，使月骨凹形关节面与头状骨相对，同时嘱助手由腕背伸位牵向掌屈位，若中指可以伸直，表示复位成功。

（3）骨牵引法：陈旧性月骨脱位因桡骨与头状骨间隙为肉芽组织或纤维组织所填充，手法复位不易成功，可试行骨牵引法，即在尺骨鹰嘴及第 4 掌骨颈各穿一钢针，对抗牵引 2～3 日后，再采用手法复位。

2. 固定方法

复位后，用塑形夹板或石膏托将腕关节固定于掌屈 30°～40°位。1 周后改为中立位，再固定 2 周。

3. 手术适应证

若手法复位失败，可切开复位。如果桡月前后韧带均已断裂，日后月骨可能发生缺血坏死，或合并创伤性关节炎者，可考虑月骨切除。

4. 药物治疗

内服中药按骨折三期辨证用药，若无其他兼证，可在肿消后，尽早补益肝肾，内服壮筋养血汤、补肾壮筋汤等。拆除外固定后，加强中药熏洗，促进腕关节功能恢复。

5. 练功活动

固定期间鼓励患者做掌指关节及指间关节伸屈活动，解除固定后，开始做腕关节主动伸屈活动。月骨切除后，固定 1 周即可开始腕关节功能锻炼，一般日后对腕关节功能影响不大。

三、病 案 精 选

1. 林如高医案

马某，男，37 岁。1980 年 2 月 15 日就诊。

患者于 3 日前骑自行车时不慎跌倒，以右手掌先着地，当即出现腕部肿胀、疼痛，手掌不能握物。曾就诊市某医院经拍片诊为右腕月骨脱位。手法复位未成功。后又就诊于省某医院骨伤科，重新复位仍未成功，今转来诊。检查：患者情绪正常，无痛苦表情，舌淡红，脉弦滑。右手腕关节呈屈曲位、中指不能完全伸直，右手腕掌侧部隆起，畸形，肿胀，压痛明显。令患者握拳则第 3 掌骨头明显塌陷，叩击此掌骨头有明显疼痛。患者拇、示、中指屈曲活动障碍。X 线片示右月骨脱位。诊断：右月骨脱位。

治疗经过：按腕部月骨脱位整复手法进行复位，当即手腕掌侧畸形消失，疼痛减轻，以夹板将右腕关节固定于掌屈 30°位，外敷活血散，练手指关节屈伸活动。1 周后腕关节改为中立位固定，外敷跌打祛伤散。2 周后，腕部疼痛消失，解除固定，以化瘀通络洗剂熏洗腕部，开始做腕关节屈伸活动。4 周后，患者腕关节活动正常。

评析：本案为林如高治疗月骨脱位验案之一。林氏整复月骨脱位采用单人复位法，具体步骤如下。医者一手握住患手四指；另一手拇指按住脱位月骨的前端，余指握住腕背。先用力拔伸牵引，并逐渐使腕部背伸，以加大腕骨间隙。继而拇指用力将月骨远端压向背侧，以后逐渐将腕关节屈曲，即可复位。

月骨脱位古称"手腕骨脱""手腕出臼"，腕关节的腕骨中以月骨脱位最常见。月骨居近排腕骨中线，正面观为四方形，侧面观为半月形，掌侧较宽，背侧较窄。月骨近端与桡骨下端、远端与头状骨、内侧与三角骨、外侧与舟状骨互相构成关节面。月骨四周均为嵌骨面，与桡骨下端之间仅有桡月背侧、掌侧韧带相连，细小的营养血管经过韧带进入月骨，以维持其正常的血液供应。月骨的前面相当于腕管，为屈指肌腱和正中神经的通道。临床上月骨向掌侧脱位为多，向背侧脱位很少。

2. 唐志宁医案

患者，男，36 岁。1995 年 5 月 8 日就诊。

患者 3 日前骑摩托车意外受伤，引起左腕部肿痛，活动受限。外院初诊为左腕经舟状骨月骨周围脱位，经手法整复失败。遂来诊。检查发现左腕关节肿胀，疼痛，腕指关节功能障碍，桡侧 3 个半手指麻木，鼻咽窝部压痛明显，X 线片示左腕经舟状骨月骨周围脱位，舟状骨骨折，头状骨与月骨关系失常，桡骨与月骨关系正常，头状骨及其他腕骨向背侧脱位，合并尺骨茎突骨折。使患肢前臂充分旋后位，两助手做对抗牵引，加大腕骨之间间隙。在维持牵引下，稍背伸腕关节，术者两拇指置腕背侧，用力向尺侧推压脱位之腕骨，助手徐徐屈腕，配合复位，将腕关节尺偏掌屈，即可使之复位，掌屈曲 30°，小夹板做超腕关节固定。X 线片示月骨已复位，舟状骨骨折对位好。术后 7 周拆除外固定，按术后常规处理，90 日后复查，舟状骨状愈合，无疼痛，腕关节功能背伸 60°，掌屈 55°，桡倾 25°，尺倾 25°。

评析：本案为唐志宁治疗月骨脱位验案之一。月骨脱位有明显手掌着地，腕背伸外伤史。腕部掌侧肿胀，隆起疼痛，压痛明显。由于月骨脱位压迫屈指肌腱使之张力加大，腕关节呈屈曲位，中指不能完全伸直，握拳时第 3 掌骨明显塌陷，叩击该掌骨头有明显疼痛。脱位的月骨压迫正中神经，使拇、示、中三指感觉异常与屈曲障碍。X 线正位片显示月骨由正常的四方形变成三角形，侧位片可见月骨四形关节面与头状骨分离而转向掌侧。在脱位的早期应活血化瘀、消肿止痛，内服可选用舒筋活血汤，肢伤一方或活血止痛汤。解除固定后，可内服壮筋养血汤或补肾壮筋汤，外用海桐皮汤或上肢损伤洗方熏洗。

第五节　髋关节脱位

暴力作用使股骨头与髋臼的正常对应关系发生改变称为髋关节脱位。髋关节的臼窝深，周围肌肉丰厚，比较稳固有力。一般情况下不易遭受损伤，只有在强大的暴力作用下，才能造成髋关节的脱位。外伤性髋关节脱位，其多见于青壮年男性，尤以髋关节后脱位为多。在肘、肩、髋、膝脱位中占第三位。髋关节古代称为"环跳""胯骨""髀骨""髀枢""臀髎"等，髋关节脱位古称"胯骨出""枢机错努""大腿根出臼""臀髎出"。

一、临床表现

1. 症状

患者受伤后即致肢体肿胀、疼痛、局部压痛明显，活动功能受限，是髋关节脱位的共同症状。陈旧性髋关节脱位者可见肿胀疼痛的症状较轻。

2. 体征

（1）髋关节后脱位：股骨大粗隆向后上方移位，臀部突起，可触及脱出的球状股骨头，腹股沟部触诊有空虚感，髋关节呈半屈曲内收内旋位，患肢膝部靠抵于健肢大腿下段内侧，足尖内抵于健肢小腿内踝部（粘膝征阳性），患肢呈弹性固定。患肢短缩，可达 5cm 左右。

（2）髋关节前脱位：患肢呈明显的外展、外旋、屈曲畸形；粘膝征阴性，伤肢膝部不能靠在对侧大腿上；伤肢较健肢为长；在闭孔或腹股沟附近可触到股骨头，髋关节功能完全丧失；被动活动时引起疼痛和肌肉痉挛。

（3）髋关节中心性：脱位Ⅰ、Ⅱ型脱位者患肢无明显短缩畸形；Ⅲ型脱位者检查时可触及骨擦感，患肢短缩，大转子内旋；Ⅳ型脱位者臀部、腹股沟可出现广泛血肿，局部软组织挫伤严重。但根据体征确定髋关节脱位比较困难，而且患者常合并有腹腔脏器、股骨干及膝部的损伤，容易造成漏诊，应引起注意。X 线检查可以确诊。

（4）髋关节陈旧性脱位：脱位时间超过 3 周者称为陈旧性脱位，多见于新伤延误治疗时机者，或漏诊所致。又可分为陈旧性后脱位、陈旧性前脱位、陈旧性中心性脱位。其临床体征按照不同的脱位方向有所不同，可参见各型的体征特点。以髋关节后脱位为例，此时髋关节局部瘀肿已消退，随着时间的延续，局部常有增生，轻者不明显，重者关节周围增大，使关节轮廓不清。伤肢肌肉较健侧萎缩。疼痛多已不明显，已能扶杖跛行，唯畸形仍存在，如臀部突起，髋、膝关节屈曲，患肢短缩、内收、内旋等。

3. 常见并发症

（1）脱位并骨折：髋关节脱位可合并髋臼骨折或股骨头骨折，偶有股骨干骨折与髋关节脱位同时发生，表现脱位和骨折的症状与体征。

（2）坐骨神经损伤：约有 10%髋关节后脱位的患者，坐骨神经可能被向后、上方移位的股骨头或髋臼骨块挫伤，引起患侧坐骨神经麻痹，出现足下垂、趾背伸无力、足背外侧感觉障碍等典型体征。

（3）股骨头缺血性坏死：髋关节脱位时不可避免地发生关节囊扯裂及圆韧带断裂，可能影响股骨头血运，发生缺血坏死，在 12 个月左右于 X 线片上可见到改变。临床表现为腹股沟持续不适感与髋内旋痛，运动受限，若采取措施无效，缺血坏死继续恶化，最后必然形成严重的创伤性关节炎。

二、诊断要点

1. 诊断依据

（1）有明显的外伤史。

（2）典型的患肢短缩或增长，髋关节呈内收、内旋、屈曲畸形或外展、外旋、屈曲畸形，畸形姿势不能改变。

（3）结合 X 线片，即可确诊，并可确定脱位的类型和是否合并其他骨折。

2. 诊断分型

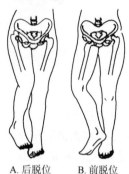

A. 后脱位　　B. 前脱位

图 4-10　髋关节后脱位与前脱位示意图

（1）髋关节脱位的类型（图 4-10）：根据股骨头与髋臼的位置关系，髋关节脱位的类型有后脱位、前脱位、中心性脱位 3 种。股骨头停留在髂坐骨结节连线（Nelaton 线）的前方者为前脱位，停留在该线后方者为后脱位，股骨头被挤向中线，冲破髋臼底部或穿过髋臼底而进入盆腔者为中心性脱位。其中，后脱位又可分为后上方脱位（即髂骨部脱位）、后方脱位（即髋臼后方脱位）、后下方脱位（即坐骨结节部脱位），前脱位又可分为前上方脱位（即髋臼前方脱位）、前下方脱位（即闭孔部脱位）。根据脱位时间的长短分为新鲜性脱位和陈旧性脱位。若脱位时间超过 3 周，为陈旧性脱位。

（2）Thompson 髋关节后脱位分型

1）Ⅰ型：单纯的髋关节后脱位或伴有裂隙骨折，可不被注意。

2）Ⅱ型：髋关节后脱位伴髋臼后缘单个骨折碎片，常常在髋关节脱位被整复后，此碎片已复位。

3）Ⅲ型：髋关节后脱位伴有髋臼后唇严重的粉碎性骨折，或此外还有大的碎骨片，此种脱位虽经复位亦难以保证其稳定性。

4）Ⅳ型：髋关节脱位同时伴有髋臼唇和髋臼底的骨折。

5）Ⅴ型：髋关节后脱位合并股骨头骨折。

（3）髋关节中心性脱位分型

1）Ⅰ型：髋臼底部横行或纵行骨折，股骨头无移位，此型损伤轻，比较多见。

2）Ⅱ型：髋臼底部有骨折，股骨头呈半脱位进入盆腔，此型损伤较重，也比较多见。

3）Ⅲ型：髋臼底部粉碎性骨折，股骨头完全脱位于盆腔，并嵌入髋臼底部骨折间，该型损伤严重，比较少见。

4）Ⅳ型：髋臼底骨折并有髋臼缘骨折或同侧髂骨纵行劈裂骨折，骨折线达臼顶，股骨头完全脱位于盆腔，该型损伤严重，很少见。

三、治 疗

髋关节脱位的治疗应遵循既恢复其负重的稳固性，又考虑其运动的灵活性的原则，新鲜的髋关节脱位应立即施行手法整复,正确且恰当地固定,中药辨证施治,正确掌握下地负重的时机,以期取得良好疗效和防止并发症的发生。对于部分难以整复的髋关节脱位或脱位并骨折的病例可以采取手术治疗。

1. 整复治疗

大多数髋关节脱位者可采用闭合手法复位治疗,根据脱位类型的不同,有不同的复位方法。复位时应注意两点:充分麻醉使肌肉充分放松;复位时注意用力虽大,但应由轻到重,缓缓持续用力,防止使用瞬间暴力。

(1)髋关节后脱位的整复手法

1)提牵复位法(Allis法):所有的髋关节脱位闭合手法整复,都应在充分的麻醉下,髋部肌肉完全放松进行。患者仰卧,一助手以双手按压双髂前上棘固定骨盆,术者一手持踝部,一手持膝部,先使髋、膝关节屈曲90°,然后一手持小腿下段,一前臂置腘窝下,将患肢向上提牵,同时可以徐徐摇晃、伸屈髋关节,持小腿的手同时下压小腿远段,使股骨头纳入髋臼内,听到复位响声,逐渐伸直患肢即可。如患者肌肉发达,不容易复位,也可在患侧髋、膝关节屈曲90°时,另一助手持患肢小腿,术者两腿分站于患肢的两侧,以两手对扣于腘窝后,向前上提牵,这样可加大提牵力量,使其复位。

2)Bigelow法(图4-11):患者仰卧,助手按住两侧髂前上棘固定骨盆,术者一手握住患肢踝部,另一侧前臂置于患肢腘窝部,沿大腿纵轴方向牵引,同时屈髋屈膝并内收、内旋髋关节,使膝部贴近对侧腹部。此时由于"Y"形韧带松弛,股骨头贴近髋臼前下缘,在持续牵引下,股骨头可通过外展、外旋、伸直进入髋臼。此法复位用力较大,可能引起骨折或加重髋关节软组织的损伤,因此操作切忌暴力进行。

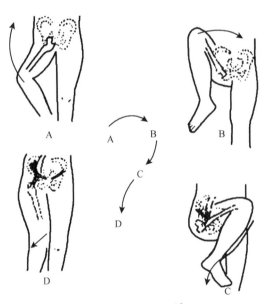

图4-11 Bigelow法

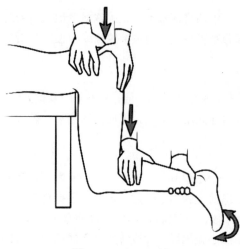

图 4-12　Stimson 法

3）Stimson 法（图 4-12）：患者俯卧于检查台末端，患肢于屈髋屈膝 90°位，助手固定骨盆或健侧下肢，术者用手下压小腿近端，同时内旋股骨，使脱位的股骨头滑向髋臼，复位成功。本法创伤小，年老体弱病例可以采用此法复位。

4）杠抬复位法：患者仰卧，一助手以双手分别放于患者腋下，向上提拉固定，一助手牵患踝关节；一助手以双手按压患侧髂前上棘处，固定骨盆；术者面对患者立于患侧，用一根 1.3m 长的木棒（木棒中段以软物包垫），置于患肢腘窝处，过健侧膝前，将棒端放于对侧的相应高度的支点上（一般用椅背作支点），向上、下牵引时，术者一手托棒，一手扶持患膝，避免其内旋、内收，用棒将患膝抬起，一般拉到 30～50cm 高时，可感到患肢弹动，亦可听到复位声响，即复位成功。

（2）髋关节前脱位的整复手法

1）Allis 法：患者仰卧，屈膝屈髋使腘绳肌放松，助手固定骨盆，另一助手握住小腿上段，将患肢在股骨的轴线上向外方牵引，并逐渐屈髋、外展、内旋患肢。术者用手向髋臼方向推挤股骨头，牵引下内收患肢，畸形消失即复位成功。

2）Bigelow 法（图 4-11）：患者仰卧，髋关节部分屈曲、外展。Bigelow 提示两种复位方法，首先是上举法，牵引下用力屈曲髋关节，除耻骨型脱位外，此法容易复位。假如上举法失败，可沿畸形方向牵引，使髋关节外展，突然地内旋、伸髋，达到复位。突然地内旋可能导致股骨颈骨折，使用此法时操作手法要轻柔，切忌粗暴手法。

3）Stimson 法：这种方法首先应用于急性髋关节后脱位，有时亦可用于前脱位。患者俯卧于操作台上，患肢下垂，助手固定骨盆，髋、膝关节屈曲 90°，术者握住小腿并向下持续牵引，同时旋转患肢可使其复位。

（3）髋关节中心性脱位的整复手法

1）拔伸扳拉法：适用于移位较轻者。患者仰卧，一助手固定骨盆，一助手持小腿下段，纵向拔抻，持续约 5 分钟，然后术者以两手交叉持大腿上段向外扳拉，使内陷的股骨头拉出而复位。复位后用皮肤牵引或胫骨结节牵引，牵引重量为 4～6kg，维持 4～6 周，然后扶拐下床，不负重活动锻炼。

2）牵引复位法：适用于移位较严重的病例。

患者仰卧，可采用股骨髁上牵引，使其逐步复位，患肢需外展 30°左右牵引，重量为 8～10kg，2～3 日达复位后，减轻重量至 4～6kg，维持 6～8 周。若牵引仍不能使其复位，可于大转子部，另打一前后钢针，向外同时进行牵引，因臼底骨折，故需 8～10 周，才可扶拐活动，不负重下床进行功能锻炼。

（4）陈旧性髋关节脱位的复位手法

1）适应证选择：陈旧性髋关节脱位，并非都可以用手法整复，应根据下列几项条件严格选择：身体条件好，无麻醉禁忌证，能耐受麻醉及整复刺激者；外伤性脱位后，时间在 2～3 个月以内者；筋肉挛缩较轻，关节轮廓尚清晰者；关节被动活动时，股骨头尚有活动度者；X 线片示骨质疏松与脱钙不明显，不合并骨折，关节周围钙化或增生不严重者。

2）术前牵引：术前患肢先大重量（成人 7～10kg）牵引 1 周，克服肌肉的挛缩。使上移的股骨头逐渐下降到髋臼水平。有时上移的股骨头不能降至髋臼水平，可采用在髂前上棘处打入克氏针做反向牵引，牵引时间不宜太长，并要注意有否出现神经牵拉症状。

3）麻醉：复位要在充分麻醉，肌肉松弛的情况下进行。

4）整复步骤：先以手法剥离粘连，一助手双手按两髂前上棘处，固定骨盆，术者持患肢膝、踝关节，顺其畸形姿势，逐渐稳健而适当用力，做髋关节屈伸、回旋、摇摆、前拉、拔伸等各种活筋手法，范围由小到大，力量由轻到重，将股骨头从粘连中解脱出来，使挛缩的筋得以充分松弛，然后再进行手法复位。以后脱位为例，活筋充分的标准为，髋关节可以极度屈曲至股部能接近腹壁；向远端牵拉下肢，股骨头可下移到髋臼水平；局部推拉股骨头，可有前后活动。

5）整复手法：待活筋达到上述标准后，可进行手法整复，其具体复位方法基本同新鲜脱位的复位方法，但力量要大，并尽量选用直接作用于股骨头的力量，避免远距离传导的扭曲力，以免产生合并症及造成新的损伤。

6）侧卧提牵摇摆复位法：患者取侧卧位，健肢在下，患肢在上，一助手持膝关节，使髋关节屈曲 90°，向前提拉，并同时做徐缓的髋关节伸屈、摇摆活动；另一助手用宽带绕大腿根部，向后做反牵拉。术者一手推拨髂前上棘部向后，另一手掌推按脱出的股骨头向前，这样反复操作，直至股骨头滑入髋臼。

7）旋转复位法：患者取仰卧位，一助手用两手按两髂前上棘处，固定骨盆。术者一手持小腿下段，一手持膝部，顺畸形姿势，使髋关节屈曲至股部前方，接近腹壁。然后再逐渐使髋关节外旋，当外旋到中立位时，在保持该位置的情况下，配以前提，并且徐缓地继续外旋外展，同时伸屈髋关节，使股骨头滑入髋臼。若外旋超过中立位后，因内收肌紧张、挛缩，而影响髋关节继续外展时，可在保持此位置的情况下，反复按摩推拿紧张的内收肌，以松弛之，便于复位。复位后，再逐渐伸直髋、膝关节。

经上述两种方法，髋关节脱位虽已复位，但髋关节伸不直，或一伸即又脱位者，常为髋臼被瘢痕组织充填，股骨头未完全复位所致。可让一助手持患膝，有节律地反复前提、外旋、屈伸髋关节。术者一手扣住髂前上棘向后，另一手推按股骨大转子向前，使股骨头与髋臼充填的瘢痕组织推挤研磨，而将股骨头完全进入髋臼。将髋关节外旋，患肢伸直外展即可。各种类型的髋关节脱位，特别是新鲜脱位者，经闭合手法整复一般都能顺利地复位。但临床上也有部分髋关节脱位闭合手法整复失败的病例。究其原因，除了由于麻醉和复位技术失当外，约有 2%～4%的失败率，有文献报道原因为梨状肌阻挡、关节囊钮孔式嵌夹、外旋肌撕脱进关节囊内，这些情况可做切开复位。

2. 固定方法

单纯髋关节后脱位的患者经手法整复后，可用皮肤牵引固定在外展位 3 周。合并髋臼缘骨折的患者在手法整复后，即摄 X 线片，证实骨折片复位良好者，可应用髋部外展夹板固定，配合皮肤牵引，固定时间约 6 周。髋关节前脱位在皮肤牵引时，应将患肢维持在内收、内旋、伸直位。髋关节中心性脱位可在外展 30°，中立位牵引 6～8 周。

3. 辨证治疗

髋关节脱位组织损伤严重，在治疗的过程中，要抓住“逐瘀”二字，贯穿于早、中、晚期的治疗中，瘀去则新生，瘀去则络活。后期则配合补益肝肾之法。

（1）气滞血瘀证

1）主症：伤肢肿胀严重，疼痛剧烈，口干口苦，腹胀或大便秘结，舌质红，苔黄腻，脉弦或数。

2）治法：活血祛瘀，行气止痛。

3）方药：复元活血汤。

4）基本处方：柴胡 15g，天花粉 15g，当归 9g，红花 10g，甘草 6g，穿山甲 10g（先煎），大黄 15g，桃仁 15g。每日 1 剂，水煎服。

5）加减法：内热盛者加栀子 15g、牡丹皮 12g 以凉血清热；兼气滞者加枳壳 15g、香附 10g 以行气；瘀痛剧烈者加乳香 6g、没药 6g 以通络止痛。

（2）气血不和证

1）主症：肿胀逐渐消退，疼痛减轻，痛处固定在髋部，拒按，局部瘀斑消退，舌质紫暗，脉细而涩。

2）治法：活血止痛，祛瘀生新。

3）方药：和营止痛汤。

4）基本处方：赤芍 15g，当归 10g，川芎 10g，苏木 30g，陈皮 6g，桃仁 15g，续断 15g，乌药 12g，乳香 6g，没药 6g，木通 10g，甘草 6g。每日 1 剂，水煎服。

5）加减法：疼痛较重者，加三七 15g、延胡索 12g；痛轻者可加牛膝 15g、杜仲 15g。

（3）肝肾不足证

1）主症：局部肿痛不显，髋部酸痛，肢体乏力，腰酸背痛，舌淡红，苔薄白，脉细。

2）治法：养血补肾，强筋壮骨。

3）方药：壮筋养血汤。

4）基本处方：白芍 15g，当归 10g，川芎 10g，续断 20g，红花 6g，生地黄 25g，牛膝 15g，牡丹皮 10g，杜仲 15g。每日 1 剂，水煎服。

5）加减法：脾胃虚弱者加党参 30g、白术 15g、茯苓 30g 以健脾益气；关节强硬不舒者加丹参 25g、王不留行 20g、钩藤 30g 以活血通络；肝肾虚者，加枸杞子 15g、菟丝子 15g、补骨脂 15g、山茱萸 10g 以养肝补肾；后期出现股骨头坏死征者，与补阳还五汤合用，以加强益气祛瘀之力。

4. 功能锻炼

功能锻炼应贯穿于脱位治疗之始终。髋关节脱位的患者在固定期间，应要求患者行股四头肌、小腿肌肉舒缩以及踝关节活动的功能锻炼。解除固定后做髋、膝屈伸锻炼。在进行功能锻炼的时候要提倡"主动活动为主，被动活动为辅"的原则。后期可进行适当的按摩，亦可使用关节锻炼仪进行关节的功能锻炼。受伤后 3 个月内患肢不能负重，以免缺血的股骨头受压面塌陷及创伤性关节炎发生。以后每隔 2～3 个月摄髋关节 X 线片 1 次，有条件者做 CT 检查或双能骨密度检查，证实股骨头血供确实良好后，才可离拐逐渐负重步行。

5. 其他治疗

（1）中成药

1）云南白药胶囊：凉血消肿，散瘀止痛。每次 2 粒，每日 3 次。

2）活血止痛胶囊：活血散瘀，消肿止痛。每次 4 粒，每日 3 次。

3）仙灵骨葆胶囊：功效为滋补肝肾，活血通络，强筋壮骨。每次 3 粒，每日 2 次。

（2）按摩：髋关节脱位后期出现髋关节活动受限，甚至关节僵硬，髋部酸痛乏力等，可配合适当的按摩治疗，促进症状的缓解和功能的恢复。在关节部位按摩，能增强肌腱、韧带的弹性，关节周围的血液和淋巴循环更为活跃。可促进关节滑液的分泌，消除滑液的停滞、郁结和关节囊的挛缩、肿胀，有利于关节功能的恢复。

1）髋部推揉法：患者取健侧卧位，患侧髋关节轻度前屈，并稍内收、内旋，膝关节屈曲置于床上，术者立于其前面。术者一手扶着其髂骨部，另一手大鱼际或掌根从股骨外侧上、中 1/3 起，反复推揉患侧髋部及其周围，至髂嵴附近。

2）髋关节痛点揉压、弹拨法：患者取健侧仰卧位，患侧髋膝关节屈曲，术者立于其患侧。一手握住其患侧踝部在行髋膝关节屈曲运动的同时，另一手拇指反复揉压、弹拨患侧。

（3）熏洗

1）活络舒筋洗剂

组成：艾叶、海桐皮、威灵仙、苏木、生川乌、生草乌、川红花、大黄、三棱、莪术、川椒、白芍、桂枝、没药、乳香、冰片。

用法：煎至沸腾半小时后，先趁热以厚毛巾覆盖伤肢熏之，待降低至合适的温度时再浸泡患部，每日 2～3 次。

功效：活血舒筋，通瘀止痛。

2）海桐皮汤

组成：海桐皮、透骨草、乳香、没药、当归、川椒、川芎、红花、威灵仙、甘草、防风、白芷。

用法：煎至沸腾半小时后，先趁热以厚毛巾覆盖伤肢熏之，待降低至合适的温度时再浸泡患部，每日 2～3 次。

功效：活血舒筋，通瘀止痛。

3）通络却痛汤

组成：生川乌、生草乌、当归、路路通、木瓜、威灵仙、桂枝、独活。

用法：煎至沸腾半小时后，先趁热以厚毛巾覆盖伤肢熏之，待降低至合适的温度时再浸泡患部，每日 2～3 次。

功效：温经活血，舒筋通络。

（4）外敷

1）定痛膏

组成：芙蓉叶 4 份，紫荆皮 1 份，生南星 1 份，白芷 1 份。

功效：祛瘀，消肿，止痛。

适应证：脱位骨折早期。

2）双柏散

组成：侧柏叶 2 份，黄柏 1 份，大黄 2 份，薄荷 1 份，泽兰 1 份。

功效：活血解毒，消肿止痛。

适应证：脱位初期局部肿痛，有热瘀互结之势者尤为适用。

3）壮筋续骨膏

组成：续断 4 份，自然铜（煅）4 份，龙骨 4 份，骨碎补 4 份，五加皮 3 份，赤芍 3 份，土鳖 2 份。

功效：壮筋续骨，活血养脉。

适应证：脱位中后期。

（5）物理治疗：髋关节脱位整复或术后，患者由于疼痛、畏惧等常常不敢活动，损伤早期气滞不行，恶血留内，可用微波治疗仪局部照射，以促进血液循环，舒缓疼痛。中后期疼痛渐缓，但肿实未消，关节功能障碍，可以使用中药离子导入，电脑中频等，以舒筋活络，祛瘀消肿，促进关节功能恢复。

6. 西医治疗

（1）围手术期治疗

1）手术适应证和手术方法的选择

a. 髋关节后脱位适应证：①因软组织嵌入影响复位，手法复位失败者；②合并髋臼或股骨头负重区骨折者；③合并同侧股骨颈或转子间骨折者；④伴有骨盆耻骨体骨折或耻骨联合分离者；⑤合并坐骨神经损伤，需探查坐骨神经者。

b. 髋关节前脱位适应证：新鲜的髋关节前脱位以手法整复失败，股骨头插入髂腰肌及前关节囊中者；陈旧性髋关节前脱位时间不太长，无异位新生骨者，可考虑手术治疗。

c. 髋关节中心性脱位适应证：Freeman 等认为年轻患者若能耐受手术，当出现下述情况时可考虑采用手术治疗。①股骨头在骨盆内，被髋臼碎骨片嵌顿，闭合复位失败。②穹隆部或髋臼盂和股骨头之间存在碎骨片，使股骨头无法复位。③股骨头或穹隆部有一块或数块较大的碎骨片，用牵引方法无法复位。④在同侧同时存在股骨干骨折，不能用牵引治疗。

d. 髋关节陈旧性脱位的适应证：应根据脱位的时间、类型、患者的年龄、职业、症状和要求作细致的分析，决定治疗的方法。对于部分髋关节陈旧性脱位经手法复位失败者，或脱位时间长，可耐受手术者，可考虑手术治疗。脱位时间在 3～6 个月者，可行手术切开复位。

对于手法复位不能整复的髋关节脱位，可考虑手术切开复位，但要掌握不同类型的脱位手术治疗的适应证。

2）术前和术后治疗：术前必须详细了解患者的全身情况，检查血常规、血型、生化、肝肾功能、心电图等。若为复合伤，必须在患者全身情况允许下再行手术。术前 1～2 日使用抗生素，备皮，做好配血准备。髋部手术切口相对较大，局部组织丰厚，术后要注意引流情况，观察渗血量，注意复查血常规、生化等指标，静脉滴注抗生素 5～7 日预防感染。中药以活血化瘀、清热凉血为法治疗，可以参考辨证用药早期方法治疗。切口皮肤每日消毒更换已消毒的干净敷料或以伤科黄水外敷。根据情况，一些患者术后皮肤牵引 4 周，拔除固定骨圆针后逐渐行功能锻炼。

（2）手术治疗

1）髋关节后脱位的手术方法：硬膜外麻醉，患者取患髋向上的健侧卧位。采用髋后外侧吉布森切口，显露股骨头和髋臼，清除髋臼内的血块和碎骨片。股骨头可穿过外展肌或外旋诸肌，有时发现坐骨神经处于股骨头、颈的前面。为避免损伤坐骨神经，必须仔细从股骨头上切除或分离阻挡股骨头复位的肌肉、关节囊和韧带，扩大关节囊裂口，使股骨头复位。

2）髋关节前脱位的手术方法：硬膜外麻醉，患者取仰卧位。取髋关节前外侧切口。切开关节囊和瘢痕组织，可见髋臼内被大量纤维组织填充，将其清除，但不要伤及髋臼软骨面，在内侧充分松解游离股骨头，然后在外展外旋牵引下，术者向外侧推挤股骨头，使其纳入髋臼，内收内旋下肢。复位后可观察外展外旋下肢是否稳定，若易再脱位，可从股骨大转子向髋臼上缘打入一根骨圆针做临时固定。彻底止血，冲洗伤口，逐层缝合。

3）髋关节中心性脱位的手术方法：手术入路的选择可用髂腹股沟进路修复髋臼或股骨头的骨折，后侧进路显露后面髋臼的骨折。术中对髋臼或股骨头的碎片可用克氏针、螺丝钉、钢板等做内固定。术后处理同髋关节后脱位。

4）髋关节陈旧性脱位的手术方法：术前宜先行骨牵引 1～2 周，术中将股骨头周围及髋臼内的瘢痕组织全部清除，显露关节软骨面，如其大部分完整，可行复位，如其大部分破坏，则应改用其他方法。脱位时间大于 6 个月者，可考虑行截骨术。通过截骨纠正畸形，恢复负重力线，改进功能。对后脱位者可行粗隆下外展截骨术，对前脱位者，可沿股骨颈基底部做截骨术，以纠正畸形，使截骨近段与股骨干成 90°角，负重力线通过股骨头和粗隆部之间。对高龄患者如脱位已久，症状不重，可不作处理。

5）髋关节后脱位、前脱位合并骨折的手术方法：髋关节后脱位合并髋臼或股骨头骨折需手术处理者，应做髋后侧切口。

a. 合并髋臼骨折（Ⅱ～Ⅳ型）：可将直角拉钩插入骨盆与大转子之间做牵引，骨膜下向上剥离臀小肌，可见髋臼后上缘大的三角形骨折块，并有旋转或向前、向后移位。将骨折块复位，并用 1～2 枚螺钉固定。

b. 合并股骨头骨折（Ⅴ型）：股骨头凹下方的骨折片应予切除。如骨块是从股骨头负重面而来的，可用螺钉做内固定，切除部分软骨，使钉帽略低于关节软骨面。如股骨头、颈均有骨折，除行两处内固定外，股骨颈后侧有缺损者宜做带方肌蒂骨瓣植骨术。股骨头、髋臼均有骨折，同时行复位内固定，高龄患者可行人工股骨头或全髋关节置换术。髋关节前脱位伴髋部骨折，其股骨头及骨折复位，一般比后脱位伴髋部骨折复位容易。若需切开复位，可选髋关节前侧或前外侧入路。

6）髋关节中心性脱位合并骨折的手术方法：可选用经髂腹股沟切口或髋关节后侧切口。

a. 经髂腹股沟切口（髋关节前外侧切口）：切口起自髂嵴的中部，沿髂嵴向前至髂前上棘，然后沿腹股沟至耻骨联合。进入髂前窝，显露骨折部。在髂骨嵴上开始做骨膜下剥离，从外侧走向内侧剥离软组织，进入髂前窝内，将髂腰肌及髂肌向内侧牵开。显露骨盆内后及耻骨上支。用手法将髋臼内板的大骨折块复位。手术完毕，分层缝合切口。必要时可大骨块植于髋臼内板，用钢板或螺钉固定。术后处理同髋关节后脱位合并髋臼骨折切开复位术后。

b. 髋关节后侧切口：切口起自髂后上棘，向外下方弧形延伸到大转子基部，沿大腿外侧向远端延伸 15～20cm。切开阔筋膜与臀肌筋膜，分开臀大肌纤维到髂胫束后部，再沿大转子外侧将臀大肌筋膜切开。显露坐骨神经予以保护。切断短外旋肌肌腱，将其向内翻转，显露髋臼后缘、坐骨支，切断臀中肌肌腱，即可暴露髂骨翼下部。骨折复位后，以钢板固定髂骨与坐骨支，手术完毕，分层缝合切口。术后处理同髋关节后脱位合并髋臼骨折切开复位术后。

（3）常见并发症的处理

1）坐骨神经损伤：脱位整复后约 3/4 的病例麻痹可逐渐恢复，如果髋关节脱位复位后麻痹没有改善现象，若怀疑骨块持续压迫神经，则需尽早手术探查。髋关节前脱位时，也可能挫伤股神经，但不多见，表现为不同程度的股四头肌麻痹，关节复位后多可自行恢复。

2）股骨头缺血性坏死：预防继发股骨头坏死的关键在于对脱位及早复位，正确掌握下地负重时间，给予必要的中药治疗。

四、病 案 精 选

1. 苏玉新医案：手法复位治疗双髋关节脱位

张某，男，53 岁。1987 年 7 月 10 日就诊。

患者在劳动中移动重物时，突然重物倾倒，其前后叉开双脚用力抵挡时，被重物撞倒，当时双髋部剧痛而不能站立，当地医院检查诊为双髋脱位，送来治疗。

查体：痛苦病容，左侧下肢髋关节、膝关节及足尖均呈内旋状态。髋关节、臀部可触及股骨大转子后移畸形，超过内拉通氏线，腹股沟处压痛，软组织肿胀，伸屈功能受限。右侧下肢呈外展外旋。腹股沟外可触到圆形硬物，压痛明显，双下肢不对称，不等长。

X 线片示左髋关节股骨头向后脱出，髋臼缘可见一游离骨折片；右髋关节股骨头位于髂、坐骨结节连线前方，与股干呈一纵行直线在臼缘前侧。

诊断：双髋关节异向脱位并左髋关节臼缘骨折。

治疗：

（1）手法整复：氯胺酮麻醉，先整复左髋关节脱臼。一助手下压双侧髂骨嵴，术者将患肢小腿夹住，一肘横穿腘窝处，令患者屈髋屈膝，直拉上提，当即听到"咯噔"一声复位声，臀部畸形消失，下肢内收内旋状态消失，中立位伸直下肢，髋关节活动无障碍。接着用以上手法整复右髋关节未能成功，究其原因为患者肌肉挛缩紧张难以合作。故取患者侧卧位，行硬膜外麻醉后，将患者仰卧，一助手压住双侧髂骨翼，一助手牵引伸直小腿，术者以手用力推腹股沟前的圆形硬物，当听到对位声音后，随之右髋关节畸形消失，双下肢对称等长，双髋复位全部成功。然后，挂 8kg 重砝码行双小腿皮牵引，床腿垫高 18cm，牵引 4 周，双髋关节稳定，即可扶双拐离床活动。

（2）药物治疗：关节脱位，局部多气血凝滞，服用苏氏接骨 1 号和人参虎骨（壮骨）木瓜药酒以活血化瘀止痛。

（3）功能锻炼及调护：卧床期间可行股四头肌、腓肠肌伸缩活动，踝关节伸屈活动，双大腿肌肉按摩，以防肌肉萎缩，4 周后扶双拐不负重离床活动，注意防止股骨头缺血性坏死及创伤性关节炎。

（4）康复程序治疗：神灯照射（TDP 波治疗），局部手法按摩。

治疗效果：经治 68 日，X 线摄片报告，双侧股骨头还纳臼内，关节间隙相等，髋关节下蹲功能恢复，走路无疼痛。6 个月后随访，无任何后遗症。

按：髋关节是典型的杵臼关节，由股骨头与髋臼构成，髋关节由于囊壁较厚，韧带坚固，还有强大的肌群包围，因此有较强的稳定性，一般情况下不易发生脱位，只有在强大的暴力作用下才有可能产生脱位，而且多见于青壮年。根据脱位后股骨头移位的方向，可分为前脱位、后脱位、中心性脱位 3 种。此例双髋异向脱位，不仅病例典型，临床少见，而且整复方法也与常规不同。左侧以屈髋屈膝直拉上提法复位成功。右侧以"牵拉推迫"法顺利复位，可见临床应辨证施法，否则事倍功半。

2. 钟广玲医案：手法复位、双向牵引治疗髋关节中心性脱位

张某，男，36 岁。1997 年 4 月 2 日就诊。

患者 4 小时前骑摩托车被汽车撞伤，右髋部着地，伤后疼痛不能站立。由他人送院求治。

查体：面色苍白，口干口苦，舌质淡，苔黄，脉数。右侧髋关节肿胀，腹股沟处明显压痛，髋关节活动受限。X 线片及 CT 示右侧髋臼上缘骨折，有骨折片游离，臼底呈粉碎性骨折，股骨头已穿破臼底进入盆腔。

诊断：右侧髋关节中心性脱位。

治疗：

（1）手法整复：腰椎麻醉，患者仰卧，一助手固定骨盆，另一助手持小腿做纵向持续牵引，纠正重叠移位，然后术者用两手交叉持大腿上段向外牵拉，把股骨头拉出而复位。将患肢外展 30° 后行下肢皮肤牵引和股骨上段向外布带牵引，重量分别为 4kg 和 3kg，维持牵引 8 周。

（2）功能锻炼：早期进行伤肢肌肉收缩锻炼，第 6 周开始练习下肢各关节伸屈活动。拆除牵引后可扶双拐离床不负重锻炼。3~4个月摄片复查，见骨折愈合后方逐渐负重行走。

（3）药物治疗：术后按骨折三期辨证用药，早期以凉血祛瘀为法，方选桃核承气汤加减：桃仁15g，红花10g，大黄10g，厚朴15g，生地黄30g，枳实12g，栀子15g，当归尾10g，丹参25g，三七15g，水煎服，每日1剂。内服田七丸4g，去伤片3片，新伤祛瘀冲剂10g，每日3次，外敷伤科黄水。中后期以祛瘀长骨为法，用补阳还五汤加减：桃仁12g，红花10g，川芎10g，当归10g，地鳖虫6g，杜仲15g，续断20g，三七10g（先煎），牛膝12g，黄芪30g，甘草5g，水煎服，每日1剂。内服骨宝丸6g，生骨片3片，每日3次。外敷白药膏，配合舒筋洗外洗、理疗、按摩等。

治疗效果：经治3个月出院，髋关节功能恢复较好，双下肢等长，髋臼骨折对位良好，有骨痂形成。半年后随访复查，下肢等长，髋关节功能基本恢复，髋臼骨折已愈合。随访3年，患者行走正常，X线片及CT检查股骨头无缺血坏死征。

按：本例髋臼底骨折，髋关节中心性脱位，病情复杂，我们采用正骨十四法早期将突入盆腔的股骨头复出，在双向牵引下维持复位后的髋关节关系，有利于髋臼骨折的愈合，配合大剂的活血祛瘀中药、外敷、外洗、理疗和功能锻炼，有效地防止了并发症的发生，提高了疗效。

五、名医专家论坛——石筱山、石幼山论俯卧推按法整复髋关节后脱位

髋关节周围肌肉丰厚，且脱位患者多为年轻力壮的成年人，所以正如《伤科补要》所说"若出之则难上"。用力不足，难以复位。施力较大或用力不当，则反易增加局部损伤，招致骨折、股骨头血供障碍等并发症。文献自《仙授理伤续断秘方》始，对髋关节脱位的诊断和复位手法，均有详尽的记述，并可谓深得其要领。如《证治准绳》以粘膝、不粘膝来鉴别脱位之前脱或后脱。复位手法如《伤科补要》说"使患者侧卧，一人抱住其身，一人捏膝上拔下，一手揿其骷头迭进，一手将大膀曲转，使膝近其腹，再令舒直，其骷有响声者，以上"，甚为妥帖。我们据其旨而略加改变。遵其法嘱患者俯卧，二助手分别握住二肩部及把定患侧膝腘，相对牵拽。医者一手按住腰骶，另一手将股骨头向下外用力推按，至二足跟相平，多在其臀髋部可听得入骷之声。又在牵拽下将患髋摇转，舒理筋脉，可使股骨头纳入更为深着。我们改为俯卧位，牵拽及推按较为方便，且医者一手按腰骶为支点，另一手推股骨头，发力更为有效，能使较大的力量用于病处。后改仰卧位摇其髋，则骷位得复，并可使筋脉通顺，正如《伤科补要》所谓"将所翻之筋向前归之"。总之，有力而又和缓，且筋骨兼顾，使复位易获成功而又无后患。用此法治疗脱位2周至1个月而未得整复的陈旧性病例，亦每见卓效。

参 考 文 献

《北京市老中医经验选编》编委会，1981. 北京市老中医经验选编[M]. 北京：北京出版社.

董建华，1990. 中国现代名中医医案精华[M]. 北京：北京山版社.

段胜如，2000. 段胜如临床经验[M]. 北京：华文出版社.

林子顺，王和鸣，2003. 中国百年百名中医临床家丛书·林如高[M]. 北京：中国中医药出版社.

上海中医学院，1977. 老中医临床经验选编[M]. 上海：上海中医学院.

上海中医学院，1994. 近代中医流派经验选集[M]. 上海：上海科学技术出版社：360.

苏玉新，1992. 骨伤难症百例[M]. 北京：人民卫生出版社：171.

唐志宁，1999. 关节脱位及邻近骨折手法复位图解[M]. 广州：广东科技出版社.